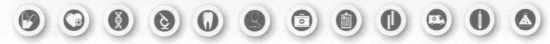
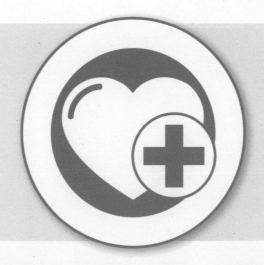

医疗卫生系统
面试一本通

（第二版）

井秀玲　苏茂泉　衣晓娟　主编

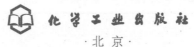
化学工业出版社
·北京·

本书针对医疗卫生系统面试实际情况，对医疗卫生系统面试考试从理论到实践，进行了专业、全面、深入的研究，从面试知识、结构化面试、简历知识、时政热点解读等方面向考生传授一手经验，帮助考生形成面试备考完整的知识链，以求给广大考生更实用的面试技巧。

本书适用于医疗卫生系统的医疗、护理、助产、药剂、检验、会计、管理等专业应聘备考者，也可作为上述招录工作人员的考试专用教材。

图书在版编目（CIP）数据

医疗卫生系统面试一本通/井秀玲，苏茂泉，衣晓娟主编 . —2版 . —北京：化学工业出版社，2020.1（2024.1重印）
ISBN 978-7-122-35745-8

Ⅰ.①医… Ⅱ.①井… ②苏… ③衣… Ⅲ.①医药卫生人员-聘用-资格考试-自学参考资料 Ⅳ.①R192

中国版本图书馆CIP数据核字（2019）第254132号

责任编辑：杨燕玲　　　　　　　　　　　　装帧设计：张　辉
责任校对：张雨彤

出版发行：化学工业出版社（北京市东城区青年湖南街13号　邮政编码100011）
印　　装：涿州市般润文化传播有限公司
787mm×1092mm　1/16　印张16½　字数444千字　2024年1月北京第2版第3次印刷

购书咨询：010-64518888　　售后服务：010-64518899
网　　址：http://www.cip.com.cn
凡购买本书，如有缺损质量问题，本社销售中心负责调换。

定　价：59.80元　　　　　　　　　　　　　　　　版权所有　违者必究

编写人员名单

主　编　井秀玲　苏茂泉　衣晓娟

副主编　李国楼　徐怀安　马小霞　嵇克刚　王学功　潘　斌

　　　　　季　波　张　磊　郝文浩　施晓平

编　者（以姓氏笔画为序）

　　　　　马小霞　王永传　王成林　王学功　井秀玲　卢正海

　　　　　代俊荣　朱香梅　刘金雁　刘蓉辉　齐立中　衣晓娟

　　　　　孙永刚　苏茂泉　李国楼　李春晓　张　磊　陈　艳

　　　　　陈文信　季　波　郝文浩　俞潍秋　施晓平　姚　伟

　　　　　徐怀安　郭　民　郭华森　嵇克刚　谭　磊　潘　斌

再版前言

《医疗卫生系统面试一本通》一书自面世以来，得到多家书店的广泛推荐，深受广大考生的喜爱与好评。2018年，曾居于医学考试培训书籍人气排行榜上，多次印刷，使广大考生受益。

本书内容不仅简单易学，方便考生在短时间内快速提升面试水平，而且对医疗卫生事业招聘单位面试考情把握准确，许多应试者在应聘中考到了书中的原题或类似题，欣喜万分。我因此也收到很多应试者的感谢信，并分享了他们的成功和喜悦。还有读者向我表达，从书中感悟到医疗护理工作的重要性以及满满的正能量，我颇感欣慰，这也正是我们著书传播知识的初衷之一。

本书作为医疗卫生系统招录工作人员考试的专用教材，我们深知责任重大。为方便招聘单位选拔综合素质高的优秀人才，为满足广大考生在新形势下应聘考试的需要，我在经过充分的招聘单位市场调查与广大考生问询后，于2019年初开始此书的修订更新。

此次补充面试新题138题。内容分两部分：一是新形势下的热点面试题，例如，习近平总书记再三强调"不忘初心，牢记使命"，结合应聘岗位谈谈对这句话的理解；对"奋斗的青春"的理解；对工匠精神的理解；怎样提高影响力；谈谈学习、沟通的重要性等。二是对医疗、护理、助产三个专业的知识进行了补充与更新，例如，增加了对医学之父希波克拉底誓言、南丁格尔誓言的理解；强调人文关怀在工作中的重要性；新护士授帽之后，要接过前辈手中的蜡烛，结合护士节主题，谈谈对烛光的理解；护士节活动的意义；为什么把南丁格尔的生日定为护士节；分级护理的护理要点、压疮的分级与护理措施等。

因可参考的此类专业书籍较少，编写中的疏漏和不当之处，敬请同行专家提出宝贵建议，以便更趋完善。希望广大应试者通过对本书的学习，可以快速提高自己的综合素质与应试水平，顺利考取理想应聘单位。

井秀玲

2019年12月

第一版前言

为保障医疗安全，提高医务工作者的整体素质与服务水平，全国各地医疗卫生机构均实行了逢进必考的录用管理模式。我国每年都有大批的医疗卫生类毕业生面临就业。为给广大的应试者提供一套针对性、实用性强的录用考试教材，我们在充分调查研究用人单位和广大应试者意见及要求的基础上，组织专家编写了《医疗卫生系统面试一本通》一书。本书具有以下特点。

·内容全面，简单实用

本书内容共分5部分：面试知识、结构化面试真题分类详解、结构化面试真题汇编、简历知识、时政热点解读。对医疗卫生类毕业生考试所涉及的面试基础理论知识、审题技巧与解题思路都进行了详细又全面的讲解，满足了应试者从最初的简历投递到最终的应试答辩全方位的需求，有助于应试者在牢固掌握面试基础知识与面试规律的基础上，快速提高面试能力。

·讲解准确，精炼考点

本书着重讲解了考试的重点、难点和易考点，事例新颖，重点突出，归纳了面试审题技巧与解题思路。通过结构化面试真题的分类详解，使各类题型的作答思路清晰，并辅之真题精讲，使复杂的问题简单化，精练了考点，明确了答题关键，开拓应试者的思维模式，可帮应试者轻松掌握答题技巧，为应试者提供了复习捷径。

·紧贴考题，专业性强

在当今社会医疗环境下，招录单位不仅要求录用者具备一定的综合分析能力、组织协调能力、应变能力、人际交往能力等，而且还要求应试者具备较强的专业素质。我们总结了近十年来全国医疗卫生机构招录考试中多个专业的面试真题，并给出了参考答案，以满足不同专业的需求，方便学习和使用。对当今时政热点的解读，有利于拓展应试者的知识面，丰富面试知识，可帮助应试者科学备考。

·最佳模拟，科学演练

对应试者比较关注的面试程序、面试礼仪、面试前准备进行了详细的讲解，条理分明。考虑到面试技巧的重要性，从必备技巧、审题技巧、答题技巧、语言技巧与应对技巧5个方面进行了讲解，为应试者提供了面试策略，避免了应试中的各种失误。用典型的试题来演绎解题方法和答题技巧，可帮助应试者轻松学习，科学演练，从容自如地应对面试。

相信广大应试者通过对本书的学习，能在短期内快速提高自己的面试水平，帮助打开面试成功之路。

编者

2016年6月

目　录

第一篇　面试知识

第二篇　结构化面试真题分类详解

第三篇　结构化面试真题汇编

第四篇 简历知识

第五篇 时政热点解读

第一篇
面试知识

第一章
面试基础知识

第一节　面试的含义及特点

一、面试的含义

有人认为，面试就是谈谈话、见见面而已；有人认为，面试就是口试，就是主考官与应试者交谈，应试者以口头回答问题的考试形式；有人认为，面试即面谈加口试，是通过主考官与应试者直接见面、边提问边观察分析与评价应试者的仪表气质、言谈举止、体质精力以及相关素质能力，权衡是否与职位要求相适应的考试方式等等。我们认为，面试是一种在特定场景下，经过精心设计，通过主考官与应试者面对面的观察、交谈等双方沟通方式，了解应试者素质特征、能力状况以及求职动机等的人员甄选方式。"精心设计"的特点使它与一般性的交谈、面谈、谈话相区别，面谈与交谈，强调的只是面对面的直接接触形式与情感沟通的效果，它并非经过精心设计；"面对面的观察、交谈等双方沟通方式"，不但突出了面试"问""听""察""析""判"的综合性特色，而且使面试与一般的口试、笔试、操作演示、背景调查等人员素质测评的形式也区别开来。口试强调的只是口头语言的测评方式及特点，而面试还包括对非口头语言行为的综合分析、推理与判断。

多数用人单位招聘录用考试采取笔试和面试的方式，测试应试者的专业基础知识、技能水平以及其他适应职位要求的业务素质与工作能力。另一项研究表明：百分之八十以上的招聘单位，在其人员的招聘与录用工作中，是借助于面试这一甄选手段来完成的。可见，面试无论是在医疗卫生系统事业单位的录用考试中，还是在其他单位的人员选聘中都发挥着极为关键的作用。

医疗卫生事业单位招录医务工作人员面试考试是由医疗卫生事业单位招录部门精心设计，通过多种方法，在特定的场景下面对面地测评应试医务工作人员的基本素质、沟通能力、协调能力、应急能力、专业知识等相关素质的一种考试活动。在医疗卫生事业单位招录工作中，笔试、操作考核、面试是考核应试者知识素质、工作业绩、能力素质的三个不可缺少的组成部分，而面试是测评新进工作人员能力素质最直接、最有效的途径，同时也是最关键的环节。因此，面试越来越被重视。

二、面试的特点

作为医疗卫生事业单位招录考试中的一个重要环节之一，面试与其他考试有着显著的不同。笔试是测评应试者是否具备职位所要求的专业知识能力素质；而面试是以谈话与观察为主要手段，由表及里测评应试者的能力、素质、经验等多种素质的一种方法。面试具有以下几个特点。

1. 内容灵活

面试内容因招聘工作岗位的不同和人员的多少而无法固定。不同的工作岗位其工作内容、职责范围、任职资格条件等都有所不同。例如，公安岗位和医院临床护理工作岗位，无论其工作性质、工作对象，还是其任职资格等都有很大差别。企业与事业单位相比，因其职能不同，职位的条件、要求就有较大悬殊。因此，面试的测试内容和测试方式就不能统一规定，面试题目和考查角度都因岗位的不同而有所侧重，灵活多样。因招聘岗位所需人员的多少和报考应试人员的多少，每次面试考试的对象可以是几人或几百人，面试的形式可以是单独面试和集体面试两种形式。

2. 以谈话和观察为主要手段

谈话是面试的一项非常重要的手段。在面试过程中，主考官向应试者提出各种问题，由应试者针对这些问题进行回答。主考官不仅可以直接地、有针对性地了解应试者某一方面的情况或素质，而且对于驾驭面试进程、营造良好的面试心理氛围，都具有重要影响。观察是面试的另一个主要手段。在面试过程中，要求主考官善于运用自己的感官，观察应试者的非语言行为，判断应试者的行为类型，进一步推断其深层心理和素质。

3. 面试是一个双向沟通的过程

面试是主考官和应试者之间的一种双向沟通过程，应试者也不是完全处于被动状态。主考官可以通过观察和谈话来评价应试者，应试者也可以通过主考官的行为来判断主考官的价值判断标准、对自己面试表现的满意度等。同时，应试者也可借此机会了解自己应聘的职位情况、工资待遇及自己关心的信息，以此决定自己是否接受此项工作。

4. 主观因素强

面试和笔试有很大的差异，不像笔试那样有明确的客观标准，可以一目了然，面试往往带有较强的主观性。面试考官的评价结果往往受到个人主观印象、情感和社会经验等诸多因素的影响，使得不同考官对同一应试者的评价结果会有较大差异。所以，面试评价的主观性似乎是面试的一大弱点。但从另一个角度讲，面试的这种主观性也为用人决策提供了"可靠"的依据。假如一位应试者的理论成绩很好，但面试中考官认为他的表现不好或者他的性格不适合这一工作，就有可能被淘汰出局。

第二节　结构化面试的概念与特点

一、结构化面试的概念

按照面试的结构化或标准化程度的高低可以将面试分为结构化面试、非结构化面试和半结构化面试。结构化面试又称结构化面谈或标准化面试，是指依据预先确定的内容、程序、分值结构进行的面试形式。面试过程中，主考官必须根据事先拟订好的面试提纲逐项对应试者测试，不能随意变动面试提纲，应试者也必须针对问题进行回答，面试各个要素的评判也必须按分值结构合成。也就是说在结构化面试中，面试的程序、内容以及评分方式等标准化程度都比较高，使面试的结构严密、层次性强、评分模式固定。

面试前，要根据具体职位的需要对应试者素质的不同方面进行问题设计，有时还会预先分析这些问题可能的回答，并针对不同的答案划定评价标准，以帮助主考官进行评定。

在面试中，主考官根据面试提纲逐项向应试者提出问题，应试者必须针对问题进行回答。多个应试者都会面对同样的一系列问题，面试的内容具有可比性，对所有应试者来说比较公平。由于应试者对同样问题进行回答，主考官根据统一的评分标准进行评价，操作方便且容易做出公正的评判。

结构化面试因其直观、灵活、深入、具有较高的信度和效度而不断为许多用人单位接纳和使用，是当前社会面试中应用最广的一种方法，党政领导干部选拔面试、公务员录用考试、竞争上岗等都把它作为一种主要方式，也是目前医疗卫生事业单位招录工作人员采用的主要面试方式。

二、结构化面试的特点

1. 面试测评要素的确定要以工作分析为基础

在结构化面试中，测评要素并不是随意确定的，而是在系统的工作分析基础上由专家研究确定的。面试的目的是要将更合适职位的应试者选拔出来，如果没有对职位要求的工作分析，那么就无法确定与拟任职位的要求密切相关的录用标准，也就无法达到面试的最佳效果。所以，以工作分析为基础确定测评要素是结构化面试的重要特点。

2. 面试的实施过程对所有的应试者相同

在结构化面试中，不仅面试题目对报考同一职位的所有应试者相同，而且面试的指导语、面试时间、面试问题的呈现顺序、面试的实施条件都应是相同的。这就使得所有的应试者在几乎完全相同的条件下进行面试，保证面试过程的公正、公平。

3. 面试评价有规范的、可操作的评价标准

针对每一个测评要素，结构化面试有规范的、可操作的评价标准。突出表现在每个要素都有严格的操作定义和面试中的观察要点，并且规定了每个评分等级（如优秀、良好、一般、较差）所对应的行为评价标准，从而使每位考官对应试者的评价有统一的标准。评价标准中还要规定各测评要素的权重，使考官知道什么要素是主要的，什么要素是次要的。应试者的最终面试成绩是经过科学方法统计出来的（即去掉众多考官对每个测评要素评分中的最高分和最低分，然后计算出平均分，再根据权重合成总分）。

4. 考官的组成结构合理

在结构化面试中，考官的人数必须在2人以上，通常有7～9名考官。考官的组成一般也不是随意决定的，而是根据拟任职位的需要按专业、职务，甚至年龄、性别等，按一定比例进行科学配置，其中有一名是主考官，一般由他负责向应试者提问并把握整个面试的总进程。

5. 结构化面试兼具面试与笔试的优点

笔试既包括人员选拔中的专业知识考试，也包括纸笔形式的某些心理测验。一般而言，笔试由于命题、评分及评价的客观化程度高，误差相对容易控制，但对一些深层次的能力及个性表现则很难考查；而面试可以通过考官与应试者面对面的交流，对应试者提一些较深层次的问题，对应试者的实际能力以及性格特征进行综合评价。传统的非结构化面试由于提问的随意性以及考官与应试者之间的相互影响，误差不易控制；结构化面试既保持了面试中双向交流、综合评价、与工作实际结合紧密的优点，又吸收了笔试中的一些客观化、标准化的措施，因此显著地提高了面试的信度与效度。

总而言之，结构化面试具有试题固定、程序严谨、评分统一等特点。从实践来看，结构化面试的测评效度、信度都比较高，比较适合规模较大，组织、规范性较强的工作人员录用考试，因此，结构化面试已成为目前医疗卫生事业单位招录工作人员面试的基本方法。

当然，作为一种测评方法，结构化面试也有其不足，主要表现在考官实施时灵活性不

够，通常不允许在必要时对某些应试者进行有针对性的追问；而另一方面，考官对一些已经有把握的方面却仍然要问事先拟订的问题。结构化面试的另一个不足是实施时比较呆板，当应试者较多时考官容易疲劳。

第三节 结构化面试的命题特点

参加医疗卫生系统招录考试的单位一般都会遵循国家卫生健康委员会（简称"国家卫健委"）的相关命题规定，坚持"干什么，考什么"的重要原则，根据招聘岗位和面试时间拟订面试题。这种命题形式，是引导广大医务工作者务实干事、尊重实际的重要导向，也符合新形势下"专业对口，人岗匹配"的要求，把岗位需求跟实际能力摆在首要位置。

自2012年以来，全国各地医疗卫生机构在招录工作人员面试考核中，注重专业知识、能力和素质等方面的综合性考查，在命题上思路上具有以下特点。

1. 凸显专业化

虽然面试题目多种多样，但题目越来越凸显岗位的匹配性与适应度，即在结构化面试中体现了专业化的面试题。在标准上偏向务实，侧重点放在了"真实能力"的测评上。

2. 体现面试目的

面试的目的是要进一步考查应试者的能力水平、工作经验、责任心等方面的情况，以弥补笔试的不足，为选拔合适人才提供充分依据。面试内容如果不明确、不具体，则面试的目的难以达到，进而将影响录用考试目标及录用计划的实现。

3. 紧贴工作情景

命题紧紧把握面试考核测评的对象，即应试者本身，题目更多的结合实际工作场景来考查应试者解决实际问题的能力。例如，你在病房为一位患者进行治疗时，旁边一个患者家属突然晕倒了，你怎样处理？

4. 科学性与可测性相统一

面试试题不仅要求适合所招录的岗位，还要注重实用、有效，具有一定的科学性与可测性。并不是任何表述科学、严密的问题都可以用在面试中。事实上，通过一道题目单纯考核应试者某一方面的能力也是不现实的，操作性较差。为了考查应试者多方面的能力，近两年命题思路有了调整，考查方向不再是单一的综合分析或者情景应变，而是朝着综合化趋势发展，一道题可以考查多种能力。例如，你在值班时，手里有很多工作已经非常忙碌了，护士长又交给你一件很重要的工作，你怎么办？

5. 面试题目有内涵

一个好的面试题目，应该材料新、形式新、观念新，内容有价值，应避免简单，以方便测试应试者的某些素质或真实能力。因为进入面试的一般是多位应试者，面试内容有内涵，有可比性，通过对应试者对规定内容的回答，不仅可以获悉应试者某一方面的情况，还可以与其他应试者进行比较，择优录取。

6. 命题内容结合当今社会热点

试题内容联系时政热点，可以了解应试者的视野、观点，更贴近工作与生活，更符合当今社会"以人为本"的人性化服务理念。

第四节 结构化面试的主要形式

一、结构化面试的形式

结构化面试的形式因区域和招聘单位的不同而呈现多种多样的形式，根据不同的分类方法主要有以下四种形式。

1. 单独面试

所谓单独面试，指主考官逐个对应试者单独面谈。这是目前最普遍、最基本的一种面试方式，企业单位招录面试大多采用这种形式。单独面试的优点是能够提供一个面对面的机会，让面试双方较深入地交流。单独面试又有两种类型：一是只有一个主考官负责整个面试过程，这种面试大多在较小规模的单位录用较低职位人员时采用；二是有多位主考官参加整个面试过程，但每次均只有一位与应试者交谈。

2. 集体面试

集体面试又叫小组面试，指多位应试者同时面对考官的情况。在集体面试中，通常要求应试者作小组讨论、相互协作解决某一问题，或者让应试者轮流担任领导主持会议、发表演说等。这种面试方法主要用于考查应试者的人际沟通能力、洞察与把握环境的能力、领导能力等。无领导小组讨论是最常见的一种集体面试法。

3. 一次性面试与分阶段面试

① 一次性面试。指用人单位对应试者的面试集中在一次进行。在一次性面试中，面试考官的阵容一般都比较"强大"，通常由用人单位人事部门负责人、业务部门负责人及测评专家组成。在一次性面试情况下应试者能否面试过关，甚至是否被最终录用，都取决于这一次面试表现。面对这类面试，应试者必须集中所长、认真准备、全力以赴。

② 分阶段面试。分阶段面试可分为两种类型，即依序面试和逐步面试。依序面试一般分为初试、复试和综合评定三个阶段。初试的目的在于从众多应试者中筛选出较好的人选，主要考查应试者的仪表风度、工作态度、上进心、进取精神等，将明显不合格者予以淘汰。初试合格者进入复试，复试以考查应试者的专业知识和业务技能为主，衡量应试者对拟任工作岗位是否合适。复试结束后再由人事部门会同用人部门综合评定每位应试者的成绩，最终确定合格人选。

逐步面试一般由用人单位的主管领导、主任（科长）以及一般工作人员组成面试小组，按照小组成员的层次由低到高的顺序，依次对应试者进行面试。面试的内容依层次各有侧重，低层一般以考查专业及业务知识为主，中层以考查能力为主，高层则实施全面考查与最终把关。应试者要对各层面试的要求做到心中有数，力争每个层次均给考官留下好印象。在低层次面试时，不可忽视，在面对高层次面试时，也不必拘谨。

4. 常规面试与情境面试

① 常规面试。常规面试，就是最常用的主考官和应试者面对面以问答形式为主的面试。在这种面试条件下，主考官处于积极主动的地位，应试者处于被动地位。主考官提出问题，应试者根据主考官的提问作出回答，展示自己的知识、能力、素质和经验。主考官根据应试者对问题的回答以及应试者的仪表仪态、肢体语言、在面试过程中的情绪反应等对应试者的综合素质状况作出评价。医疗卫生系统事业单位招聘工作人员通常采用常规面试的形式。

② 情境面试。情境面试是面试形势发展的新趋势。在情境面试中，突破了常规面试即主考官和应试者一问一答的模式，引入了无领导小组讨论、公文处理、角色扮演、演讲、答辩、案例分析等人员甄选中的情景模拟方法。在这种面试形式下，面试的具体方法灵活多样，面试的模拟性、逼真性强，应试者的才华能得到更充分、更全面的展现，主考官对应试者的素质也能作出更全面、更深入、更准确的评价。

二、面试模式

面试根据听题还是看题的形式，对应试者的要求也有所不同。听题主要考查应试者的听写能力、理解能力、瞬间反应能力、短时间思维能力，考试的节奏主要由考官掌握；看题主要考查应试者的阅读能力、短时间思维能力，应试者对考试的节奏有一定的自主掌控能力。

1. 听题模式

听题模式是考官念一题，应试者回答一题，节奏由考官控制；或者考官念完题目之后，告知应试者思考时间和答题时间，由应试者自主分配思考和答题时间。

2. 看题模式

看题模式是把考题写在纸上，放在思考室或者考场桌子上，由应试者阅读思考一定时间后，按照考官的要求进行回答。一般是先将所给出的题目全部阅读完毕，再集中作答。这种方式在医疗卫生系统招录工作人员考试中较常用。

3. 看材料进行答题

这种模式为应试者在候考室内用规定的时间（一般为5～10分钟）阅读材料，再进入考场听取具体的问题进行回答。

三、面试时间

在传统的结构化面试中，面试时间长短主要集中在5～20分钟，主要由参加面试的人数、题量以及难易程度决定的。面试时长一般不包括考官读引导语的时间，但考官读题的时间是包含在内的。在2015～2016年结构化面试中，时长多为10～20分钟。通常是应试者在思考室思考5～10分钟，进入考场后回答问题5～10分钟，一般考查两道题。需要注意的是，有不少单位也有一道题的情况，有时这一道题也会包含两个问题。有时考官为了深入了解应试者的素质与能力，会继续追问，让应试者感觉时间紧迫。因此，应试者在有限的时间内把问题答好尤为重要。应试者在平时的练习中应多训练要点式答题，力求在答题过程中做到言简意赅、重点突出、时间分配合理。

第五节 结构化面试在招录中的重要性

一、考查内容全面

笔试是以文字为媒介，考查应试者的知识水平和专业素质能力，但专业素质能力很难通过文字表现出来。现在很多岗位需要一些仪表端庄、形象气质佳、表达能力强、善于沟通的工作人员，这必须靠面试来进行考查和选拔。

二、可以避免高分低能和冒名顶替

在日常生活中我们经常遇到这样一部分人，笔试成绩优秀，但言语木讷，回答问题观点幼稚、肤浅，分析问题和解决问题的实际能力很差。还有一部分人，笔试成绩一般，如果仅以笔试成绩作为录用依据，这部分人就没有机会被录用；但如果再辅以面试考试，这部分人或许在面试中对答如流、表现极佳，从而成为最佳人选。考场如战场，有的人为了打胜仗，不去提高自身实力，而是使用各种歪招，让人冒名顶替自己应试。通过面试中考官对应试者准考证和身份证的审查，以及考官与应试者面对面地交流，可以有效避免冒名顶替的现象。

三、可控性强

根据招录要求，考官可以灵活地设计面试考题和实施面试方案，考查的内容可深可浅，有很大的弹性和灵活性。面试方案只要设计合理、措施得当，就可以准确地测试出应试者的任何素质，包括心理素质、发展潜力、身体素质等，这样就能为单位选拔综合素质较高的优秀人才。

四、可深度测评综合素质

从理论上讲，面试只要精心设计、措施得当，就可以准确地测评出应试者的任何素质。如果在面试中加入心理测验、情景模拟、角色扮演、工作演示等考核方法，不仅可以考查出应试者的组织能力、协调能力，还可以考查出一些应试者的实际工作能力。甚至，也可以获得应试者的心理素质、身体状况等相关信息。

第二章
结构化面试的实施

第一节　结构化面试的实施程序

结构化面试是在医疗卫生系统事业单位招聘考核中非常重要的环节，一般遵循以下程序。

① 根据岗位工作性质和特点，确定面试考核的内容、测评的要素和应试者应具备的必要条件。

② 根据测评要素，组织专家进行命题并进行讨论，编制合适的面试题和评价标准。根据岗位特点、测评要素、面试对象（面试一般是笔试合格人员）确立合适的面试方法。

③ 在单位面试招录考试时，用人单位具体招聘负责人会根据单位领导的要求确立考评小组，由面试主考官和其他考官组成。目前常见的有三种面试考官组织形式：一种是由人事部门负责组织，考官由人事部门工作人员和有关专家组成；另一种是由人事部门和用人科室联合组成，考官由两个部门分别按一定比例指派；还有一种是用人部门自行组织，考官由本部门选派。无论采取哪种组织方式，考官都是主角，面试前单位领导应当对考官进行全员培训，提高他们的测评水准。关于面试考官的选取，应根据前面提到的结构化面试对考官的要求进行严格挑选，要选那些德才兼备的人进入考官队伍中来，如果考官不是德才兼备的人，我们就很难保证通过面试得到德才兼备的候选人。同时，对考官的培训也是不可或缺的，研究和实践都证明，经过培训的考官组不论是评分的信度还是评分的质量都明显比没有经过培训的考官组要高。另外，结构化面试的规范性和程序性要求很高，在面试实施前必须对他们进行集中培训。在录用面试中，为了确保结构化面试的公正、公平，根据实际需要可选择1～2名监督员（由卫健委或公证部门的监察人员担任）参与整个面试过程。同时，根据工作量大小，配备一定数额的考务人员，如记分员、监考人员等。

④ 根据面试要求拟订面试考试程序，并提前联系好考试中所涉及的场所，安排好面试室。面试考场的基本要求有四点：一是考场所在位置的环境必须无干扰，安静；二是考场面积应适中，一般以30～40平方米为宜；三是温度、采光度适宜；四是除主考场外，还应根据应试者的多少设立候考室与思考室，候考室的选择应与主考场保持一定的距离，以免相互影响。面试考场的布置也是很有学问的，就考官与应试者的位置安排来说，通常就有如下几种模式：

- 是一种圆桌会议的形式，或两三张长条桌在一侧的形式，多个考官面对一位应试者；
- 是一对一的形式，考官与应试者成一定的角度而坐；

- 是一对一的形式，考官与应试者相对而坐，距离较近；
- 是一对一的形式，考官与应试者相对而坐，距离较远；
- 是一对一的形式，考官与应试者坐在桌子的同一侧。

⑤ 服务人员应备好面试考试中所需要的各项物品和面试评分表等各种材料。包括面试考场的布置、候考室和考务用品的配备、应试者的面试通知与联系、事先抽签决定面试顺序等。这些工作看起来很不起眼，但任何一项工作没做好，都有可能影响面试的顺利实施。

⑥ 对应试人员下达面试考试的时间、地点、考试要求、注意事项、考试顺序等事宜。

⑦ 面试开始前，召开考官会议，检查工作的准备情况，进一步明确评分标准、各面试官间的职责分工、组织协调等问题。

⑧ 一般由主考官向应试者提问和讲解注意事项，在应试者答题中若出现其他意外情况，由主考官负责对考场出现的意外情况进行决策。

⑨ 在面试考核过程中，面试小组应遵循公平、公正、严谨、回避、合理等原则。医疗卫生事业单位面试考试要求必须有监督部门参与全程监督，通常由卫健委工作人员参与全程监督，目的是保证考核在公平竞争的条件下进行。

⑩ 面试结束后，考评小组负责人和面试考官要及时整理考试材料和计算面试成绩，报主管部门，以便确立录取分数线，拟订合格人选。

第二节 结构化面试的测评要素

结构化面试的测评要素是指能将某一工作中表现优异者与表现平平者区分开来的个体潜在的深层次特征因素。结构化面试测评要素的确定应依据对面试的具体要求（如面试的目的、职位的具体要求等）而定。在医疗卫生人才应试过程中，考官就是根据测评要素为应试者量化赋分的。由于医疗岗位的特殊性和职位的专业性，医疗卫生系统招录工作人员的结构化面试不同于公务员的面试和选拔党政领导干部的面试，其测评要素也有一定差异。

下面我们对常用的测评要素进行分类讲解。

一、综合分析能力

综合综合分析能力测验是考查应试者的分析问题、判断问题、解决问题的能力。通过应试者对问题的回答，主要考查应试者能否看透事物的本质，对事物的认识是否深刻，思维是否清晰条理，判断是否准确，表达是否流畅，以及是否有系统、全面、准确地分析事物和解决问题的能力。综合是把事物的各部分和要素连接成一个整体加以考查，从内在的相互关系中把握事物的本质和整体特征。综合是一个从感性上升到理性的具体的过程，目的是取同舍异概括为一般。分析是将事物的整体分解为部分和要素，分别抽取其个别属性加以考查，从而把握事物的内部结构，确定事物的不同特征，其目的是得出抽象性规定。综合分析能力测验是考查应试者的分析问题、判断问题、解决问题的能力，通过应试者对问题的回答，主要考查应试者能否看透事物的本质，对事物的认识是否深刻，思维是否清晰条理，判断是否准确，表达是否流畅，以及是否有系统、全面、准确地分析事物和解决问题的能力。综合分析能力，不仅有赖于思考能力和洞察能力，同时也和知识面、学习总结的习惯等因素有关。一个人只有具备了较强的综合分析能力，才能适应工作要求。如果一个人工作热情很高，责任心也很强，整天辛辛苦苦、忙忙碌碌，却理不出头绪、看不出问题、抓不住重点、分不清事物的主次和轻重缓急，拿不出行之有效的计划和方案，结果效率不高、业绩平平，这就是还不具备较强的综合分析能力。在当今社会，护理人员所从事的工作节奏快、任务重、事物繁杂，服务的对象复杂且多样，必须要有较强的综合分析能力，才能在纷繁复杂的事物中找出问题的症结，较好地完成工作。

二、组织协调能力

组织协调能力就是根据工作任务，对资源进行分配，同时控制、激励和协调群体活动过程，使之相互配合，从而实现组织目标的能力。组织协调能力是每个人打开工作局面、培养良好的人际关系、实现工作目标和取得优异成绩的基本功。组织协调能力包括组织能力和协调能力两个方面。组织能力是指组织员工去完成任务目标的能力。协调能力即把分散的人或事物之间的关系配合得当、避免冲突的能力。在纷繁复杂的工作及人际关系中，要善于体察上级、同级和下级的思想感情，恰如其分地处理好同他们之间的关系，使自己的工作取得事半功倍的效果。

组织协调能力依照对象可以分为以下几个方面：正确而妥善地处理好与上级领导的关系、与同事之间的关系、个人与组织之间的关系、与兄弟部门之间的关系、与患者和社会群众之间的关系等。在医疗卫生系统事业单位面试招录测试中，对组织协调能力的测试主要包括以下三个方面：一是如何处理好与上级领导的关系；二是如何处理好与同事之间的关系；三是如何处理好与患者之间的关系。

三、人际沟通能力

人际沟通能力是指通过情感、态度、思想、观点的交流，建立和维护自己与他人、团体的关系，这些关系是有目的的、与工作相关的，包括与他人的沟通，以及组织中的服从、合作、协调、指导等方面的能力。由于医疗卫生系统事业单位护理工作人员要与各种各样的人打交道，需要处理各种繁杂的事物，是否有较强的社交能力和沟通能力直接影响到工作的顺利开展和服务质量，因此，在医疗卫生系统事业单位面试中，人际沟通能力也是一项重要的测评要素。

四、应变能力

应变能力要求应试者在有压力的情况下，思考、解决问题时能够迅速而灵活的转移角度、随机应变、触类旁通，做出正确的判断和处理。在医疗卫生系统事业单位面试中，考官测评应试者的应变能力、反应力，一般是注重以下几个方面：头脑机智灵活的程度；对突发事件的应急和处理能力；对重大问题的决策能力；对考官提出的问题是否迅速、准确地理解，并尽快作出相应的回答。

五、语言表达能力

俗话说"口为心声""口乃心之门户"。良好的语言表达能力是每一个医务工作者应当具备的基本条件，无论是良好的职业修养还是出色的工作能力都需要借助语言的表达来完成。对语言表达能力的测评目的有两个：一是应试者能否清楚表达自己的思想；二是应试者能否正确理解他人的想法。通过面试答辩，考官还可以考查应试者是否将积极的思想、观点、意见或建议准确顺畅的用语言表达出来。需要注意的点：口齿是否清晰、语言是否流畅；回答内容是否条理、富有逻辑性；是否理解题意并具有一定说服力；用词是否准确、恰当、有分寸。

六、举止仪表

举止仪表是指应试者外在的穿着打扮和言行举止表现。应试者的穿着打扮是否得体；言行举止是否符合一般的礼节；表现是否沉着、稳重；精神是否饱满；这些要素都是考官评价应试者的参考依据。

七、责任心与进取心

因为医疗卫生系统事业单位工作人员所从事的工作关系到患者的生死，是非常神圣的工作，医疗护理人员应具备诚实、守信、严谨、尽责的品质。医疗卫生事业单位工作人员的责任心，不仅表现为对医疗护理工作职责的责任感，还应该变现为有较强的社会责任感。医疗护理人员应注重学习，不断进取，用学到的新知识、新技术更好地为患者服务，这对维护患者的生命健康起着非常重要的作用。

八、自我情绪控制能力

自我情绪控制能力是指在受到较强刺激或处于不利的情景时，能否保持自己的情绪稳定，并约束自己行为反应的能力。医疗护理人员在工作中经常会遇到患者病情突然出现异常变化，家属情绪激动有施暴现象等，这就需要工作人员有良好的自我情绪控制能力，从而能够冷静从容地应对，以控制当前局面。在医疗卫生事业单位面试中，善于用理智控制感情，针对不同的场合、不同的事情、不同的对象，恰到好处地流露自己的情感，是十分重要的。在面试过程中，考官要看应试者能否在遇到批评、遭遇挫折以及工作压力时，克制容忍，理智对待。

九、求职动机与拟任岗位的匹配性

求职动机是指在一定需要的刺激下直接推动个体进行求职活动以达到求职目的的内部心理活动。个人的求职目的与拟任职位所能提供的条件相一致时，个人胜任该职位并稳定从事该工作的可能性较大。求职动机与拟任岗位的匹配性是用来了解应试者为何选择做医疗护理工作，对所从事的工作是否了解，在工作中追求什么，来判断用人单位所提供的工作环境和职位能否满足其工作要求和期望，同时也是测试应试者是否具备该职位所需的素质和能力。

十、专业能力

任何一个工作岗位，都有其特殊的专业能力要求，尤其对于医疗卫生系统的岗位，专业多，要求技术水平高，所以在招录医疗卫生人才时，除了有专业的理论考核（笔试）外，有的单位还在面试中增加了专业题的测试。

第三章
面试准备

面试是一种经过组织者精心设计，在特定场景下，以考官对应试者的面对面交谈与观察为主要手段，由表及里测评应试者的知识、能力、经验等与所从事的职业相关能力的一种考试活动。在面试中，应试者并非完全处于被动状态。考官可以通过观察和问答来评价应试者，应试者也可以通过考官的行为来判断考官的态度和偏好、价值判断标准，以及对自己在面试过程中表现的满意度，以此来调节自己在面试中的行为。同时，应试者也可以借此机会了解将要从事的工作岗位的条件、待遇、特殊性，并由此决定自己是否可以接受这一职位。因此，面试前期的职位调研工作也是不可或缺的。

第一节　职位调研

应试者对所要报考的单位和职位进行调查研究，会减少报考的盲目性，从而减少应试者被录用以后可能产生的心理反差，也有利于工作的顺利开展和职业生涯的设计与开发。求职动机不单是主考官必须关心的问题，也是应试者必须关心的问题。应试者必须对自己的求职动机有明确的认识，而这种明确的认识必须建立在可靠的信息基础上，因此，应试者必须尽可能多地了解拟任职位情况。如果你在了解实际情况后依然坚持自己的选择，那么你就不会在以后的工作中产生巨大的心理落差。有的应试者可能在面试中显尽风流，但面试单位要的却是稳重、最能按规矩踏实工作的人才；有的应试者可能表现过于平稳，然而，稳重却恰恰是此工作岗位最需要的一个素质。所以，在面试前，面试者一定要对自己的应聘单位和应聘职位进行详尽的调查研究，以做到在面试中有的放矢。

面试前调查研究的核心目标是要为面试成功获取尽可能多的信息，这些信息包括：

① 目标单位的类型、职能、具体的组织机构构成及规模；

② 目标职位的各种信息，如工作的性质、中心职能和责任、对工作人员的知识素质结构、能力素质结构、心理素质结构等的要求；

③ 面试的时间、面试场所的环境以及面试可能采取的形式。

一般而言，对职位的调研可以采取如下几种方法进行。

1. 网络信息法

科学快速发展的今天，网络信息化的普及极大程度上方便了人们对社会各行业的资料与信息查询。借助网站、微信、百度等平台，应试者可以足不出户，使用电脑、手机等工具轻松获取招聘单位的具体情况以及职位的相关信息。无论是单位的品牌、声誉、业绩、社会影响力、不良事件，还是对拟招聘职位人员的素质要求均一览无余。

2. 文献资料法

文献资料的阅读有助于应试者了解招录单位原则性、宏观性的问题。比如，通过阅读各种相关的单位文件、报纸杂志等，应试者可以大概把握一下招聘单位招录考试的要求、形势和具体程序；通过阅读该单位的内部杂志或报纸以及来自该单位的广告册和宣传册等，你可以达到对目标单位和目标职业的全面真切的认识。

3. 间接访谈法

在获取信息上，个人的力量总是有限的。在人生的这一关键时刻，应试者要学会发动自己的亲朋好友、同学同乡等与自己有密切关系的人，让他们帮助你去收集必要的信息。一旦你将更多的亲朋好友发动起来，意想不到的重要信息便常常会接踵而至。

面试前的调研可以让应试者对自己报考单位的基本情况有一个全面了解，同时掌握应试职位的具体要求，做好充分准备，避免面试中措手不及。

第二节　面试前准备

很多应试者在面试之前都进行了充分的复习，上考场之前信心百倍，志在必得。但最终的结果常常令应试者百思不得其解。有的应试者高谈阔论，尽显风流，却名落孙山；有的应试者在面试中规规矩矩，不显山露水，却金榜题名。可能有的人觉得后一种应试者表现过于平淡，然而，稳重、沉着恰恰是医疗护理工作最需要的一个素质。考场上的发挥失常，让很多应试者都与所应聘职位失之交臂。失败的原因不是自我知识的匮乏，而是心理准备不足，以致前功尽弃。根据应试者的心理特征，我们专门对应试者应具备的心态以及应试者常见心理问题进行了详细总结，希望对广大的应试者有较大的帮助。

一、心理准备

（一）应试者应具备的五种心态

1. 树立自信心

面试还没开始，很多应试者的信心大厦就已经倒塌了。很多应试者都知道在医疗卫生事业单位招聘录用考试中，面试是最关键的一个环节，因而习惯性地无限度地夸大面试中的每一个因素，把每一个因素都当成难以逾越的大山，结果不战而败。那么如何跨越这个心理难关呢？首先应试者一定要树立自信心。

第一，应试者对事业单位要求具有强烈的职业认同感，这是积极心态的来源。只有你真正的想得到它，才能在激烈的竞争中勇往直前。所以，应试者在备考过程中要认真思考自己的未来，在职业选择中清晰定位。第二，应试者要学会欣赏自己。在与其他应试者的比较中，多想一想自己的优势和潜能，有利于增强自信。能发现自己的优势，能够客观地评价自己也是成熟的表现。从应试者走进考场的那一刻起，举止仪表，都要表现出自信心，把真实的自己表现出来，并相信自己能胜任工作。过于低估自己的能力或认为所面试单位高不可攀的应试者，往往表现得信心不足，成功率也相对较低。第三，给自己适当的心理暗示。适当的心理暗示可降低面试时的紧张程度。第四，应试者要认识到，考官是在为单位挑选合格的人才，应试者自己就是面试单位要招录的优秀学员。这样应试者就会站在面试单位的角度考虑问题，就能摆脱假想的敌对状态。应试者可以不必劳神费力地讨好考官，只要坦然自若地展现自己的优势即可，这样应试者就能在面试中保持轻松的心理状态并从容应对。

2. 充满爱心

医务工作者从事的是救死扶伤、关系到患者生命安危的神圣工作。作为一名医务工作者应从内心深处热爱自己的工作，爱岗敬业，以一颗善良、坦诚的爱心对待每一位患者，进行发自内心的同情和实施人道主义的帮助。在工作中应设身处地为患者着想，想患者所想，急患者所急，处处关怀和体贴患者，体现出诚实可信的美德及良好的慎独修养，认真平等地对待每一位患者，使自己的崇高素质在工作中得到完美体现，有效地提高医疗服务质量，为患者的生命健康奉献自己的大爱。在与同事相处时，要严于律己，宽以待人，既要尊重同事，也要包容同事，学会换位思考，关心他人，无论是工作还是生活，都要怀有一颗关爱他人的心，自然可以建立良好的同事关系。

3. 精心准备

这种准备不只是知识、面试技巧和形象设计方面的准备，还应该有心理上的准备，相信自己的实力，敢于挑战，充满信心和进取心，这是成功的基础。精神状态的准备也很重要，沉着、冷静、放松，休息好，心情舒畅，保持最佳的竞技状态，这是成功的保证。此外，还有胆量的准备，怯场是失败者的通病。应试者事先可多了解有关应聘单位实施面试考试的一些方法和面试程序，对面试考试提前进行一些必要的模拟演练，以强化自己对考试环境的适应能力，这是成功的重要条件。平时自己要有意识要加强这方面的锻炼，善于利用一切机会来锻炼自己的胆量，训练自己的表达能力，不怕出丑，不怕被人耻笑。在面试中，评委打分，不只看你问题回答得怎样，还会关注你的精神状态、心理素质、内在气质和外在形象等。如果应试者表现得慌乱、紧张、缺乏理智，会给评委留下不好的印象，问题回答得再好，得分也不会很高。正所谓知己知彼，百战不殆，面试前的精心准备非常重要。

4. 体现责任心

责任心反映了一个人的精神境界。有责任心的人绝不是个人中心主义者，他人的、集体的、国家的利益总是先于自己的利益。责任感之所以可贵，是因为这种伟大的情怀往往同奉献乃至牺牲联系在一起。绝大多数人的工作是平凡的，但只要自觉承担责任，就会受到人们的尊敬。责任感体现了一个人的思想品德。责任感总是和顾全大局、忍辱负重、任劳任怨等优良品德联系在一起。经验告诉我们：凡是那些为社会、为国家做了好事又不期望得到回报的人，通常也是乐于以高度负责精神投入工作的人。责任感落实到日常工作中就是责任心。学识、能力、才华很重要，但缺乏责任感、责任心，就无法担当重任，也不可能取得成功。缺乏责任心使我们看不到应该看到的细节，或者看到了也没有认真去对待。无论是高层领导还是平凡岗位上的一般工作人员，对待工作都应该保持高度的责任心。一颗铆钉足以倾覆一列火车，一根火柴足以毁掉一片森林，一张处方足以决定一个人的生死。很多低级错误，包括一些不该发生的医疗事故，就是因为缺少那么一点点责任心。

5. 保持平常心

所谓平常心，就是看淡招聘应试，把参加考试当成一次检阅、展示、锻炼自己的机会。看淡，并非放弃、不积极进取，而是要对应试有一个正确的认识，重在参与，不过分计较成败。竞争总会有胜者和败者，胜败都无所谓，只有以这种心态投入面试，才能思想放松，轻装上阵。如果将应试看得太重，心理压力太大，势必造成情绪紧张，影响自己水平的发挥。面试是综合素质的体现，不要指望奇迹的出现。而绝大多数的应试者在紧要关头出现应急性的焦虑，这个是正常的，自然的。当产生焦虑时，可想"天下本无事，庸人自扰之"这句话，不要自己吓唬自己。因此，无论在面试前，还是面试中，应试者都要避免过度的焦虑，带着一颗平常心，去做自己该做的事情，坦然面对一切。

（二）常见的心理问题及克服方法

1. 期望过高

有些应试者过于理想化，不能正确地评价自己与周围的环境，常常对自己期望过高。在面试过程中，这类应试者表现出盛气凌人、目空一切、满不在乎、舍我其谁的姿态。他们一般个性鲜明，在学校里是班干部，实习时是实习队长，某方面有专长，以往受过很多奖励或得过许多荣誉。但期望值过高、过于自负的应试者往往成绩不尽如人意，应试结果事与愿违。克服期望过高的办法是，有意识地多参与社会生活，多和同学、朋友沟通，多听取别人的建议，拉近自己与现实生活的距离，提高自己的自我评价能力和适应社会的能力。

2. 趋同心理

指应试者一味迎合、顺从主考官的倾向。具体表现为对考官言听计从，甚至言行举止都与主考官保持一致。趋同心理的根源在于应试者缺乏应有的个性品质，如缺乏自信、盲目模仿、没有主见等。具有这种心理的人特别注意别人对自己的看法，把别人对自己的评价视为高于一切。在和别人打交道时，一味期求得到别人的好感，甚至不惜放弃自身的观点，唯恐招致别人的不满。具有较强趋同心理的人往往极力在各种场合为自己塑造一个人见人爱的形象。这种人在面试中会不失时机地向主考人员恭维几句，在回答问题时也往往顺着主考人员的弦外之音进行回答。应试者企图用逢迎的表情和语言来博得考官的好评。事实上在大多数情况下，它非但得不到主考人员的好感，而且还会减损他们对于应试者真实素质的评价，因而是不可取的。面试是应试者综合素质的体现，展现的是自身的真才实学及良好的仪表风度。所以，面试时，应试者不必刻意去迎合考官，应该保持良好的心态，自然而从容地应答才是最佳选择。

3. 过度紧张

有多种方法可以帮应试者较好地克服过度紧张的问题。首先，换一种心态。既然你想应聘，那你就应该相信自己能胜任工作，充分考虑自己的优势，有一种"我行"的自信。有了自信，紧张感就会被战胜。第二，面试前，对自己进行适当的心理暗示。经常对自己说："我很优秀！""我很棒！""我一定能成功！""我是勇敢的人，我怕什么呀！"。既可以鼓励自己，也可以起到心理暗示的作用，降低面试时的紧张程度。第三，如果答题前非常紧张，或者没准备好，一时半会不知道说什么，这时候可以说点事先准备好的"过渡"的话，以起到缓冲作用，但别说太多，比如说"我来到这里面试，很激动，也有点紧张，请多包涵！"类似的话可以在很大程度上减少心理紧张度，稳定自己紧张的情绪，在思考中使思维重新回到题目上来，还可以避免冷场和流露出不知所措的思想情绪。然后再开始答题，你会发现已经放松了好多，为了缓解情绪紧张，答题时还可以适当放慢节奏。主考官一般都会理解你的心情，也不会嘲笑你。第四，要学会"目中无人"。两眼平视，不要盯着考官的双眼与其对视，要看其额头或者下巴；或者把考官假象为自己的朋友或者师长，这样可以减轻自己的紧张程度。第五，正式面试前，尽量多参加几次面试，或者找朋友及家人，模拟面试，努力训练自己，克服过度紧张的情绪，以提高自己的心理承受能力。相信自己经过这样的训练后，心理素质会越来越好。第六，如果面试前特别紧张，应试时可能会晕倒或者紧张颤抖的说不出话来，可以在答题前半小时舌下含化普萘洛尔（心得安）5毫克或10毫克，效果显著。答题时会非常冷静，从容面对。相信以上方法可以帮助应试者消除或减轻面试紧张的问题，使应试者充分发挥自己的真实水平。

二、知识准备

孙子曰"知己知彼，百战不殆"。要想取得面试成功，除了做到"知彼"之外，还要对"自我"有一个清醒的认识，有正确的定位，清楚自己的优势和弱点所在，找出弱点和劣势并进行针对性的克服。对于即将参加面试的应试者来说，首先要做的就是全面搜集面试相关的书面材料与考试形式，包括考试大纲、教材、历年考题、考试形式、答题时间等。向老师及有面试经验的人士请教，或者找权威的面试培训机构进行系统的面试基础知识与面试技巧培训，进行科学的模拟演练，不断完善自我。尽可能多掌握面试所涉及的各种知识，以做到心中有数。对重要的面试知识和面试题打印成书面材料，带在身边，随时理解、记忆或默读，以提高应试能力。事实证明，知识越多、见识越广、掌握信息越充足的人，在面试中越充满自信，从而更容易取得面试的高分。

三、其他相关准备

俗话说：细节决定成败。面试中的每一个环节都至关重要，一个小小的失误都可以导致面试的失败。因此，我们建议应试者也要做好面试的其他相关准备。

① 清楚考试的时间、地点与考试要求。

② 根据面试时间合理安排行程，如果应试者距离面试地点较远，应提前做好安排，避免耽误考试。

③ 在校生要向所在院系负责人、班主任报告即将参加面试的情况，以获取请假的资格。

④ 乘坐安全的交通工具，如果面试所在地是大都市，距离应试者单位、学校所在地较远，建议应试者优先选择动车、火车，尽量结伴而行。切勿随意拼车或者乘坐非法运营的车辆出行，防止发生意外。

⑤ 根据面试考点的位置，选择临近的安全舒适的宾馆住宿。如果当地有亲朋好友，也可以去他们那里投宿，切记不要距离考点太远。

⑥ 注意早睡早起，按时到达考场。建议睡觉前多定几个闹钟，以保证面试当天按时起床。

⑦ 注意把考试证件和用物备齐。出门前应仔细检查考试所需要的证件物品，比如学位证、身份证、毕业证、照片、推荐表或报名表、身份证、签字笔、纸巾等。不要忘了带上零钱，因为有可能需要复印身份证或毕业证等。

第四章
面试礼仪

第一节　着装礼仪

从礼仪的角度看，着装不能简单地等同穿衣。面试中，穿戴不合时宜者常常失败。男士西装笔挺，却不打领带，脚蹬跑鞋；女士则可能是身着超短裙，脚下是一双走起路来"咯咯"作响的高跟鞋。这一身着装不适合面试，是面试官不希望看到的。

一位面试考官评论某位应试者说："某某应试者的着装，让我们很难接受她。她衣着奇特，美丽活泼，热情奔放，我认为她不适合在医院从事护理工作"。而这位女士之所以如此穿着，可能只是选择上的错误，她认为这样能表现她自己，却忘记了从应聘职位和面试官的角度考虑穿着。

一、着装TPO原则

20世纪60年代，日本人提出了场合着装的TPO（Time、Place、Object）原则，其基本含义就是穿着打扮要有章法，搞清楚穿衣的时间、地点及目的，直到今天它仍是各国人士在着装时所遵循的基本规则。尤其是对于参加事业单位招录面试的应试者来说，在面试考场这样一个极其正式和重要的场合，得体的穿着，不仅可以为应试者增色，而且可以让应试者从众多的竞争对手中脱颖而出。

1. 着装整洁

参加事业单位招录面试的应试者应准备一套正装，并保持清洁、平整，穿起来就能给人以衣冠楚楚、庄重大方的感觉。整洁的着装可以给考官留下良好的印象，为面试成功打下良好的基础。

2. 着装得体

一个人如果忽略自己的社会角色而着装不当，很容易造成别人对你的错误判断，甚至误解。穿着要与自己的身份、年龄相符，还要与外交、生活、工作等各种场合相适应。得体的着装可以体现一个人的素养。

3. 着装与场合相协调

着装应考虑场合。如果去郊游，大家都穿便装，你却穿正装，就欠妥当。如果去教堂或者寺庙，穿着过于暴露，也不合适。面试是非常正式的场合，穿着过于随便是不可取的。

二、男士着装礼仪

西装起源于欧洲，有独特的着装标准。西方人穿西装，常根据不同的场合和季节选择不同的颜色。重大礼节性场合着深色西装，上下班、娱乐和会友时则穿浅色、暗格、小花纹套装。从肤色角度考虑，中国人在社交场合，宜选择深蓝、深灰、黑灰色西装，这些颜色不仅端庄儒雅，而且还能将面色衬托得更有光彩。体胖的人可穿深蓝、深灰、深咖啡色西装，忌米色、银灰色等膨胀色，如果是带有图案的西装，宜选用带较紧竖条的，这样可以不显胖；而体格瘦弱的人，可以穿米色、鼠灰色等暖色调，图案选用格子或者人字斜纹的西装，就会显得较为丰满、强壮。

1. 男士穿西装要注意以下四点

一是要熨烫平整，不可有折痕；二是西装领要贴背，并低于衬衣1厘米左右；三是西装的长度要适中，标准的西裤长度为裤管盖住皮鞋；四是西装口袋不要放任何杂物。

2. 男士西装搭配服饰需要注意的问题

应试者穿着西服时，必须了解衬衫、领带、鞋袜等与之组合搭配的基本常识，才能真正地穿出品位，从而显得更有魅力。

① 在正式场合穿西服套装时，全身颜色必须限制在三种之内，否则就会显得有失庄重。这也是人们常说的三色原则。

② 男士穿西服套装时，鞋子、腰带、公文包的色彩必须协调统一，最理想的选择是鞋子、腰带、公文包皆为黑色，色彩统一。袜子最好为深色，与皮鞋相匹配，正式场合不能穿白色袜子。

③ 身着正装时，衬衣必须是长袖、硬领。领子要干净、挺括。衬衣的领子不可过紧或过松，袖口的长度应该正好到手腕，以长出西服袖口1～2厘米为宜。

④ 领带是男士着装的焦点，通过它能展现穿戴者的个性。不同的领带配同一件衬衫，能产生不同的视觉效果。领带的颜色应根据衬衫来挑选，通常最易搭配的是红色、蓝色或以黄色为主的花色领带，领带一般稍长于裤子的腰带即可。

⑤ 西装扣的扣法也很有讲究。穿双排扣西装，扣子要全部扣上；单排两粒扣西装，可以全扣，也可以只扣第一粒扣。

⑥ 对于戴眼镜的朋友，镜框的佩戴最好能使人感觉稳重、协调。眼镜的上框高度以眉头和眼睛之间的1/2为合适，外边框以与脸最宽处平行为宜。

⑦ 男士最好要戴款式简单的机械表，如果表带是皮质的话，颜色应与腰带颜色一致。

⑧ 在正规场合穿西服套装时，要注意拆去衣领和袖口上的商标，不能穿着夹克打着领带。

三、女士着装礼仪

1. 女式西服

女式西服没有固定的穿着模式，只要穿着合体，不要过大过松或者过松紧度恰到好处、可以突出女性的体形美就可以了。女士穿西服需要考虑年龄、体型、气质、职业等特点。女士西装的颜色，一般应为单色、深色，且无花纹或者图案。若为多色或者有过于花哨的图案，则会给人带来轻浮不稳重的印象。此外，女士西装跟男士西装的要求一样，需要将颜色控制在三种之内，以保持正装庄重的风格。西服上装与下装不一定需要颜色相同，只要感觉搭配和谐即可，例如浅色上装可以搭配深色裤子、裙子等。

2. 女式套裙

迄今为止，没有任何一种女装在塑造职业女性形象方面，能像套裙一样可塑造出强有力的形象。对于女性而言，穿好套裙，形象立刻光鲜百倍。气质和风度有了很好的保证，事业也就拥有了更多成功的契机。穿着职业女装要注意以下几点。

① 整洁平整。服装并非一定要高档华贵，但必须保持清洁，并熨烫平整，穿起来就能大方得体，显得精神焕发。

② 色彩技巧。不同色彩会给人不同的感受，如深色或冷色调的服装让人产生视觉上的收缩感，显得庄重严肃；而浅色或暖色调的服装会有扩张感，使人显得轻松活泼。因此，可以根据不同需要进行选择和搭配。在正式场合，建议以冷色调为主，以体现着装者的典雅、稳重。职业套裙的最佳颜色是黑色、藏青色、灰褐色、灰色和暗红色。

③ 长短合适。正装的套裙，上衣长短适宜，最短可以齐腰；裙子不宜过短，最长可以达到小腿的中部。裙子下摆恰好抵达小腿最丰满处，乃是最为标准、最为理想的裙长。

④ 配套齐全。除了主题衣服之外，鞋袜等的搭配也要多加考究。如袜子以透明或半透明近似肤色为好，带有大花纹的袜子不能登大雅之堂。正式、庄严的场合不宜穿凉鞋或靴子，黑色皮鞋使用最广，可以与任何服饰相配。在国际交往中，穿着套裙时必须穿着袜子，否则让人感觉不稳重。

⑤ 饰物点缀。巧妙地佩戴饰品能够起到画龙点睛的作用。但是，佩戴的饰品不宜过多，否则会显得杂乱而不庄重。佩戴饰品时，应尽量选择同一色系，并且要与整体服饰搭配统一。

⑥ 穿着禁忌。任何正式场合的着装都有以下五忌。

• 忌鲜艳。指在正式场合的着装颜色较为繁杂，过分耀眼。

• 忌暴露。在正式场合通常要求不暴露胸部、肩部、大腿和后背。

• 忌透视。在正式场合中着装过分透视显得不稳重，也有失于对别人的尊重。

• 忌短小。在正式场合，不可以穿短裤、超短裙，不允许穿露脐装、短袖衬衫等。

• 忌紧身。身着紧身衣服不但行动不便，而且容易走光，会带来不好的影响。

第二节　仪容礼仪

面试形象不仅取决于着装，对仪容的修饰也不可忽视。应试者应对自己进行全方位的修饰和包装，以最佳的形象去面对考官。仪容礼仪主要包括发型设计和面部化妆两方面。

一、发型设计

男性应试者在参加面试时，应保持头发整洁，长短适宜，前发不要遮眼遮脸，鬓角头发不要过耳，无异味和头屑，不要过多地使用发胶。如果应试者的头发偏长且蓬松很容易被风吹乱，可以适当喷洒定型水，以保持良好的发型。具体的发型要与自己的脸型、风格、气质相一致。举止端庄、稳重的人要选择朴素、沉稳的发型，活泼直爽的人要选择线条明快、造型开朗的发型。

① 方形脸，又称国字脸，一般视觉印象为脸盘较大，脸部轮廓呈扁平感。整发的要诀是避免蓬松，避免中分，以左右旁分为佳。

② 圆形脸，容易给人迟钝的感觉，在职场上可能不占优势。整发的要诀是轻快、简洁。简洁七分头不合适圆脸型，中长发为最佳长度，并将前额刘海打薄，这样可以让人显得更专业。

③ 倒三角形脸，给人不易接近的感觉。整发的重点在于消除给人的不良印象。避免将整个头发往后梳理，否则会让倒三角脸形更加明显。稍有刘海并将两侧头发打薄，避免头发蓬松，就不会让人感到上半部脸过宽。

④ 长脸形，让人显得忧郁、老成。整发的重点在于缩短脸型，让人显得更有活力与朝气。理想的发型是将刘海留长，并用旁分法将刘海向两侧自然分开梳理，避免将两侧头发

打薄。

⑤ 男性应试者最为常见的是分头，但注意不要留中分。有的人喜欢留平头，平头显得人精神，但是不宜过短，否则显得不够成熟。男士不宜留卷发和烫发。

女性应试者的发型样式可以多一些，长发、短发，或整齐的半披肩发都很受欢迎。女生的发型应多注意细节，不要过于呆板、但具备职业素质。医疗护理人员因为职业的特殊性，工作忙碌节奏快，着装打扮要符合一个医务工作者的身份。长发适合盘于枕后或用网套兜住，并使用发夹固定碎发；短发要梳理整齐，没有散乱的碎发；如果留刘海，刘海应高于眉头。总之，整发的原则是突显干练、庄重的气质。具体细节还要注意以下几点。

① 头发的颜色最好是自然色，如果染色可染成黑色或近黑色。严禁染成鲜艳夸张色彩，会显得不够庄重、严肃。

② 头发自然后梳，两鬓头发放于耳后，不可披散于面颊，必要时可用小发卡固定。固定头发用的发卡、头花、网套等应采用与头发同色系，以素雅、大方为主色调，避免过于鲜艳和夸张。

③ 披肩发要注意把头发置于肩后，有长短层次的刘海应斜梳定性，以示端庄文雅。

④ 短发不宜烫发，否则会显得不够稳重。

⑤ 无论是留长发还是短发，都必须露出眉毛、眼睛和耳朵，显得干练精神。

二、面部化妆

给考官留下良好的第一印象，是面试成功的第一步。因为考生所应聘的岗位是医务工作者，面部化妆要符合医务工作者的身份，能给患者以庄重、严谨、慈爱的天使形象，所以，不管是男性还是女性考生，脸部要注意保持清洁，化妆一定要淡而自然。

对男性考生来说，面部化妆做到面颊干净整洁即可，不要留胡须，面试前注意修剪过长的鼻毛，并彻底修面一次。如果皮肤暗淡、脸色差，可以在面部涂抹一点BB霜或粉底液，适当进行遮盖，切记不要涂抹过多。

端庄而整洁的形象会帮助女性考生在面试中取得高分。最佳形象的理想效果是：虽然是精心装饰过，但却看不出修饰的痕迹，贵在无痕。女性应试者一定要坚持素淡的原则，让面容更精致、更精神的同时还要给人爽洁、清新、大方的感觉，切不可浓妆艳抹。不宜使用假睫毛和有浓烈味道的香水。淡妆的关键是使用与自身肤色相近而又能提亮肤色的化妆品。

第三节 仪态礼仪

仪态也叫仪姿、姿态，泛指人们身体所呈现出来的各种姿态，它包括举止动作、神态表情和相对静止的状态。仪态经常跟风度联系在一起，风度是指应试者的体格外貌、言谈举止以及精神状态等。对一个医务工作者来说，仪态风度非常重要，好的仪态风度能在短时间内拉近与患者的距离，赢得患者的信任。

好的仪态风度的评价要点是：穿着整齐、得体、无明显失误；沉着、稳重、大方；走路、敲门、坐椅规范，符合礼节；充满自信、精力充沛；语言文雅、有礼貌；笑容亲切，有亲和力。

对仪态风度的测定没有专门的题目，而是由考官在面试过程中通过观察应试者后所给出的一个评定，所以要求应试者在整个面试过程中保持始终如一的仪态风度。应试者进入考场后，主考官首先看到的就是仪态风度，主考官在面试正式开始前就对应试者有了最初的印象，而这个最初印象将影响正式面试中主考官对应试者的评价。正如一位有经验的主考官所说，一个人能否被录用往往在他步入考场的一瞬间就决定了，虽然此话有些夸张仪态风度对面试的影响，但其重要性由此也可见一斑。

影响仪态风度的指标主要有三个：语言表达、动作举止和服饰仪表。在面试中，除答题的内容外，应试者的表情、声音等其他因素，对面试成绩的影响也不可小视。良好的仪态风度可以凸显应试者的个人魅力，增加考官们良好的印象，从而在面试中取得好成绩。

以下方法可以增加应试者的仪态风度，给考官留下好的印象：在语言的表达上，要做到表达清楚，语言精练，通俗易懂，吐字清晰，声音洪亮，富有情感，语音语调得当；在行为举止上，要尽量做到神情自若，优雅大方。应试者应在有限的面试时间里充分运用有声语音和动作语言给考官留下良好的印象。

第四节　考场礼仪

在医疗卫生系统事业单位招录面试环节中，应试者在考场上所表现礼仪，在很大程度上影响着面试的成绩，因而应试者在考场上应得体地展现自己的考场礼仪。

一、进入考场前的准备

面试前30分钟，应试者可以检查一下自己的仪表，例如看看头发有没有凌乱，牙齿间有没有食物等，尤其女性应试者应检查一下妆容。在一切准备就绪后，从容地进入考场。面试前倘若紧张可能就会连平时挂在嘴边的话都想不起来，那么在进入考场前可以把一些常用词汇、专业术语、时事用语在脑海里整理一下，能起到巩固加强的作用，同时也能在一定程度上消除紧张情绪。

二、考场中的基本礼仪

1. 进入考试房间

如果有引导员带领你进入考试房间，临进门前应对引导员说一声"谢谢！"。工作人员如果没有为应试者开门，应试者可以用中等力度敲门，敲门的速度不要太快。等里面的考官说"请进！"时，轻轻推门进入室内，然后回身双手将门轻轻关上。开关门动作要轻，以从容自然为好。走进考场时，应抬头、挺胸、面带微笑，走到应试者席面向考官站立。此时可以微笑着稍稍前倾上身（鞠躬在30°左右为宜，一般不超过45°）并点头，同时问候："各位考官好！"待考官示意"请坐"后，方可在应试者席坐下。这里需要注意的是，应试者不必像受过军训一样，全身绷紧，立正90°鞠躬，这样很不自然，给人以僵硬和紧张感；也不要在没有听到"请坐"就坐下。面试官还没有开口，就顺势把自己挂在椅子上的人，已经扣掉一半分数了。当在进入考试房间的那一刻，你给人的第一印象就已经产生，考官就会审视你的脸、头发、穿着和形象，所以肢体语言很重要。

2. 走姿

一般情况下，脚步沉稳，表示其沉着、自信、踏实；脚步轻快可反映出其内心的愉悦；脚步小且轻，表示其谨慎、服从；脚步凌乱，则可判断其性格开朗、急躁。女性一般走一字步，走路时两脚走一条直线。男性一般走二字步，两只脚沿两条直线走。走路时，男性要步履沉稳，显出阳刚之美；女性要款款轻盈，显出阴柔之美。走姿训练方法：步行时头顶一本书，如果能让头上的书不掉下来，上身和颈部就能保证是挺直的，这是漂亮走姿的关键。

3. 站姿

男士体现刚毅：挺胸收腹，两脚分开，肩膀自然放松，想象自己的脚像在地里生根把泥土抓住一样。手有三种姿势：双手交叉，垂放于小腹前；或自然下垂，放在两侧裤缝；或备手放在后边。女士体现优雅轻盈：丁字步，脚跟并拢，脚尖分开，双手交叉放于腰际，整个颈椎到脑部好像有一根线在吊着一样，就会有轻盈的感觉了。注意不要双腿交叉。手可垂于两侧，但不能双手抱胸。如果想站得舒适些，可以把丁字步稍稍打开，但不要交叉。回答问题时，身体要保持直立，不要晃动。避免身体歪斜、依靠椅背、手扶椅背、两腿分开很大距离或双腿交叉，这些都是不雅和失礼的仪态。如果考官主动伸手，可以坚定地而温和的握手；如果考官不主动握手，应试者切勿伸手向前，以免对方没有思想准备而出现尴尬局面。

4. 握手

① 握手的姿势。握手时双方距离100厘米左右，站立，不要坐在椅子上跟人握手。与对方右手相握，手臂微屈，手掌紧贴，力度适中，上下晃动三次、四次然后自然松开，时间大约1～3秒。切忌用左手握手，如果右手受伤不便，则应该向对方说明并致歉。

② 握手时的礼仪。握手时要微笑地注视对方，不可戴着墨镜与人握手，或握手时毫无表情、东张西望；也不要太过热情，拉住手不放，说个没完。一般别人伸出手来要马上回应，要保持手是干燥温暖的，如果手不干净时，应谢绝握手并致歉。

③ 握手的次序。握手的原则是尊者优先，女士优先。尊者先伸出手时，方可握手。如果地位较低者失礼先伸手，尊者也不要过于计较，应与之配合避免尴尬。男女会面，女士先伸手，男士方可回应。如与多人握手，原则是由尊及卑，由长而幼，或者按照就近顺序依次握手，且忌多人交叉握手。

5. 坐姿

进入考场内，若无考官或服务人员提示就座，应试者切勿自行坐下。对方提示"请坐下"时，切勿扭扭捏捏，应大大方方地说声"谢谢"。坐姿需要注意的问题：左侧入座，位前转身，落座无声，坐下时要放松。应坐椅子的三分之二，上身自然坐直，切勿弯腰弓背。随身携带的皮包、物品等应拿在手中，或放在膝盖上面，双手不要有小动作。需要递送个人资料时，应站起身双手捧上，表现出大方、谦虚和尊重。脚平稳地放在地上，不要来回抖动。女士应并拢大腿、膝盖、脚跟。

6. 表情

在面试过程中，应试者的面部表情会有许多变换，考官一般通过观察这种表情变换，分析判断应试者的内在心理。人的脸部表情总是很丰富，脸部表情在反应一个人的情绪中占有很重要的地位，它是鉴别情绪的主要标志。人们的许多面部表情都与面部整体的肌肉活动有关，但嘴有其特殊性，嘴角肌肉的微小活动可以反映出一个人心理活动的内容，如轻视、思索、自信等。考官常根据应试者嘴角活动获取信息。如果在面试中应试者表情呆滞死板、冷漠无生机等，一般很难打动人；所以，面试中应试者表情应尽量放松，保持自然。

7. 微笑

俗话说，"面带三分笑，礼数已先到"。微笑是一种无声的语言，是缩短心灵距离最快的方法。微笑的时候，唇部向上移动，略呈弧形，牙齿外露不超过八颗。微笑必须真诚、自然，以使对方感到友善、亲切和融洽。微笑要适度、得体；适度就是要笑得有分寸、不出声，不能哈哈大笑；得体就是要恰到好处，当笑则笑，不当笑则不笑。否则，会适得其反，给对方留下不好的印象。面对陌生的考官，应试者不仅要应面带微笑，而且要谦和热情，以示对他人的敬重。

8. 眼神

当面试考官向你提出问题的时候，你的目光最好时刻注视着考官，表示你在注意听讲或思考。避免眼神游离或流露出胆怯的表情。眼神根据不同的注视角度、注视部位和注视时间表达不同的感情和礼仪含义。

① 注视的角度。平视：也叫正视，常常用在与身份、地位平等的人进行交谈时。当位于交往对象的一侧时，要面向并平视对方；避免侧视或斜视对方，这是一种不礼貌的举动。仰视：表示敬重、敬畏对方。俯视：可以表示对晚辈的宽容和怜爱，也可以表示对他人的轻慢和歧视，所以不能随便使用。

② 注视的部位。双眼：表示自己重视对方，但注视的时间不要太久。额头：表示严肃、认真、公事公办的意思。唇部：表示礼貌、尊重对方。眼睛与胸部：多用于关系密切的男女之间，表示亲近与友善。任意部位：对他人身上的某一部位随意一瞥，多用于公共场合注视陌生人，最好不要轻易使用。

③ 注视的时间。如果想向对方表示友好，应该不时地注视对方，时间约占全部相处时间的1/3。注视对方的时间如果达不到全部相处时间的1/3，而且目光游离，则被认为是轻视对方；注视对方的时间如果占全部相处时间的2/3左右，则被认为是重视对方；如果目光始终盯在对方身上，注视对方的时间超过全部相处时间的2/3，一般情况下会被认为对对方有敌意；如果目光始终盯在对方身上，但偶尔会离开一下，注视对方的时间占全部相处时间的2/3以上，也可以表示对对方非常有兴趣。

应试者进入考场后首先要环视所有考官，向考官鞠躬问好。当考官是两位以上时，回答谁提出的问题，你的目光就应注视谁，并应适时地环顾其他考官以表示你对他们的尊重。谈话时，眼睛要适时地注视对方，但不要死盯，也不要东张西望、漫不经心或低垂眼皮。

9. 手势

手势语是指通过手的动作表现出来的一种体态语，是典型的动作语。在多数情况下，手势语作为一种伴随语言，它使有声语言行为化，或重点强调，或辅助口语表达。在揭示人的内心活动方面，手势语极富表现力，应试者要善于使用手势语。

① 手势语要得体、协调。回答问题时别害怕做手势，做手势说明你热情，表现力强，还有助于获取大脑中的更多信息，并使你说话抑扬顿挫。但是应试者需要注意，这里所说的做手势，不是让你用夸张、频繁的动作来表达自己的观点，那样只会适得其反。做手势只是一个辅助工具，动作应适度。手势语言毕竟是辅助语言、伴随语言，它不能喧宾夺主，不能代替有声语言。因此，手势语并非多多益善，要适量，当用则用，不当用则不用，尽量简练。有些应试者对此不够注意，在面试中采用过多的手势，比如边说话边挥舞，以至于有些动作幅度过大，姿势粗俗欠优雅。因此，使用手势语时应注意使用的频率、摆动的幅度、手指的姿态等要恰到好处，才能更好地配合有声语言传递信息。过多、过杂或不文雅的手势动作，则给人缺乏修养之感。

② 纠正不良的习惯性动作。应试者在日常生活或工作中可能不自觉地养成了一些不良的动作，在面试中会无意识地表现出来。如在倾听对方说话时，用手指摸鼻子，用手指推眼镜框，说话时抚摸手背，用手指敲桌子，用手指摸耳朵等。这些无意识的动作，既不雅观，又失礼节。特别是有些手势动作，表达的是消极不礼貌的信息，尽管你是无意的，对方却不能不注意，以致造成误解，妨碍正常的交流，使考官对你产生不好的印象。

10. 注意力集中

面试时可能会出现突发状况，如暂时处理一下文件，考官暂时离开等。应试者不应该因此分散注意力、四处乱看；或者考官在提问题时，表现出似听非听的样子；或者在回答问题时漫不经心、语言空洞、轻率下结论，或是滔滔不绝地发表自己的看法，这些都会给考官留下负面的印象。

11. 禁忌

俗话说"细节决定成败，素质成就未来"，所以面试时应尽量避免不雅的行为和举止，否则会让考官对你的印象大打折扣。面试时应尽量避免打喷嚏，无法控制时，应将头转过去，用手遮住嘴巴，脸朝下，打完以后跟对方说抱歉，千万不要面对考官打喷嚏。此外，在面试时打呵欠、伸懒腰、修指甲、整理衣服、嚼口香糖、随地吐痰、扔杂物等都是些不良行为。有个流传很广的关于招聘的故事：有家单位要招聘一名高级管理人才，他们对一群应聘者进行了复试，尽管应聘者都很自信地回答了考官们的简单提问，可结果都没有被录用，只得怏怏离去。这时，有一位应聘者看到地毯上有一个纸团，地毯很干净，那个纸团显得很不协调。这位应聘者就弯腰捡起纸团，准备把它扔到纸篓里。这时考官发话了："你好！朋友，请看看您拣起的纸团吧！"这位应聘者打开纸团，只见上面写着：热忱欢迎您到我们单位任职！正是通过这个行为细节让考官看到了应聘者优秀的一面，从而使他获得了机遇。要想在面试中取得好的成绩，平时就应该注重提升自己的素质，养成良好的行为习惯，培养诚实、积极、乐观的个性，以及人际交往等各方面的能力。

三、面试后的礼仪

面试结束并不意味着求职过程的结束，也不意味着应试者就可以拱手以待聘用通知。许多应试者往往只留意面试过程中的礼仪，却忽略了能加深考官印象的善后工作。应试者应重视的面试后礼仪，主要有以下三点。

① 面试结束后应试者需要向考官表示谢意。真诚地向考官表示感谢不仅仅是礼貌之举，也会让考官在成绩评定时对应试者有更深刻的印象，说不定会起到关键性的作用。

② 不要过早地打听面试结果。一般情况下，面试结束后，人事部门将考官组的评分进行汇总，根据理论、技能、面试这三项考核成绩所占的比例再进行精确计算，最终确定录用人选，呈交单位主要领导批准。这样一来应试者可能要等2～7天，在这段时间内，应试者一定要耐心等候通知，不要过早地打听录取结果。

③ 适时查询结果。一般来说，如果在面试两周后或在用人单位许诺的通知时间已到时，还没有等到对方的答复，就可以打电话给用人单位人事部门，询问是否已做出了决定。需要注意的是，询问时措辞应该礼貌、谦虚、得当。

第五章
面试技巧

面试中的优秀选手，除了本身具有良好的心理素质、行为习惯外，在处理问题上注重方法、讲究策略，也就是大家通常所说的技巧。我们将面试过程中的技巧总结为必备技巧、审题技巧、答题技巧、语言技巧和应对技巧，以方便应试者学习与演练。

第一节　必备技巧

必备技巧包括三个方面：树立正确的态度；锻炼活跃的思维；展示足够的自信。

一、树立正确的态度

每一个人都是独一无二的，都是与众不同的。就像不可能找到两个完全相同的脸庞一样，我们也不可能找到一个在性格、能力、气质等方面与自己完全相同的人。同样，每一个应试者都有自己的应试风格，即使不同的应试者看了相同的一本书，参加了一个相同的培训，他们的应试风格也仍将是不同的。但是，无论哪一种风格的应试者，在面试中，都要树立正确的态度，正所谓"成功者在品质与态度上都是相同的，失败者各有各的不足"。什么样的面试态度在医疗卫生事业单位招聘中会有好的效果呢？我们就此问题进行了归纳和总结，供大家参考和借鉴。

1. 充分自信

美国爱默生说：自信是成功的第一要诀。自信心是应试者叩开事业单位招录大门的最有效的工具，也是成就任何事业的必备条件。你有自信，不见得一定能成功，但缺乏自信，就很难成功，即使成功也是侥幸的。在一些选秀节目中，很多选手虽然其貌不扬，但是他们笑得自信、说得坚定、唱得执着，观众和专家们被他们感动了，被他们折服了，所以他们成功了。面试需要的就是这种自信，应试者在面试中就要保持充分的自信，不要怀疑自己的能力，要让各位考官相信你是最合适的人选。应试者在说话时要面带微笑，声音洪亮，态度自然，举止庄重，行为得体，步伐坚定，尽力做到最好，这些都是自信的表现，它能在很大程度上决定你的成败！

2. 展现真诚

前面我们谈了一些技巧礼仪等来"包装""修饰"应试者在面试考场上的形象。这似乎与真诚相矛盾，其实不然，不管应试者怎样"包装"自己，都是基于扬长避短，并没有虚假和欺骗在里面。如果应试者本来就性格坦诚、直率，那么完全可以抛开面试技巧，拒绝"包装"，以自己的真实面目出现在考场上。有时，应试者可因其真诚而脱颖而出给考官留下深刻的印象。真诚，首先要实事求是，以诚实的态度展示自己。诚实之外，应试者还要用自己率直的性格、真诚的情感流露，与考官进行情感交流。一次，一位考官问一位应试者为什么理论成绩平平，是否也赞同"及格万岁"。这位应试者平静地说："我自幼父母双亡，只有爷爷弟弟与我相依为伴。在党和政府以及众多好心人的帮助下，我才能长大成人。考上大学后，为了不再给所有关心我的人添麻烦，我坚持着各种社会实践，靠勤工俭学完成了自己的学业，这也花费了我很多的时间。成绩不好，是我最大的遗憾，我想如果我能有足够的时间来学习，我相信我的成绩一定会非常优秀。"这位应试者并未以自己的坎坷经历去谋取考官的同情，真正感动考官的是她身处逆境却不气馁、顽强奋斗的精神。她的自强不息和自信，在她真诚的话语中自然流露。不事雕琢、朴实无华的形象有时能起到任何交际技巧起不到的作用。

3. 不卑不亢

不卑不亢是人际交往的一条基本原则，它不仅表示友好的交际态度，还有着丰富的内涵，是一种胸有成竹的风格和进退自如的交际策略。面试中不卑不亢的态度对应试者尤为重要。首先应试者不管条件多优秀都应保持不高傲的态度。有的应试者自恃学历高或其他成绩骄人，在面试中表现的满不在乎，不遵从考场工作人员的安排，这种目空一切、恃才自居的处事风格不仅在面试考场上不被喜欢与接受，在任何交际场合都将处处碰壁。其次，应试者应做到不卑下，求职不是乞职，不是求人。尽管医疗卫生系统事业单位的人员招聘竞争非常激烈，但是不管怎样应试者和考官的地位是平等的。这种平等体现在"双方自愿、等价、互惠"的招聘、应聘原则上。应试者和报考单位是"双向选择"的，应试者不应只看到自己被选择的一面，也应该看到自己有选择单位的权利。

面试中的平等还体现在应试者与考官在人格上的平等，以及应试者自身心态上的平衡。正如德国有句谚语"站在山顶上的国王与站在山下的农夫，在彼此的眼里是一样大的"，应试者与考官也是如此。俗语云"礼下于人必有所求"，应试者为了面试的顺利进行，必须保持自己的谦虚和对考官的敬重，但是因为如此而放弃自己的人格尊严，百般讨好考官，则始终处于劣势。一位考官深有感触地说："表情言词上的卑微，比实力弱更糟。谁把卑微写在脸上，谁就注定要失败"。应试者还要将尊卑态度与自身的实力、地位分开处理，排除地位、实力对交际态度的消极干扰，地位低而不怜。

保持不卑不亢的姿态，有时候也不排除必要的"反击"。有位大学毕业生在面试时与考官发生了一番争论，回去后面试经验丰富的朋友说："一个很好的就业机会被你吵掉了"。但结果令"行家们"大跌眼镜，该应试者被录取了。原来争论是考官故意设置的，以考查应试者有无勇气表述自己的观点，以及应试者的辨别能力、表述能力等。面试考场上，请小心提防考官们设下的"陷阱"，也许考官提出一个错误观点，请应试者评论，如果应试者不能坚持原则，那就失策了。

4. 谦虚礼貌

面试中的礼貌体现于多方面，本书也在多处强调了这一点。作为一项非智力因素，礼貌会把应试者的尊重准确而直接地传达给考官，让他们在情感上得到满足，并将礼貌及时反馈给应试者。礼貌不仅是表面上的、形式上的，也是与其他方面相结合的、深层次的。如果应试者经常打断考官的话，或在考官说话时老想插入几句，或者"踊跃"地指出考官念错的字，那么即使应试者在礼仪上表现得再礼貌，也会让考官感到应试者对他人的不尊重。

5. 热情大方

应试者面试时主动积极，礼貌大方，热情地与考官们进行交流，会使自己易于被考官接受与喜欢。但应试者的热情要有度，开放自己的精神空间也要有度。在考场上，由于角色的关系，应试者必须注意和考官保持一定距离。如果应试者对考官过度热情，容易让人产生动机不纯或为人处世欠稳重的看法。有些应试者想与考官"见面熟"的急于求成的愿望是不切合实际的。正确的做法是既要主动接近考官，又要保持一定距离。

6. 言行谨慎

谨慎是苏联生理学家巴甫洛夫经常告诫青年科学工作者需要培养的一项重要工作态度。面试中尽管提倡应试者张扬个性，充分发挥，但也需要保持适当的谨慎。没听清、没听懂的问题完全可以请考官重复一遍，而不必急着回答。对自己不懂的或懂得很少的问题，千万不要不懂装懂，信口开河。这里有一段面试考场上的回答：

考官："你是学中医护理学专业的？"

应试者："是，除了学中医护理学专业，我还自学英语，达到了较高水平，我的口语比较不错。"

考官（上身前倾，很感兴趣）："唔？挺不错的，您可不可以用英语谈一下外语在临床工作中的用途？"

应试者："这个……这个嘛……"

从这段对话中我们不难看出，应试者不谨慎的言行会自断退路，让自己下不了台。

另外，考官提出的一些问题可能略显刁钻，或者似是而非；有的问题背后隐藏着考官对应试者品行的考查等。这都需要应试者保持冷静，深入思考后，再谨慎作答。

二、锻炼活跃的思维

应试者如何才能在面试中使自己的思维水平临场发挥得更为出色，比其他竞争对手高出一筹呢？关键是要注意以下几个方面。

1. 保持思维的明晰性

首先，要明确出题者的意图。当考官发问时，注意力应高度集中，摒弃各种杂念，听清题意。同时，反应要灵敏，注意揣摩出题者的真实用意，这样才能使自己答题时思维的指向不至于发生偏差。其次，要理顺答题思路。有的应试者面对试题不知如何下手。其实，只要理顺了答题思路，问题就不难回答了。尽量从多方面展开思维，从多角度回答问题，以做到重点突出，详略得当，层次分明。最后还要紧扣中心意旨，提出真知灼见。不能东拉西扯，思维紊乱，不得要领。在后面的答题技巧部分，还要对答题思路作详细的阐述。

2. 讲究思维的发散性

要拓宽思路，走出思维定式，破除思维的局限性和封闭性，善于从面试试题所提供的材料中引申和发掘，由此及彼地展开联想，由表及里地进行剖析。

① 在时空上由此及彼。既可以由远及近，也可以由近及远。现实问题要寻找历史渊源，共性问题可联系自身的实际，这样延伸和拓展答题的思路，能把问题论述的更加全面清楚。比如，在回答"怎样才能切实做到讲正气"时，既可结合古人有关气节方面的论述及其范例，也可以联系实际谈自己的亲身体会。

② 在层次上由表及里。对一些问题要透过现象，挖掘本质，揭示事物内部的因果关系，这样，作答就会深刻而准确。切不可浮在表面上，就事论事。比如，在回答"希尔顿酒店的老板每到一处他的酒店，所做的演讲主题总是一个，那就是：今天，你微笑了吗？请谈谈你的理解"时，不能仅限于谈"微笑"，应该从"微笑"引申到如何与同事、朋友、患者建立良好的人际关系和恰当的沟通，并结合自己的工作谈谈如何为患者提供优质医疗服务等。

③ 在范围上由点及面。既要善于做到具体剖析（点）与概括论述（面）相结合，兼备广度和深度；又要注意从特殊性（点）中得出普遍性（面）的规律。比如，"有人说钱的多少决定生活质量的高低，你怎么看？"这句话有一定的道理，但也不完全对。可以谈谈钱对我们生活质量的影响，钱的重要性，对于失学儿童和患者尤为重要，甚至可以改变他

们的人生。但钱也不是万能的，有很多东西也不是钱可以买来的，比如说，当一个人失去了健康、自由、信念的时候，有再多的钱也不快乐。生活质量的高低是由很多因素共同来决定的。

④ 在性质上有正及反。对一些现象既可以从正面肯定，又可以从反面驳斥，这样就更有说服力。仍以"怎样才能切实做到讲正气"问题为例，既要从正面阐述讲正气的必要性，又要从反面来说明不讲正气的危害性。

3. 重视思维的辩证性

首先，要突破直线型的思维模式，多角度地透视题意，善于从矛盾中寻求统一，避免陷入非此即彼的思维陷阱中。譬如，有这样一道面试题："在当今社会，作为一名优秀人才，你认为能力和人品哪个最重要？为什么？"对此类题，回答时就不能简单地在两者之间做出选择和判断。先要对题目进行明智地分析，最好不要轻易下结论什么最重要，能力和人品都是优秀人才的基础条件，是基本要素，缺一不可。如果只是人品最重要，没有能力，谈何人才？每一个人都应该有良好的人品，无论是摆地摊的还是教授都应该有好的人品，先做人，后做事。其次，具体情况需要具体分析，多侧面、灵活分析和假设可能发生的各种情况，不要把话说死。

4. 注意思维的缜密性

面试不少题目的答案并不具备唯一性，此时，关键是在答题中有理有据，让人心服，切忌前后矛盾，更不能逻辑混乱。列举的材料要能证明自己的观点，而不能离题万里；材料、观点和话题要一致，言之有理，持之有据；观点、看法和理由依据之间有必然的逻辑联系，语句流畅。切忌观点混乱，含糊其词，吞吞吐吐，模棱两可，以偏概全，转移话题。

5. 力求思维的形象性

有些题目，诸如"你认为自己最突出的优点是什么？"等问题，看似简单，但要答好实则不易，应试者要想比其他竞争对手的思维更为周密，就应善于化抽象为具体。不难想象，在你回答"你最突出的优点"时，如果你的答案只有"勤奋敬业""能够团结协作""工作非常努力"等干巴巴的几句话，是很难得到高分的。在回答这类问题时，应采取举例的方法来充实话题，就能够有效地避免空发议论。一位面试成绩优秀的应试者是这样概括自己突出优点的。

第一，组织协调能力较强。在校期间担任学生会干部，班级团委书记，实习期间担任所在医院实习队长，处理过一些复杂的问题，让我得到了很好的锻炼。

第二，热爱学习。每年都获得学校奖学金，在学习期间，共发表过省级以上论文五篇。

第三，技能操作水平较高。在校期间，曾获得技能操作大赛第一名。

像这样善于展开问题的答案，内容饱满、骨肉兼备，自然就能得高分。

三、展示足够的自信

对事情缺乏自信心的人，通常是不够优秀，也很难有所作为。单位招聘人员时都会对应试者的自信心做出评价，而这种评价又直接影响录取结果。因此，应试者要想获得面试成功，就必须充分展现足够的自信。

1. 行为语言判断

一位著名的人才评论专家曾专门撰写强调了考查应试者自信心的重要性，并指出，面试中对自信心的判断靠行为语言，而不是靠回答问题的内容。判断的依据主要有以下几个方面。

① 目光。应试者的目光不敢正视主考官的眼睛或一触即躲开，或盯着某一固定地方，这是内心胆怯的表现。

② 手势。如果应试者在面试过程中，一直无意识地抓住什么东西（比如衣角），或者手

扭在一起，这可能是因恐惧所造成的。

③ 姿势。如果应试者的姿势不自然，比如，双肩耸立、身体前倾、双臂交叉在胸前等，属于保护自己的习惯动作，是不自信的表现。

④ 语言表达。不自信的人在语言表达方面的显著特点是声音低弱，语调犹豫、平淡、情绪化，并且显示出一种时刻关注主考官的感觉等。

⑤ 语言内容。不自信的应试者会盲目赞同主考官的观点，不能坚持自己的观点，缺乏主见。当主考官进行有意识的引导时，他便会跟着考官的观点走等。

2. 非语言行为判断

考官对应试者的非语言行为的观察和分析，主要包括两个方面的内容。

① 面部表情。在面试过程中，应试者的面部表情会有许多变换。主考官借助于对应试者面部表情的观察与分析，可以判断出应试者的情绪、态度、自信心、反应力、思维的敏捷性、性格特征、人际交往能力、诚实性等素质特征。

② 身体动作。在面试过程中，人的身体、四肢的运动在信息交流过程中也起着重要作用。非语言交流的躯体表现包括手势和身体姿势。按照某些行为科学研究者的看法，手势具有说明、强调、解释或者指出某一问题、插入谈话等作用，是很难与口头的语言表达分开的。手势在人际交往中，往往是经过推敲而运用的。手势的运用是与身体姿势相互关联的，借助手势与身体姿势，人们可以表达惊奇、苦恼、愤怒、焦虑、快乐、自信、灰心、绝望等各种内在心理活动。

3. 典型行为表现

在面试过程中，不同心理素质的应试者，其身体动作的表现形式是不同的。因此，在面试中考官通过观察应试者身体动作的改变可以得到从言语交流中得不到的信息。为了区分应试者水平的优劣高下，考官也越来越重视对非语言行为的观察、分析和判断。下面列举自信、粗鲁、屈从这几种行为在语言和非语言方面的表现。

① 自信的行为。自信的行为表现为：当表达自己的观点、要求、见解时，确信他人也拥有表达和建议的同等权利。自信的人对出现的问题采取适当的态度，对他人充满信任等。自信的行为可以通过以下一些语言和非语言的方式表达出来：

"我相信……"

"我是这样认为的……"

"我打算……"

"对解决这个问题，看看我们还能做些什么？……"

作为自信的行为模式，可以从一些特殊的非语言形式中识别出来。一般来说，自信的行为通常表现为语气坚定、音量适中，口齿清楚、语言流畅，目光稳定温和，面部表情坦诚，身体自然放松而有控制力。

② 粗鲁的行为。粗鲁的行为可通过下述方式表现出来：很少或根本不关心别人的观点、要求或感受；在表达自己的观点时，经常反驳别人的观点和主张。粗鲁的行为包括采用讽刺的语言，采取恩赐别人的态度，对出现的问题或失误采取责怪别人的态度，甚至对别人带有敌意或进行人身攻击，如：

"你干还是不干？"

"那是傻子才干的事！"

"你凭什么不相信？"

"都是你的错，与我无关！"

粗鲁的行为还可以通过非语言行为表现出来。例如，讲话的声音高而刺耳，采用讽刺的语调，语言急促，时常有挑衅性。他们通常有一种别人不敢对视的目光，手势激烈，指指点点，甚至拍桌子、摔东西等。

③ 屈从的行为。屈从行为的产生，主要是由于想得到他人的认同，避免伤害他人的感情或扰乱他人的心绪。他们不能坚持自己的观点，在表达他们的观点、见解时，通常用一种很谨慎、很胆怯的方式。采取屈从方式的人，在工作中通常让人牵着走，让他人居功于自己完成的工作。他们或许对此非常不满，但是他们太软弱，常常苟且偷安，忍气吞声。屈从的行为可以通过语言和非语言的方式表现出来，如：

"对不起，我占用了您宝贵的时间，但是……"

"如果我们……您是否会反对？"

"这只是我的观点，但是……"

"行，如果您那样认为……"

屈从的行为非语言的典型表现为犹豫，经常以一种非常低的声音说话，或者不敢正视那些正在谈论的人的眼睛，做神经质的动作；或者扭着双手、耸起双肩，有时他们不论站着或坐着，总是把双臂交叉在胸前，表现出一种保护自己的姿态。

第二节 审题技巧

面试的主要内容就是"问"和"答"。在面试中，考官往往千方百计地"设卡"，以提高考试的难度，选拔真正所需要的人才。要想在考试中轻松自如地应对这种局面，回答问题时能把握主题，回答得当，就一定要学会审题。审题就是通过"审视"确定你对此题的理解及思考方向。只有掌握审题要领，才能对从不同角度、以不同形式提出的问题进行正确解答。

一、确认考点

在面试中，有的问题难度较大，有些应试者在短时间内没有真正理解题的含义；还有的应试者由于过度紧张，没有听清楚完整的面试题目。如果出现了这种情况，应试者首先要记住，不要胡乱猜测题意，开口千言，离题万里，最终导致面试失败。没有理解题义时，应再读一遍面试题目，重新思考一下，弄清问题大意再作回答，也就是必须先搞清楚面试题是"问什么"，也就是要找准"题眼"，即问题的症结和实质、核心，也就是"考点"。应试者未听清试题时，应使用委婉的语气请教考官自己感到不明确的部分，有礼貌的请考官重述一遍。在面试中，应试者一定要注意力集中听考官所提问的问题，把握面试题的考点。

二、审题步骤

① 先审设问，准确把握设问方向。医疗卫生系统事业单位招录员工面试考试中，面试题目的设计很灵活，设问又往往是多层次的，因此回答好题目的关键在于把握设问的指向。面试试题中，关键词往往起决定性作用。因为关键词的指向不仅规定了"答什么"，而且规定了"怎么答"。"答什么"是指根据设问的指向找准材料的结合点；"怎么答"是根据设问的指向找准答题的切入点。在这里，生活常识和专业就是关键词，它限定了答题的角度。"分析说明"就是"怎么答"，而不是答"为什么""怎么办""有什么意义"这类题型，从而与其他设问区别开。可见，设问的指向既是连接题中材料与教材的桥梁，又是联系题目与答案的纽带，在答题中具有举足轻重的作用。

② 审所给事例，准确把握材料核心。医疗卫生机构招录员工面试考核中所给出的事例，基本都是现实生活中的热点问题。其特点是源于教材，高于教材，活于现实。但万变不离其宗，题在书外、理在书中，预料之外、情理之中。应试者应注意把设问与课本所学有机结合，从事例中"折射"出理论依据，准确把握好题意，对热点问题的本质、意义、影响、相

关政策做大致了解，找到热点问题所反映的教材知识。更要在审题的过程中加强对事例的理解，并学会从中提炼信息、概括观点、回归教材，从而形成一定的理论观点。

③ 审层次，准确把握结合点。在审设问的基础上，明确答题指向，通过思考事例，明确设问与教材的结合。但教材中与背景事例相关的知识点较多，该答哪一部分、不该答哪一部分，就需要正确分析设问，进一步对设问的内容由小到大、层层筛选，来判断事例所侧重的是哪一部分知识或原理，从中概括出中心观点。准确切入教材，找到与教材的最佳结合点，然后用演绎法去看所举事例是如何体现这些观点的。如果题目不直接指出观点，须先归纳出问题中的观点，然后用演绎法去看本题是如何体现这一观点的。在审层次的过程中，还要善于挖掘例题中的隐性观点，即要注意从宏观上来把握其所反映的综合知识，只有这样才能做到理论联系现实。

第三节　答题技巧

答题时的思路和审题的思路差不多。审题在"思考问题"上下工夫，答题是在"组织答案"上下工夫。

一、答题思路

什么是思路？广义地说，思路就是人们思考某一问题时思维活动进展的线路或轨迹，是组织文章结构的重要手段。答题思路就是从一个不变的规则中，延伸出来的一个思考应对系统。有了它就可以更好地做到"以不变应万变"，不变的是规则，万变的是环境。有了一个相对完整的思路，面对考试，就可以做到"兵来将挡、水来土掩"。任何类型的面试题目都可以从"是什么、为什么、怎么看、怎么办"这四方面来思考，按照以上四步去分析和处理，就能全面透彻地将问题说清楚，从而赢得高分。

在医疗卫生系统事业单位招聘工作人员面试考核中，侧重于是考查应试者的综合分析能力和组织协调能力。无论题目再怎么变化，实际上只有两道题：第一个是"怎么看"，第二个是"怎么办"。考查综合分析能力的题主要就是让你"怎么看"，考查组织协调能力的题主要就是让你"怎么办"。拿到题后要先确定是"怎么办"还是"怎么看"，这点是根本，处理问题必须要抓住真正不变的根本，这也是所有思路的立足点。"怎么看"跟"怎么办"，这两个问题的思路大同小异，只是侧重不同，"怎么看"侧重对事物的理解和把握，"怎么办"侧重应对的方式。

1. 怎么看——看法

"看法"是侧重对事物的理解，需要辩证地看问题。比如医患关系的基本元素：医生、患者、医院，基本元素剖出来之后，剩下的就看各人的能力和看法了，另外我们在看问题的时候一定要有深度，要透过现象看问题的实质，再与我们的日常工作建立联系。不要只看表面现象、就表面现象侃侃而谈。

2. 怎么办——办法

"办法"是针对"看法"中发现的问题，所开的药方，这时候需要分清楚什么是病因，什么是诱因，病因是自身问题，诱因是环境问题，因为本身存在病因，所以会被环境诱发而生病。解决方式要从病因和诱因两方面来回答，当问题出现的时候，各个基本元素都会有问题。"办法"跟"看法"一样，需要对每个基本元素逐一分析，进而找到解题思路，在此基础上添加个人实实在在的想法，可以体现个人能力跟个性特点。

有的面试题既是综合分析题也是组织协调能力题，既让你阐述"看法"，也让你说出"办法"。举例：同事之间既存在竞争也存在合作，你如何理解这种情况，你打算怎样处理？对于此类题，首先要作出"该说法、观点是错误，还是正确"的定性判断。这是辨析题答案的一个层次，也是规定的答题要求，然后再进一步展开"怎么办"的论述。

二、答题原则

结构化面试是医疗卫生系统事业单位招聘工作人员最常用的面试考核方式。结构化面试中如何把握要领、运用技巧、获得高分，也是面试考核中的关键。我们经过研究总结了以下八个原则。

1. 实事求是

是指应试者在回答考官提问时要从本人的实际情况出发，不夸大，不缩小，正确对待和处理考官的发问。好的回答会对问题答案有适度的拔高，但拔高不代表无节制的夸大和弄虚作假，对答案适当的、有理有据的发挥是非常必要的。需要强调的是，发挥要有度，要有依据，不要把自己没有经历过的事情、不太了解的内容说得天花乱坠。但是有的问题必须要有一说一，比如专业性很强的问题，如果确实不知道答案，要坦率地承认，向考官表示歉意，向考官表明自己会加强这方面的学习。如果你夸夸其谈，华而不实，一味地卖弄口才，只会弄巧成拙。

2. 随机应变

是指随着情况的变化掌握时机，具有灵活应付的多变能力。一般来说，结构化面试中的题目大多是固定的，但是应记住一点：几乎所有的问题都可能被主考官深化和挖掘。遇到超乎自己想象的或者带有"陷阱"的问题时，不要慌乱，依照临场感受灵活处理。其实考生也完全可以主动出击，化被动为主动，将话题的重点转移到自己精通的知识面上，以及所从事的岗位和自己的工作态度上，以显得自己谈吐清楚、头脑灵活、反应敏捷。

3. 逻辑严密

在面试中，没有哪种答法是标准答案，只要表述的观点正确，言之有理，论证得当，都是值得肯定的。但表述的观点一定要组织严密且有层次性，忌胡言乱语，随意编造。比如说考官问求职者："你为什么离开原来的医院？"应试者回答："我感到在这个医院没有前途。"考官反问："你原来医院很不错，近几年群众满意度也很高，你为什么会感到没有前途呢？你认为怎样才算有前途？"应试者就不好回答了。这就是应试者没有意识到他的回答随着问题的不断深入将难以成立，无法"自圆其说"。

4. 加深理论

泛泛而谈或单调呆板都显示出应试者知识的欠缺和理论功底的薄弱。在面试答辩中适当引用党的方针、政策，国家法律法规，名人名言，俗话谚语，具体事例和数据都会为应试者表述的观点增色，使论点铿锵有力。

5. 推陈出新

面试没有标准答案，但如果自己的答案跟其他应试者的答案千篇一律，不仅不能突出你的个性和特点，而且也会让考官不胜其烦，形成听觉疲劳。如果你推陈出新，别出心裁，有独特的见解与创意，会让考官眼前一亮。

6. 辩证分析

思路要开阔，看问题不能只看一个方面或者一个点，要运用辩证的思维从不同的角度来看待问题和组织答案，做到客观、公正、公平、高瞻远瞩。避免偏激和强词夺理，使自己陷入自相矛盾的境地。

7. 避免诡辩

答辩的最终结果并不是为了决一胜负，而是通过答辩的过程向考官展示应试者个人的才华和魅力。一味地诡辩，只会让考官认为你缺乏大度的胸襟，过分骄傲而招致其反感。相反，即使承认自己不知道，反而证明自己虚怀若谷，实事求是，有进一步加强学习和上进的强烈要求。

8. 态度温和

在面试交谈过程中要做到彬彬有礼，不卑不亢，控制情绪，使考官感受到你的含蓄和睿智。即使在连番追问的情况下，也能保持一份自信、从容和淡定，可以为自己的形象加分。对考官提出的疑难问题应表示感谢，感谢他给予你的表现机会。

以上是应试者在面试答辩中应该遵循的八个原则。但一切面试答辩的成功都有赖于应试者平时的练习和知识的积累。扎实的理论基础以及睿智灵活的处事能力才是应试者面试成功的"基石"。

第四节 语言技巧

在医患关系日趋紧张的今天，对医务工作者的语言表达能力以及人际沟通能力的重视均上升到了前所未有的高度，也成为应试者面试是否成功的关键。能否在面试答辩中的"说得好，说的溜"，得到考官的赏识，把握语言技巧尤为重要。良好的语言技巧需要将语言表达、倾听技巧、提问方式三个方面有机结合，使面试顺利进行，有效避免面试中长时间沉默的尴尬局面。

一、语言表达技巧

语言理解与表达能力是对医疗类应试者能力考核的重要组成部分，也是面试的重要测评要素之一。在面试中，应试者良好的语言表达技巧不仅可以推动面试的顺利进行，反映出应试者的知识水平和个人修养，同时也利于应试者与考官之间的交流，使考官能够更全面地了解应试者的能力和素质，从而帮助应试者取的好成绩。

1. 表达自身观点的技巧

面试中一项常规且重要的测评项目，是应试者能否就某一问题发表合理的、有建设性的意见。为了争取考官的认可，应试者除了具备真才实学，能够发表真知灼见之外，也要掌握表达自己观点的艺术，使考官易于理解和接受自己的观点。

① "密切关注"考官。要注意倾听考官的提问，抓住提问要点，同时合理组织自己的语言。考官未说完，绝不能打断，静待考官说完后再从容不迫地发言。发言时，一定要密切观察考官的反应，考官未听清楚时要及时重复，考官表示困惑时要加以解释或补充说明。如果考官流露出不耐烦的情绪，则要尽快结束话题，而不要等到被打断。

② 提出观点与意见处理。当问题不易引起争论时，可直接坦率地提出自己的观点。当自己的观点不易被接受时，可以使用"层层递推法"和"反证法"。"层层递推法"是指先从考官易接受的但离应试者的真实主题较远的观点谈起，逐步接近应试者的真实观点；"反证法"则是只用"相反"的方法提出观点，然后逐步去证明这种观点是错误的，最终阐明应试者真正的观点。当考官明确提出相反的意见时，要虚心接受并真诚请教；若要坚持自己的观点，也要记住不要明确否定考官的意见，同时尊重考官的意见。

2. 加强语言的逻辑性

应试者的发言需简洁、精炼，谈吐流利、清楚，以中心内容为线索，展开发挥。为了突出中心论点，应试者可采用"结构化"语言：回答问题时，开宗明义，先做结论，然后再做叙述和论证，条理清晰的展开主要内容，但要避免议论冗长。

① 避免表达含糊和出现歧义。避免使用含糊的词语或句式，如"可能""也许""如果必须做出结论的话……"等。杜绝使用歧义词语，以免造成考官的误会。

② 指代清楚。口语表达不同于书面表达，口语速度快，没有文字记录，考官难以分清指代关系，尤其是"他""她""它"在口语中是无法分清的。因此，为了避免指代不清造成的误解，应试者在面试作答时，应尽量少用人称代词，尽量使用姓名。

③ 不要随意省略主语。日常交往中谈话者经常省略主语，但在面试考场上应使用较正式

的口语，即使双方都能理解，也最好不要随意省略主语，尤其是对考官的称呼不能随意省略。如应试者询问"我的观点对吗？"，就不如"某老师，您认为我的观点对不对？"的表达好。

④ 情节叙述需提供确切信息。有些应试者回答问题，不紧扣中心，泛泛而谈。例如，被问到对过去的某个过失怎样认识时，应试者回答："有一次我做错了一件事情，我觉得……"这样的回答由于未提供足够的信息，是没有意义的。

⑤ 巧用关联词和小结。应试者可以适当使用一些连接词、关联词，来加强语句之间的联系以及突出层次关系，增强谈话的逻辑结构。对于一些时间、空间、逻辑结构不明显的叙述或较长的一段话，应试者可以在结尾言简意赅地做一个小结，给考官以清晰、完整的印象。

3. 解释的技巧

在面试中，解释是常用的表达方式。解释的目的是将考官不明白或不了解的事实和观点说清楚，或是阐释某件事情的前因后果，或是将考官的误解及时澄清。

① 端正解释态度。应试者在解释时，不能因为考官要求解释的问题太简单而表现出不耐烦或自傲的态度。考官要求应试者解释某一问题，并不是没有听清楚或者不明白应试者的意思，而是考查应试者的表达能力。应试者也不能因被误解或怀疑需要解释而感到委屈或不满。在解释时，态度要真诚，用富有情感的语言来说明问题。

② 有理有据，实事求是。解释其实就是阐明应试者的观点和论据。在确凿的证据和一定逻辑推理的支持下，考官会很容易接受应试者的解释。解释时，若真实情况难以直言，不要寻找借口和强词夺理，更不能巧言令色，凭空编造。应试者若有不便直说的或不愿意在考场表露的，可以如实地向考官说明并请求他们的谅解。

③ 巧用间接解释。间接解释即从第三者的角度去解释，包括自己的原单位领导、大学老师、奖状证书等书面材料以及媒体咨询等。用第三者的身份进行解释可以增强解释的客观性和说服力。

④ 适时收尾。当解释实在难以奏效时，应试者不必着急，如果考官已经做出了某种判断，应试者往往很难改变他的观点，这时转移话题是最好的解决办法。而应试者若抓住这个问题不放，则可能将应试者与考官的关系弄僵。

⑤ 勇于承担责任。当应试者被要求解释自己在过去工作中的失误或某些不足时，不能仅仅说明事情的经过而回避自己的责任。要想通过自己的解释获得考官的信任和谅解，应试者最好勇于承担责任。在自己承担责任时，要就事论事，将责任严格限定于所解释的事情上，不要随意扩大。有的应试者误以为自己承担的责任越大，就表明自己的态度越诚恳，这种误解后果会很严重。有的问题只需承认自己失误或不懂，不必做过多解释。

4. 面试中说话的"禁忌"

① 自己和自己抢话也不让别人插话。有些应试者一句话刚说完马上又抢着说下一句话，并在话题链接的位置插入无意义的"所以……""而……"等连接词语，让语言"水泄不通"，难以让考官插话以做出适当的回应。例如某应试者这样说："我要说的事就是这些……所以……换句话说……"

② 语言代办或重复啰唆。如果应试者回答每一个问题都像小学生解问答题一样："因为……所以……"那么即使内容非常精彩，也会令考官乏味。应试者应尽可能地变换句式，使用同义词或近义词等。例如"因为"就可以在不同的地方换用成"因此""由于""由于这个原因""之所以……是因为……"等。另一方面，当应试者说话时反复重复某一句话或经常补充前面的话时，也会令考官厌烦。

③ 确定性的两个极端。语义的确定性要适时而定。有些应试者形成一种语言习惯，经常使用绝对肯定或很不确定的词语。例如一些应试者总是说"肯定是""绝对是""当然了"等；另一些应试者却把"也许""可能""大概""差不多""还可以吧"等挂在嘴边。这两种情况都应该避免。

④ 随意扩大指代范围。有的应试者经常使用"众所周知……""正如每一个人了解的那样……"等话语，这些表达易造成考官的逆反心理："我就不知道……"

⑤ 爱用口头禅和伴随性动作。一个人的"言语形象"可能带着一些"斑痕"，如反复使用的口头禅"那个""然后""呃"等，以及诸如扬眉、歪嘴角、搔头皮、抹鼻子的伴随动作。这些行为都会给考官留下不良印象，应试者最好能在平时的说话和生活中多加注意，避免在考场出现不雅的口头禅和小动作。

5. 注意"我"字的使用

为了向考官推荐自己，应试者往往急于作以下的陈述："我"毕业于某某院校，"我"适合这份工作，"我"富有工作经验等。但在考试中应试者应尽量减少"我"字的使用。可以用较有弹性的"我觉得""我想"来代替强调意味很浓的"我认为""我建议"等词语，以起到缓冲作用。同时，应试者可以对"我"做一些修饰和限定，如"我的拙见""我个人的看法"等，给人谦虚谨慎的印象，赢得考官的好感。应试者在面试时，在符合语法的情况下可以省略主语"我"，如将"我认为这是一次成功的运作"省略主语，变为"这是一次成功的运作"。应尽量变单数的"我"为复数的"我们"，但当"我们"出现过多时，应使用"我们"的替代语，如"大家"等，以转移"我们"的语义堆积作用。

二、倾听技巧

1. 倾听的必要性

面试过程中，"倾听"对于考官和应试者都十分重要，双方都想力图把握对方的真实意图，获取尽可能多的信息。应试者处于被测试的地位，要时刻注意考官的思维变化、谈话内容的要点、主体的转变，以及语音、语气、语调、节奏的变化，以进行准确的分析判断，然后才能采取合理有效的应对措施。因此"听"清楚考官的每句话是最基础、最根本的前提。面试中的"听"不是听听就算了，而是能够站在对方的立场上去"听"。倾听的要点是先不要有任何成见或决定，而要密切注意谈话者所要表达的内容及其情绪，这样才能使人畅所欲言，无所顾忌。而后听到的人才能得到比较真实而完整的信息，以作为判断和行动的依据。

2. 有效的倾听技巧

① 耐心。即使对一个知之甚多的普通话题，出于尊重，应试者也不能心不在焉。面试的目的在于让考官了解、信任、接受应试者，而不是相互比较高下，所以要尽量让考官把话说完，不要随意打断。应试者如果确实需要插话，应先征得考官同意，这样可以避免误解。

② 专心。应试者应全神贯注，始终保持饱满的精神状态，专心致志地注视考官，以表明对他的谈话感兴趣。在与考官交流的过程中要不时地表示听懂了或赞同。如果一时没有听懂考官的话或存疑问，则不妨提出一些富有启发性或针对性的问题。这样不但可以帮助应试者全面了解问题，明确问题思路，而且考官会觉得应试者听得很专心，对他的话很重视，从而会直接提高对应试者的评分。

③ 细心。细心指的是要具备足够的敏感性，善于从考官的话语中发现其表达不完全的意思。同时了解考官对应试者的回答是否真正理解和认同，对应试者所谈的内容是否感兴趣，以此作为调整谈话的依据。

正确有效的倾听，应注意达到以下要求。

• 不仅要听对方所说的事实内容，更要留意谈话者所表达的情绪，并加以捕捉。

• 必要时，将考官所说的关键内容予以重述，以表示应试者在注意听，也希望考官能继续说下去。

• 应试者遇到确实想多知道的一些细节的问题时，不妨重复要点，请考官作进一步的解释。如果应试者持有反对考官的观点，应暂时予以保留。因为这样可能造成考官对应试者的误解和排斥，所以，应试者应找适当时机礼貌地予以解释或澄清。

· 在谈话期间，避免直接质疑或反驳，要让考官畅所欲言以获知考官的真实想法。即使有问题，也要稍后再来查证。

· 注意找出信息的关键部分，关注中心问题，不要使自己的思维迷乱。

· 要始终表现出对考官的尊重与信任，这是一条根本法则。对考官表现出尊重，是面试获取成功的必要条件，否则，即使应试者才高八斗，学富五车，恐怕也无济于事。对考官表现出信任，考官才能相信应试者的话，这是人际关系中的互动原理，任何单方面的要求都将遭到心理上的排斥。

· 记录重要的谈话内容。

· 即使考官所讲的内容无关紧要或者出现错误，应试者仍要耐心地倾听。虽然不必表示对考官的赞同，但应当注意考官的非言语信息，以点头或应声之类的举动，表明自己在认真听考官讲话。注意，倾听只针对信息，而不针对传递信息的人，不要受到周围环境中让人感觉不舒服因素的影响。

三、提问技巧

1. 掌握提问技巧的必要性

面试中，应试者的提问包括向考官提问，以及在小组面试中对其他应试者的提问。面试过程是考官与应试者双向交流的过程，一般主要是考官提问，应试者回答。应试者除非感觉确有需要，否则尽量少提问或不提问，特别是不要提那些特别简单、特别复杂或十分敏感的问题，因为大多数考官不习惯回答应试者的问题。这是基本原则，一般情况下都要遵循。当然，这并不是说应试者绝不能提问，礼貌得体的提问，往往能活跃面试气氛，激发考官的兴趣，展示应试者的热情、自信和才华，起到锦上添花的作用。

2. 禁忌提问方式

① 确认式提问。确认式提问如"听明白了吗""这样可以吗"。尽管这类语言能够表达出提问者对自己所发出的信息是否被理解和接受的期待，鼓励信息接收方继续与之交流，但类似的问题提出太多次会适得其反，表现出对考官的不尊重和不信任。

② 开放式提问。开放式提问以"如何""什么""为什么""哪个"形式开头，目的是获取信息，鼓励回答，避免被动。但在面试中应试者应避免该类问题。例如，"这件事您怎么看？"只有在自己坦诚不知道的情况下，方可向主考官这样提问，以示虚心求教。

③ 模糊式提问。有些应试者追求提问方式的婉转，本来是一个好问题，但由于掌握不好分寸，变成了兜圈子、捉迷藏，考官一时摸不着头脑，产生烦躁情绪。问题含糊不清将得不到期望的信息，因为回答者只能凭着对问题的猜测来回答，因而答案大多也是模糊的。提问题时应使用大家都能容易理解的语言，避免使用难以理解的专业术语或行话。要牢记：如果要得到清楚的回答，提问也必须清楚和明确。

④ 连串式提问。不要一连问主考官好几个问题，例如，"考官，我想问您几个问题：一……二……三……四……"，这种连串式提问往往叫人应接不暇、疲于应对，容易引起考官的厌烦情绪。

⑤ 压迫式提问。压迫式提问的分寸很难把握，稍一疏忽就可能给考官造成不良印象，以为应试者有意挑衅，对他不尊重、不信任。应试者不可存心挑剔考官的毛病，也不要加以指正。例如，"主任，您刚才不还说……现在怎么又说……"这类提问往往使人下不来台，造成尴尬局面，应当极力避免。

⑥ 重复式提问。重复式提问是指重复信息以检验考官的真正意图，检验得到的信息是否正确。目的是让考官知道应试者收到了信息并非常重视。例如，"您是说……""如果我理解正确的话，您说的是……"但重复提问也会让考官不耐烦，应合理使用。

⑦ 引诱式提问。引诱式提问看起来很平常，但对回答者具有欺骗性。这种方式是建立

在一种对他人不信任的基础上的。有的应试者自作聪明，为了急于让考官认同自己的某个观点，故意设置一个圈套，使考官钻进去，最后不得不承认应试者是正确的。使用这种提问方式的危险在于会产生事与愿违的结果。考官一旦发现自己上当，将对应试者产生反感，而不是对他的"机智"产生钦佩之情。因此，从面试一开始，应试者就应采取以诚待人的方式。要获得面试成功，不是仅仅获得考官形式上的认可就能实现，关键还是要打动考官的内心。

⑧ 假设式提问。假设式提问常被应试者用于探索考官的态度或观点，目的是希望对方从不同角度思考问题。例如，"如果您是我的话，您会怎样处理这个问题"。必须在交谈气氛非常融洽和谐的情况下，才能做出这种假设式提问，否则应尽量避免。

⑨ 清单式提问。清单式提问是指呈现出具有选择性、可能性或抉择性的问题，目的是获取信息，探询考官想要得到的答案。但这种提问也有风险，如果应试者列举的一大串答案还没有一个让人满意的，考官就容易怀疑应试者的思维和能力。例如，"在您看来贵院管理上存在什么问题？制度不健全、有令不行、有禁不止或是别的什么问题？"

四、回答问题的技巧

① 把握重点，简捷明了，条理清楚，有理有据。一般情况下回答问题要结论在先，议论在后，先将自己的中心意思表达清晰，然后再做叙述和论证。否则，长篇大论，会让人不得要领。

② 讲清原委，避免抽象。考官提问是想了解一些应试者的具体情况，切不可简单地仅以"是"和"否"作答。应针对所提问题的不同，有的需要解释原因，有的需要说明程度。不讲原委，过于抽象的回答，往往不会给考官留下具体的印象。

③ 确认提问内容，切忌答非所问。面试中，如果对考官提出的问题，一时不理解以致不知从何答起，可先将问题复述一遍，并谈自己对这一问题的理解，请教对方以确认内容。只有确认问题后，才能做到有的放矢，不至于答非所问。

④ 有个人见解和特色。考官面试时接待应试者若干名，相同的问题问若干遍，类似的回答也要听若干遍。因此，考官会有乏味、枯燥之感，此时只有具有独到的个人见解和个人特色的回答，才会引起对方的兴趣和注意。

⑤ 知之为知之，不知为不知。面试遇到自己不知、不懂、不会的问题时，回避闪烁，默不作声，牵强附会，不懂装懂的做法均不足取，诚恳坦率地承认自己的不足之处，反倒会赢得主试者的信任和好感。

第五节　应对技巧

面试道路从来不会一帆风顺，而是处处荆棘遍布，危机丛生。对应试者来说，面对可能出现的危机，除了事先做好充分的准备，保持一颗平常心也十分重要。保持平常心的前提是对面试中可能出现的危机了然于胸，对化解危机的方法胸有成竹。以下是对面试中可能出现的危机及其化解方法的分析和总结。

一、面试中尴尬局面的化解

人与人交往时总会碰到困难或尴尬的情况，尤其是在面试这种重要又紧张的场合，这类情况更容易出现。应试者若不能镇静自如、沉着应对，往往影响自己整个面试表现，甚至前功尽弃。所以，预先了解面试过程中可能出现的几种尴尬局面，准备好应对策略，可以增强自信心。

1. 口误

人在紧张的场合最容易因无法深思熟虑而讲错话。例如，明面申请的甲单位的职位，却误说成是乙单位，或在称呼主考官时把他们的姓氏、职务等张冠李戴。经验不足的应试者碰到这种情况，往往懊悔万分，心慌意乱，越发紧张，接下去的表现就更为糟糕。还有些应试者发觉自己说错话后会停下来，默不作声或伸舌头，这些都是不稳重的表现。明智的应对方法是保持镇静，假如说错的内容无碍大局，也没有得罪人，可以若无其事，专心继续答题，切不可耿耿于怀。用人单位不会因为一个小瑕疵而放过合适的人才，而且主考官也会谅解应试者因心情紧张而发生的小错误。假如说错的内容比较重要或会得罪人，应该及时更正并道歉，出错之后弥补自己的过失需要很大的勇气和技巧，主考官通常会欣赏应试者的坦诚的态度和打圆场的高明手法。

2. 沉默

主考官可能会无意识或故意默不作声，做长时间的沉默。如果是故意的，往往是想观察应试者的反应。许多应试者没有准备，因而不知所措，说出一些不该说的话，对自己不利。应对此状况的一个好办法是预先准备一些合适的问题，在这种时候提出来；也可以顺着先前谈话的内容，继续谈下去。例如，"您刚才问我……其实我觉得还可以这样看这件事情……"；或者"还有什么关于我过去的工作经验或是能力，您想让我详细一点说明的？"

3. 触及自己的弱点

"金无足赤，人无完人"，任何人都有长处和弱点，应试者的弱点在面试时也时常被触及。一般应试者在考官的提问触及自己弱点后，就觉得难堪，表情很不自然，继而影响在面试中的发挥。考官提问触及应试者的弱点，一般有两种情况：一是指从应试者的简历或其他材料中了解到的弱点；二是在提问中无意触及的弱点。但不管是有意还是无意，考官并非因此抓住应试者的弱点让其下不了台，而是借此来考查应试者的应变能力，进而评价其个性素质。因此，当提问触及自己的弱点时，千万不可悲观丧气，更不可能胡思乱想。聪明的做法是敢于正视自己的不足，保持心气平和的态度，回答问题时要突出自己的优势。

4. 说大话被揭穿

每一位应试者都希望自己能够被录取，所以可能会千方百计地表现自己。简历上可能会出现一些言过其实的地方，回答问题时可能把自己的行为、经历描述的夸张了一点。若遇到经验丰富的考官，可能会毫不留情地揭穿其谎言，使应试者陷入尴尬的局面。本来说大话就不应该，多方掩饰只能让事态更为严重。说大话被揭穿时，老老实实地承认错误，才有可能获得考官的谅解，不致过于影响面试成绩。

5. 遇到熟人

如果遇到的考官是熟人，他可能会稍作寒暄或鼓励应试者"不要紧张、尽量发挥"；但也可能怕引起其他考官的误解，而不作任何表示。有的应试者遇到这种情况便喜出望外，过分地与之寒暄，有意表现亲热，好像在暗示别人"我有关系"，其实这是极不明智之举。第一，自恃有熟人就忘乎所以，必然造成其他考官的反感；第二，再有多位考官在场的情况下，过分的与熟人亲热，很可能会给他带来难堪；第三，过分地想要依赖熟人，势必造成自己精力分散、思路混乱，反而影响在面试中的发挥。因而，遇到面试考官中有熟人时，只要以点头、微笑等方式与之打个招呼即可，面试过程中则应保持对所有考官态度一致。

二、答题过程中的危机化解

除了尴尬局面外，面试过程中最大的危机就是在回答问题时因为应试者自身知识量不够丰富，无法圆满回答或对问题误答。下面介绍一些答题过程中出现的危机及其化解方法。

1. 专业疏漏

即使应试者对有关的科目、事务、学问有相当丰富的认识，仍然会在面试过程中碰到棘手的问题。这时，硬着头皮胡乱说一通以掩饰自己的无知是万不可取的。因为考官很可能继续追问下去，应试者乱说只会出洋相，考官即使不追问，也可能心中有数。还有些应试者企图回避问题，想要蒙混过关，这也是非常不明智的。最明智的应对措施是坦白承认"我不懂""对于这个问题，我还认识的不够，应该加强这方面知识的学习"。没有人全知全能，态度诚恳反而会博得考官们的好感。

2. 问题刁钻古怪

面试不仅仅是测试应试者的知识水平，更主要的是考查其性格、气质、应变能力、表达能力、计划组织协调等诸多方面的内容。因此，考官的提问可能会五花八门，有的考官可能还会专门提一些刁钻古怪的问题，来测查应试者的反应速度。应试者不可能每一个问题都能准确回答，碰到实在不会的问题是常有的事。而大多数初次参加面试的应试者并不明白这一点，有的遇到这种问题则会惊慌失措，乱了阵脚。遇到这种情况，千万不要紧张，也不要不懂装懂、道听途说，可以坦率地回答不会。这样考官会转入下一个问题，应试者也可以争取到更多回答其他题目的时间。

3. 问题有一定难度

面试时，有些考官会提出比较抽象又有一定难度的问题，意在测试应试者的反应能力和逻辑思维能力。例如，"对我国干部人事制度改革的必要性你是怎样认识的？"另外，考官还可能提出一长串问题，要求应试者在很短的时间内组织材料，理清思路，迅速回答。对于此类问题，如果没有认真思考就急于回答，答不到要点上，则会给人留下思维混乱的印象；但若迟迟不答，又会给人留下反应迟钝的印象。因此遇到这类问题时，不妨选择边想边说、分点阐述的方法。例如，开头先说"这个问题很大，不是三言两语所能概括的"。在这说话的时候，就要考虑接下来要说些什么了。想起什么就先回答什么，把它作为第一点。在说第一点的时候再考虑第二点要说些什么，以此类推。当然，平时要注意锻炼边想边说的能力，面试时就会应答自如。这种方法既能赢得时间，又能够给人留下思路清晰、条理清楚的好印象。假如能想到回答问题的材料很多，最好先将结论简单扼要抛出，先给考官一个总体的印象，再逐一详细说明，也能收到良好的效果。

4. 问题大意没搞清楚

面试时往往出现这样的局面：或因考官的口音不易听懂，或因应试者一时思想不集中，应试者对考官所提问题大意没搞清楚，这时怎么办？首先，要记住不要凭自己的小聪明胡乱猜测，开口千言，离题万里，最终导致面试失败，正确的做法是：有礼貌的请考官重述一遍，弄清问题大意再作回答。在面试过程中，偶尔请考官重述不会给考官造成不良印象，但若一连几个问题都这样，则会让考官厌烦。所以，一定要集中注意力。

5. 偶尔发生错误

对于大多数应试者来说，由于精神紧张或其他原因，在回答问题时出现一些口误或用词不当等是在所难免的。有的应试者遇到这种情况后马上脸红到脖子根，说话也语无伦次。"人非圣贤，孰能无过"，其他问题都回答得很好，偶尔出现点小错误，考官是不会因此就全盘否定应试者。应试者意识到错误后，要很自然地加以纠正；即使不能立即纠正，也不必耿耿于怀，而要继续平静地回答下面的问题。面试的时间很有限，如果因为一点小错误就影响了自己的情绪，必然会影响后面的发挥，那就得不偿失了。

6. 感到面试有失败的迹象

尽管在面试前已做了充分准备，但面试时可能由于心情紧张，或者一开始就遇到了难题，或者在面试中回答某一个问题时砸了锅，或者感觉到考官已无兴趣，应试者就会感到面试出现了失败的迹象。如果任凭这种消极感觉发展下去，必然会功亏一篑，惨遭淘汰。相反，如果应试者能抱定不到最后关头誓不罢休的信念，在刚刚出现失败感觉的苗头时，就对自己的情绪迅速加以调整，重新振作起来，同时设法改变答题策略，对后面的问题快速做出判断，更换答题思路，再有条不紊的作出回答。经过这样的努力，可能会转劣为优，呈现"柳暗花明又一村"的可喜局面。

第六节 预防面试中易犯的十种错误

在求职面试中，没有人能保证不犯错误，聪明的求职者应学会不断修正错误走向成熟。现列举在应试者在面试中易犯的十种错误，引以为戒。

1. 不善于打破沉默

面试开始时，应试者不善于打破沉默，而等待面试官打开话匣。面试中，应试者顾虑较多，不愿主动说话，结果使面试出现冷场；或即便能勉强打破沉默，语音语调亦极其生硬，使场面更显尴尬。实际上，无论是面试前或面试中，面试者主动致意与交谈，都会留给考官热情和善的良好印象。

2. 与面试官"套近乎"

具备一定专业素养的考官是忌讳应试者的套近乎的，因为面试中双方关系过于随便或过于紧张都会影响考官的评判。聪明的应试者可以列举一至两件有根据的事情来赞扬招聘单位，从而表现出您对这家单位的兴趣。

3. 心存偏见或成见

有时候，参加面试前应试者所了解的有关面试考官的信息，或该招聘单位的负面评价，会左右其在面试中的思维，误认为貌似冷淡的面试考官是对应试者不满意，因此十分紧张。还有些时候，面试考官是一位看上去很年轻的小妹，便认为："她怎么有资格面试我呢？"在招聘面试中，应试者作为求职方，需要积极面对不同风格的面试考官。

4. 慷慨陈词，不举实例

应试者大谈个人成就、特长、技能时，聪明的面试官一旦反问："能举一两个例子吗？"应试者便无言应对。而面试官恰恰认为：事实胜于雄辩。在面试中，应试者要想以其所谓的沟通能力、解决问题的能力、团队合作能力、领导能力等取信于人，唯有举例。

5. 缺乏积极态势

面试考官常常会提出或触及一些让应试者难为情的事情。很多人对此面红耳赤，或躲躲闪闪，或撒谎敷衍，而不是诚实回答，正面解释。例如，面试官问："您为什么5年中换了3次工作？"有人可以及会大谈工作如何困难、上级不支持等，而不是正面回答。如果确实有难言之隐，可以考虑告诉面试官："虽然工作很艰难，自己却因此学到了很多，也成熟了很多。"

6. 丧失专业风采

有些应试者面试时各方面表现都好，可一旦被问及现所在单位或以前单位时，就会愤怒地抨击其领导或者单位，甚至大肆谩骂。这种行为在任何时候都应避免。

7. 不善于提问

有些人在不该提问时提问，如面试中打断面试官谈话而提问；也有些人面试前对提问没有足够准备，轮到有提问机会时不知说什么好。而事实上，一个好的提问，胜过简历中的无数笔墨，会让面试官刮目相看。

8. 对个人职业发展计划模糊

对个人职业发展计划，很多人只有目标，没有思路。比如当问及"您未来5年事业发展计划如何"时，有的人会回答说："我希望5年之内做到全国优秀护士。"如果面试官接着问"为什么"，应试者常常会觉得莫名其妙。其实，任何一个具体的职业发展目标都离不开您对个人目前技能的评估以及您为胜任职业目标所需拟订的技能发展计划。

9. 假扮完美

面试官常常会问："您性格上有什么弱点？您在事业上受过挫折吗？"有人会毫不犹豫地回答：没有。其实这种回答常常是对自己极为不利的。没有人没有弱点，没有人没有受过挫折。只有充分地认识到自己的弱点，也只有正确地认识自己所受的挫折，才能造就真正成熟的人格。

10. 不知如何收场

很多应试者面试结束时，因成功的兴奋，或因失败的恐惧，会语无伦次，手足无措。其实，面试结束时，作为应试者，你不妨表达你对应聘职位的理解；充满热情地告诉面试考官你对此职位感兴趣，并询问下一步是什么；面带微笑地谢谢面试官的接待与考虑。

第二篇
结构化面试真题分类详解

第一章

综合分析题

第一节　综合分析题命题特点

一、基本概念

在结构化面试中，综合分析题属于较难的题型，也是考核考生素质比较全面的题型，在医疗卫生系统事业单位招录考试中有着举足轻重的地位。纵观全国医疗卫生系统事业单位各类卫生人才招录考试，无论是医疗、护理等一线临床专业人才还是会计、医院管理等非临床专业人才考试，综合分析题几乎成了必考题。医疗卫生系统事业单位招录考试之所以对这类题型如此青睐，其原因就在于具备综合分析能力是满足医务工作者职位的基本前提。

从具体工作内容来看，一名医务工作者每天都要接触大量的事物，处理各种复杂的事情。如果一个人工作热情很高，责任心也很强，整天辛辛苦苦、忙忙碌碌，但是却看不出问题来，分不清事物的主次和轻重缓急，拿不出行之有效的计划和方案，结果效率不高，业绩平平，这就是还不具备较强的综合分析能力。如果缺乏综合分析能力，是难以顺利完成各项工作任务的。在此背景下，在以"人岗匹配"为终极目标的招录面试考试中，以测查综合分析能力为目标的综合分析之题型应运而生。

所谓综合分析就是从整体上分析事物，把事物视为多层次、多方面、多阶段相互联系的统一体，对各部分进行周密的分析，并把内在的联系结合起来，从整体上真正地认识事物。综合和分析在思维活动中起着重要作用。综合分析能力，不仅有赖于思考能力和洞察能力，同时也和知识面、学习总结的习惯等因素有关。

在考官评分考核表中，对于综合分析题是这样定义的：对事物能从宏观方面进行总体考虑；对事物能从微观方面对各个组成部分予以考虑；能注意整体和部分之间的相互关系及各个部分之间的有机协调组合。

二、测评能力

综合分析题主要考核的是考生分析与综合、归纳与概括、判断与推理，揭示事物的内在联系、本质特征及变化规律的能力，也就是分析问题和解决问题的能力，在答题过程中常用辩证思维方法，既要有宏观的把握，又要有微观的深入，这样才可以将一个综合分析题进行初步的挖掘，形成一个基本的框架。要将题答好，需要有理有据，由浅入深，由点及面。

第二节　综合分析题高分策略

综合分析类试题类型较多，而且表现形式各种各样，每一种形式都有各自的思路。为了便于考生理解和备考，我们将综合分析类试题分成社会现象认识类试题和思辨性试题两大类。

一、社会现象类试题

1. 社会现象类试题解析

社会现象包罗万象，涉及社会的方方面面。医疗卫生系统事业单位面试考试所考查的社会现象，一般都与社会公益、医院服务息息相关。对这些已经发生的社会现象的正确判断和分析，是检验应试者科学决策的标杆，也是衡量和评价应试者素质和能力的载体。要想回答好这类问题，需要应试者平时多关注社会问题，多思考此类问题，这样才能对其进行深度剖析。社会现象类题目的特点主要为丰富性和多角度性。丰富性主要是从内容的角度来定位的。社会是复杂多变的，社会现象的发生自然也是丰富多样的。目前社会正处于快速发展期，各种问题层出不穷，因而出现在面试中的话题也内容广泛。由于社会现象发生的多因性，决定了其解决方法的多角度性。

2. 社会现象类题解题思路

在作答社会现象类面试题时，应试者应当把握的总体原则是：能够从宏观方面进行总体考虑，面试涉及的问题往往不是独立的，而是处于整个国家、社会的大环境中，有普遍的代表意义，应试者切忌就事论事；能够从微观方面分析，将一件事情划分成几个不同的部分，每个部分都有各自的特点，要善于具体问题具体分析；还要能将整体和部分之间的关系及各部分之间的关系进行有机地协调组合。最后要善于总结，发掘现象的本质，富于创新。

对社会现象的认识类试题的作答可参考以下思路。

① 提出问题。开门见山地深入提出问题的本质。

② 分析问题。分析这种现象出现的原因和造成的危害或带来的影响（不良现象谈论危害，好现象谈论意义和影响），解释这种现象的重要性、必要性、合理性、可行性等。

③ 解决问题。针对问题表明自己的态度、思路、原则等，提出解决问题的对策、方法、方案等。

3. 真题精解

例1　医疗护理人员工作很忙碌，还需要经常加班，你怎样看待加班问题？

【参考答案】

加班作为特殊情况下非常规的工作方法，国家在《劳动法》中作了相应的规定，但具体问题要具体分析，我认为可以从以下几个方面正确看待：第一，正确分析加班的原因。如果是因为个人的原因，工作能力差，效率低，没有完成本来应该在上班时间内完成的工作，那么加班责无旁贷。单位由于一些特殊的原因需要临时加班的，应该跟职工说清楚，再安排加班。第二，要分清行业的特点。有的行业具有特殊性，必须采取加班这种方式。第三，加班的时间、频率要符合国家《劳动法》的规定，确实保障职工的身心健康。第四，加班应该按照规定给予一定的物质补贴或让职工得到合理休息，这样才能更好地调动职工的积极性。

医疗护理人员所从事的是关系到患者生命和健康的非常神圣的工作，工作忙碌，压力大。如果遇到患者病情突变、临时急症大手术、群体中毒等状况出现时，部分医务工作者就会加班加点地工作。我认为个人利益应该服从集体利益，如果工作需要我们加班，就应该听从领导安排，以工作为重，以患者为重，义不容辞、积极主动地加班。

加班虽然占用了我们较多的时间，也让我们感到身心疲惫。但年轻的我正是学知识、积累经验的时候。加班不仅可以磨炼我的意志，还让我学习到更多的知识，提升自己的能力。同时我也会努力提高工作效率，减少不必要的加班。

例2 我国吸毒人群越来越多，而毒品注射用针管是艾滋病传播的重要途径之一。为了预防艾滋病，国家在吸毒严重的地区为吸毒人员发放免费针管，以防止艾滋病传播。有人认为这是纵容吸毒，对此你有何看法？

【参考答案】

① 众所周知，吸毒不但对自身身体影响很大，而且如果采用静脉注射方式吸毒的话，还容易感染艾滋病。根据相关资料统计，艾滋病患者中有30%是吸毒者。可以说吸毒是艾滋病传播的最主要途径。

② 政府在吸毒严重的地区发放免费针管，对预防艾滋病的传播有很重要的积极意义，对艾滋病的传播也起到了很好的防治作用，应该得到肯定的。

③ 我认为治标更应该治本，政府还应该在宣传教育上下足工夫，定期或不定期地进行吸毒及艾滋病的预防宣传，尤其要到健康意识淡薄的农村去进行宣传。

④ 政府要成立相关的部门，发现吸毒者要将其免费送往戒毒机构强行戒毒。公安部门也要加大缉毒力度，切断毒品传播的途径。

二、思辨性试题

1. 思辨性试题解析

思辨性试题一般是把某些社会问题通过名言俗语、历史故事、原理效应的形式展示出来，考查应试者对观点的理解分析能力。题中的观点或者单一，或者对立，或者多元化，应试者需要从中选择一种或两种观点进行阐述。

2. 思辨性试题解题思路

回答思辨性试题时，首先，应试者应认真阅读给出的题目，不能忽略其中的任何一种观点和任何一个细节；第二，应试者应准确地确定题目的主题，分析题目所折射、蕴含的哲理和寓意，给出合情合理的诠释，最好有生动的例子更具说服力；第三，应试者要注意联系生活实际，站在政府、单位、工作的角度，给出可行性的对策和建议。这类题目也没有标准答案，应试者只要观点正确、自圆其说，能从正反两方面辩证地看待问题，找出解决问题的方法，再结合自己的应聘岗位表明自己的态度，做进一步的说明即可。

对思辨性试题的作答可参考以下思路。

① 明确主题，发表观点。阐述题目所给出观点或故事所蕴含的哲理和启迪意义，并在此基础上确立主题，形成下一步的论题。

② 分析论证。分析论证是通过理论和事实的有机结合，给出生动的例子或数据，多层次、多角度地论证观点的正确性。

③ 联系实际。主要是把已经从名言俗句中提炼与认知的深邃含义与自己的生活实际、工作实践相联系，把题意进一步引申和升华。

3. 真题精解

例1 有人说"没有什么不可能"，也有人说"凡事要量力而行"，请问你认同哪一种说法？

【参考答案】

我认为这两种说法都是正确的，都有一定的道理。"没有什么不可能"给我的启示：做事只要坚持不懈、刻苦钻研、努力拼搏，勇于梦想和创新就能取得成功。例如，爱迪生发明灯泡、宇宙飞船登上太空等，都是人们不断努力和创新的结果。"凡事要量力而行"给我的启示：具体情况需要认真分析，正确对待，做事要严谨、务实，不能好高骛远、盲目行事。作为一名医务工作者，我认为在工作中，我们不仅要有努力拼搏、不断精进医术和克服医学难关的心态，还要有对工作严格要求、认真踏实的工作作风，认认真真地做好每一件事，严防差错事故的发生，用最好的医术和态度对患者的健康和生命负责。

例2　俗话说："左手画圆、右手画方，两者不能同时进行。"你是怎样理解的？

【参考答案】

还有句俗话"鱼和熊掌不可兼得"，我认为说的是同一个道理。无论我们做什么事情都需要集中精力，全心全意，认认真真才能做好。我想到了在我大三的时候，在班里担任副班长，还兼任学校年级的播音员，当时学校组织比赛，我同时参加了普通话和舞蹈比赛，由于时间紧，没有集中精力去练好一项，比赛结果很不理想，一项得了第三，一项得了第四（通过答题，让考官看到自己以往的亮点）。在我们的工作和生活中经常遇到相互矛盾的问题，关键是应该如何把握重点，进行正确地对待和处理。例如，单位上需要我加班护理患者，要好的同学想找我玩，遇到这样的情况，我首先会为工作和患者考虑，先把工作干好，抽空再和同学聚会。如果感情用事安排不当，一边工作一边和同学聊天，不仅会影响工作效率，导致患者和家属不满意，甚至会出现差错和发生事故。所以，无论在任何时候，我们都应该把握重点，合理安排各种事情，把工作和生活中的各种事情认认真真地干好，做一名优秀的医务工作者。

例3　请谈谈你对"沉默是金"的理解。

【参考答案】

"沉默是金"，很朴素的一句话，却蕴含着极其耐人寻味的真理。首先，沉默并不等于无言，它是一种积蓄、酝酿，以待猝发的过程。沉默并不是教人缄口不语，而是希望人们能深思熟虑，三思而后说。做人，要多听取别人的意见和建议，谨言慎行，不要随便发表议论。只有多闻慎言，才能做到心中有数，才能更好地做人做事。"沉默是金"原先是指遇事小心，多做少说，不轻易发表意见，在一个特定的环境或是一个特定的时期，沉默是最好的处事为人方式。对很多未经证实的言论最好不要评说，让不好的传闻止于你的沉默，是对别人负责也是对自己的尊重。作为医务工作者来说这句话的意义也特别重要，我们面对的是患者，更应该保持清醒的头脑，始终把患者的生命健康放在第一位，为特殊的患者暂时先隐瞒病情、保护患者的隐私等，才能为患者提供高品质的服务。做到谨言慎行，还有助于保持与同事、朋友之间良好的人际关系，对营造和谐的工作氛围有着重要的意义。

第二章
应急应变题

第一节　应急应变题命题特点

一、基本概念

近年来，随着我国经济、社会、文化等各项事业的快速发展，经济体制和医疗体制深刻变革，人们的思维观念深刻变化，社会突发事件较多，医患矛盾高发、频发，对医疗卫生人才的应急应变能力的要求被提到了前所未有的高度上。

作为医务工作者，应该具备应对各种突发状况和复杂问题的能力，才能保障医疗救治护理工作的顺利进行。在各种紧急情况下、错综复杂的矛盾面前，应当保持临危不惧、镇定自若的心态，有效控制当前局面，动态把握变化趋势，科学掌握变化规律，积极应对各种变化，防患于未然。

应急应变能力是指当人遇到紧急情况或意外事件的时候，根据以往的经验和自我思维，迅速地做出反应，并采取合适的方法，有序地开展紧急行动，以减轻重大事故给人们造成的伤亡和损失。应急应变能力不仅体现在应急预案、事故速报、应急指挥、应急资源保障、科室动员等方面的各种准备工作，还反映在提前预见可能会出现的问题以及科学应对各种情况的能力。应急应变能力与每个人的阅历、眼界、经验、心理素质、自我控制能力密切相关。

二、测评能力

应急应变类题目主要考查考生对突发事件和复杂问题的应变能力。考生在有压力的状况下，思维是否敏捷，情绪是否稳定；能否正确认识事件的本质，洞察事件的不良后果与隐患，考虑问题是否全面；能否把握轻重缓急，制订可行方案；能否有序应对突发事件，快速解决问题，妥善化解矛盾。

第二节　应急应变题高分策略

根据历年医疗卫生事业单位招录考试面试的题目，应急应变类题可以分为突发事件、解决问题两大类，会涉及患者病情发生突然变化、医患矛盾、集体中毒、交通事故、重大疫情、地震、火灾、水灾等方面。

一、突发事件类试题

1. 突发事件类试题解析

医务工作者在工作或生活中常常会遇到一些突发的意外事件，这些突发的意外事件往往是重大事件，可能会对正常的工作秩序或原来的工作计划造成不利的影响。如果在工作中缺乏必要的应急应变能力，就会在突发事件中手足无措，导致混乱局面的发生。如果处理不当甚至会造成严重的后果。医务工作者只有具备较强的应急应变能力，才能高效率地工作，有效解决突发事件，使事件得以妥善处理，并防止不良后患的发生。

突发事件类试题有两个特点：一是"事出突然、事发紧急"，要求应试者能够在第一时间内迅速做出正确判断，及时制订出应急方案；二是"变化多端"，要求应试者能够根据不同状况果断决策，灵活机动地解决问题。

并不是所有的题都同时具有这两个特点，有的具有"事出突然、事发紧急"的特点，有的具有"变化多端"的特点，每一类型的题由于题干特征与设问方式不同而答法不同。

2. 突发事件类试题解题思路

① 分析主要问题。先保持冷静，有条理地分析，找出主要问题。

② 制订合理方案。把握轻重缓急的原则，制订合理方案，多方协调。

③ 解决问题。安抚现场人员情绪，控制局面，避免矛盾激化，措施得当。

④ 总结提高。对事件过程及出现的问题及时跟领导汇报，采取补救措施，总结经验教训。

3. 真题精解

例1 你一个人在值夜班的时候，一个患者突然跳楼自杀了，你会怎么做？

【参考答案】

假如发生了这样的事情，我会立即给值班医生、科主任、护士长打电话，并联系急救中心和听班人员进行支援。我会到现场查看患者是否死亡、伤亡程度等状况，如果患者需要抢救或手术，我会立即准备抢救药品和器械，给伤者输液、吸氧、止血、应用抢救药物，准备平车或担架，做好手术前准备，并通知伤者家属，尽最大努力挽救伤者生命。

另外，我要认真分析发生事件的原因，查找隐患，总结教训，写出报告并提出合理化建议。比如病房窗户加防护网，严格交接班制度，多跟患者沟通，及时了解患者想法与情绪状态，加强巡视和陪护的管理等，避免此类事件的发生。

例2 作为一名急诊科医生，在你值夜班的时候，来了一批群体性食物中毒的患者，你怎么处理？

【参考答案】

急救工作事关大局，面对这种突发的紧急状况，我会沉着冷静，坚持以患者的生命健康为重，积极采取以下措施。

第一，立即启动紧急预案，组织医护人员在候诊大厅、观察室设置食物中毒患者诊疗区，将中毒患者集中管理。开通绿色通道，对患者实行先治病后交费的救治程序，保证救治及时。

第二，给科室领导打电话汇报情况，请求领导协调医院职能部门及其他科室帮助，做好救治大量患者的准备，以保障后续抢救工作有条不紊地进行。

第三，给听班人员打电话前来抢救，让其并通知其他同事前来协助。

第四，对患者的病情做出紧急评估，根据病情分出轻、中、重三类，安置到相应区域，分别实施抢救跟治疗。遵循"先救命后治伤、先救重后治轻"的原则，将危重患者安置到抢救间。

第五，科主任、护士长应做好现场指挥，维持好秩序，所有参与抢救的医护人员必须听从指挥、分工明确、通力合作，积极妥善地开展救援工作。在抢救过程中，严格遵守各项规章制度、操作程序，保证抢救质量，防止差错事故的发生。

第六，对洗胃和催吐的毒物标本进行保存、化验，对患者的病情认真观察，对抢救程序及用药认真记录，对后期的康复和注意事项向患者做好宣教。

第七，向领导汇报抢救过程，总结抢救过程中的经验跟教训。

例3 某医院超声检查大厅，有6个检查室，但当天只有一个检查室在工作，患者排起了长队等待很久并且纷纷抱怨、情绪激动，如果你是工作人员，你如何处理？

【**参考答案**】

超声检查大厅是为患者服务的场所，工作是否顺利开展直接影响到医院的服务形象。维护好医疗秩序，为患者提供高效、便捷的服务是我们的职责。只有一个检查室在工作，导致患者排队等待过久，使他们情绪激动，我非常理解这种情况给患者带来的不便。我会主动向患者解释只有一个检查室工作的原因，向他们致歉，请求大家的谅解，希望他们保持好秩序，耐心等待，并协商安排重症患者优先做检查。在保证质量的情况下，我会尽量提高工作效率。如果以我一己之力无法完成这样庞大工作量的话，我会主动向领导说明现在的情况，希望得到领导的支持，适当加派人手，或者临时抽调离单位较近的同事过来帮忙，增开检查室，在下班之前让患者的超声检查全部做完。

在以后的工作中，我们应该全面了解患者检查高峰的时间段，向领导建议，在检查高峰时段增加人手，以便更合理开设检查室，为患者提供更为高效、便捷的服务，让患者满意。

二、解决问题类试题

1. 解决问题类试题解析

这类题型是通过设置一个工作或生活中可能会遇到的困难场景，要求应试者以特定的身份去完成特殊的任务，通俗地讲就是"处在这种情况下你该怎么办"来考查考生处理棘手问题的能力。因此，应试者应根据设置环境的不同，结合自身（医务工作者）的工作性质，进行分析决策，将问题合理解决。解决问题类题目的特点为事情不一定有"急"的特点，但是一定有"变"或者"复杂"的特点。面试官可通过应试者的回答了解其在某个领域的工作能力，以及所给的任务超过应试者目前的能力水平时应试者的态度、解决问题的能力。

2. 解决问题类题解题思路

① 提出问题。明确解决的问题，制订最终要实现的目标。

② 制订方案。分析问题，找出主要矛盾，围绕"工作为重，以人为本"的理念，制订合理方案。

③ 克服困难。提出对策，果断行动，集中力量解决主要问题，并妥善处理其他问题。

3. 真题精解

例1 你一个人上夜班，正和医生抢救一个危重患者，另一个患者需要马上换输液瓶，又来一个新患者需要安排床位，你如何处理？

【**参考答案**】

我会快速思考，有条不紊地进行处理好各种事情。先跟医生抢救危重患者，让换输液瓶的患者暂时把开关调小或关闭，向其做好解释，说明正在抢救患者。让新入院的患者先到病床上去等候，如果新患者病情危重，马上给值班室或听班人员打电话，前来协助解决工作的忙碌问题。总的原则就是先处理重要和紧急的事情，再想办法处理其他问题。还要做到临危不惧、忙而不乱，严格按照操作流程执行各项工作，杜绝差错事故的发生。另外在平时的工作中还要锻炼自己，做到高效率、高质量地工作，力求把各项工作完成的又快又好，使自己的综合服务能力不断提升。

例2　单位一项紧急任务需要你立即动身，这时有电话说你的家人突然发病，需要马上送医院，面对紧急情况，你如何处理？

【参考答案】

首先我会保持镇定，了解清楚家人发病的具体情况，分清轻重缓急。始终要坚持把工作放在首位，认真的分析情况，如果家人的病不是很严重的话，我可以让朋友或是亲戚帮忙送去医院，但事后我会和家人说明情况，我相信我的家人会理解我的。同时我不会因为家中的事而影响我的工作。如果我的家人病情危急，在没有我不行的情况下，我会主动向领导说明情况，向领导请假，我想领导会给予理解。在工作中难免会遇到这种情况，关键是我们怎么处理，如何协调工作和家庭之间的关系，应该尽量把工作摆在第一位。

例3　领导原本要你4天完成的工作，突然让你2天完成，你怎么办？

【参考答案】

我想领导这样安排肯定是有一定道理的，也是工作需要。我首先要分析一下提前完成工作的可能性，以及有哪些困难。努力想办法克服困难，争取完成领导交给我的任务。如果感到自己确实完不成，那么就要跟领导详谈，说明没法完成的理由，理由一定要充分。如果可以完成，但需要其他条件配合的，自己又不能解决的，就向领导说明情况，请领导给予支持。总之，我会想办法克服一切困难，争取在2天内把领导安排的工作做好，让领导满意。

第三章
人际关系题

第一节　人际关系题命题特点

一、基本概念

卡耐基说过：“一个人的成功，只有15%是由于他的专业技术，而85%则要依靠人际关系和为人处世能力。”所谓人际关系就是指人与人之间的关系，是人与人交往过程中所产生的各种社会关系的总和。不同的发展阶段，会形成不同的人际网络。我们最早产生的、最持久的人际关系是以情感为基础的人际关系。形成这类人际关系需要两大条件：人际吸引和人际交流。人际吸引是人与人之间彼此注意、欣赏、倾慕等心理上的好感，并进而彼此接近以建立感情关系的历程。人际吸引是发展人际关系的前提。人际交流则是人际关系形成的实质条件，这是一个动态的相互作用的过程。到底人与人之间最终能否形成以情感为基础的人际关系，双方之间的交流非常关键。

医务工作者在日常工作中需要应对各种场景，同各种各样的人打交道，包括领导、同事、患者、家属、亲朋好友、社会群众等。是否具有良好的人际交往意识和沟通能力，直接影响到医疗卫生工作的顺利开展。因此，具有一定的人际沟通能力和掌握一定的人际沟通技巧对于一个医务工作者来说是必需的。近年来，随着医疗纠纷的不断增多，人际关系题也成了医疗卫生机构招聘工作人员面试考核热点。

二、测评能力

人际关系题主要是用来考查应试者作为一名医务工作者是否具备应有的人际交往能力。该题型一般是为应试者假定一个矛盾情景，要求应试者根据题目中假定的角色和具体情况分析矛盾、解决冲突，题目中的矛盾主题通常是涉及领导、同事、患者、家属、亲朋好友、社会群众等。考官通过应试者对问题的回答，进一步判断应试者是否具有良好的敬业精神、医德医风，是否具备妥善处理医患关系、医际关系、医护关系以及社会关系等的人际沟通能力。根据医务工作者的实际需要，应具备以下六点能力要求。

① 良好的职业素养。重视患者的生命与健康，有良好的医德医风和敬业精神，这是医务工作者应该具备的内在品质。

② 正确理解组织中的权属关系（包括权限、服从、纪律等意识）。要求应试者具有全局

观念，明确自身职责，注重原则，遵守章程，服从领导，恪守本分，尽职尽责。

③ 处理人际关系的原则性与灵活性。要求应试者在处理一些棘手问题时具有一定的"弹性"，既能遵守医疗的法律法规、规章制度和工作准则，又能根据实际情况，以恰当、合理的方法人性化地解决问题。

④ 人际合作的主动性。要求应试者体现出与人交流的主动性，面对工作中的各种困难和矛盾，有良好的心态，积极采取措施来克服困难、解决问题。

⑤ 人际间的适应能力。要求应试者在日常工作中处事灵活，能够适应各种各样的人，尊重他人，与同事团结协作，与患者及家属关系融洽。

⑥ 有技巧的沟通能力。要求应试者在工作中注重沟通技巧，能够采取恰当的方式和有技巧的语言跟领导、同事、患者进行沟通，以化解工作中可能会发生的矛盾，营造轻松和谐的工作氛围。

第二节　人际关系题高分策略

从往年的面试真题来看，医疗卫生单位招录工作人员考查人际关系题主要有以下三个方面：一是如何处理好医患关系；二是如何处理好医务工作人员内部之间的关系，即医际关系；三是医务人员与社会的关系，常以"亲友关系"的形式出现。"亲友关系"与"医际关系"的面试题型较接近，答题思路大同小异，"亲友关系"类试题的解题思路可参考"医际关系"，在这里不再单独进行论述。

一、医患关系类试题

1. 医患关系类试题解析

医患关系类试题包括多种情况：如患者与家属贿赂医务工作人员；各种原因造成的患者不配合治疗；患者与家属的不合理要求；患者对医务工作人员的投诉；患者与家属对治疗结果不满意引起的冲突；患者与家属对医务工作人员的伤害等。在整个医疗过程中，每一个医务工作者、患者以及家属由于身份和处境的不同，想法自然千差万别，在看待问题和处理问题上必定有很大的差异。作为一名医务工作者能否根据不同情况把握核心矛盾，及时安抚患者，选择合理方式解决问题并消除后患是非常关键的。

2. 医患关系类题解题思路

由于患者是一个特殊的群体，医务人员的工作职责就是"救死扶伤、实行革命的人道主义精神"，为患者的生命健康保驾护航。在处理与患者及家属问题上，不等同于对待普通群体。医务工作者首先要遵循"以人为本，以患者为中心"的工作理念，从维护患者生命健康的角度着想。医务工作者应在不违反国家法律法规、职业准则和救治原则的基础上，从多个角度考虑问题，把握问题关键，选择合理方式，妥善解决问题。在解决问题的过程中，要多了解患者家属的思想动态，及时沟通，用实际行动多关爱患者，使患者情绪稳定，防止其他意外事件的发生。

对医患关系类试题的作答可参考以下思路。

① 找出关键人物。找出事件的关键人物，并了解其真实想法或想要达到的目的。

② 抓住核心矛盾。正确分析事件中的主要矛盾，以及事件所带来的不良影响及后患。

③ 提出解决措施。提出针对性的解决措施，圆满解决问题，维护患者身体健康，促进医患关系和谐。

④ 总结提高。对事件深度剖析，分析发生原因，找出预防措施，总结经验教训，方便提高。

3. 真题精解

例1 做检查的仪器突然出现故障，正好你值班，一名患者和你发生冲突，你怎么做？

【参考答案】

仪器是为患者服务的，仪器出现故障影响患者检查，耽误患者的诊治是个非常严重的问题，作为科室的一员，我会立即想办法解决问题。首先安抚患者的情绪，尽快平息冲突，向患者及家属诚恳道歉，并说明正在积极解决问题。另外及时通知维修人员尽快检测维修，如果需要很长时间，向患者说明相关信息，并再次道歉，做好记录，承诺在机器修好后按照顺序进行检查。如果患者情况紧急，就想办法帮助患者联系其他科室或医院进行检查。此情况发生后，我会及时向领导汇报，反思出现问题的原因。在平时的工作中要做好器械的维修与保养，使仪器处于完好备用状态，这样才能保证患者的检查不受影响，使患者获得高质量的服务。

例2 一个患者因误会而投诉你了，你会怎样对待？

【参考答案】

如果遇到患者投诉的情况，这说明我有不足的地方。我会摆正心态，先站在患者的角度去考虑问题。我会耐心安抚患者的情绪，耐心听患者的倾诉，找出问题的症结。我不会急于为自己辩解，等患者冷静下来再跟患者进行积极沟通，对患者做出耐心的解释，消除误会，化解矛盾，使护患关系融洽。通过此事，我要认真分析投诉发生的原因，反思自己的不足，找出薄弱环节，在以后的工作中及时加以改进。在平时的工作中多关爱患者，积极主动为患者服务，取得患者的信赖，与患者建立融洽的医患关系，预防和减少投诉的发生。

例3 今天医院进行安全检查，要求探视时间为晚上十点以前，有一名探视者没有按时离开，还大声喧哗引起其他患者投诉，请问你如何处理？

【参考答案】

医院安全检查是排除危险因素，以保证患者和医务人员的生命财产安全，关系到大家的切身利益和安全问题，是非常重要的安保措施。假如因此造成了一些探视者的不方便，我会向他们说明情况，请求得到他们的理解和支持。

这名访客大声喧哗引起其他患者的不满，我会先请这位访客移步到我们的办公室进行详谈，用真诚的态度有技巧地安抚他的情绪。等他情绪稳定后，我会向他解释安全检查的重要性。相信他明白了之后，会理解我们的做法。这名访客反应激烈也许有他的原因，我会仔细倾听他的理由，如果他有急事要办，我可以为他提供好的建议和帮助。我相信，只要用心去做，事情一定能够处理好。

二、医际关系类试题

1. 医际关系类试题解析

医际关系包括医务工作人员与领导之间的关系、与同事之间以及其他科室的关系等，情况也多种多样。与领导之间：工作没有及时完成，受到领导批评；领导安排的任务不合理；领导在工作中的错误做法等；与同事之间：同事之间工作有分歧或矛盾；同事因为不喜欢你，背后说坏话；同事不配合你的工作或者搞工作破坏；同事在工作中的错误做法；同事与同事之间有矛盾，需要你来协调等。

2. 医际关系类题解题思路

与领导之间的关系处理上，首先要尊敬领导，服从工作安排。将自己的本职工作认真踏实地做好，为领导分忧，在坚持原则的基础上自觉维护领导，让领导放心满意。在工作过程中，关键问题要多向领导汇报，不明确的问题要及时向领导请示，正确理解领导的意图，虚心接受领导的批评。出现问题时，多反思自己的不足，跟领导积极沟通，听取合理化建议，不断提高工作能力。

与同事之间的关系处理上，要遵循"严于律己，宽以待人"的原则，多向同事学习长处，补己之短，真诚地关爱和帮助他人，用宽阔的胸怀包容他人的缺点与不足，与同事和睦相处，建立真挚的友谊。出现矛盾时，多换位思考，查找和反思自己的不足，主动想办法解决问题，用诚挚的爱心打动他人，积极营造轻松、愉快的工作氛围。

对医际关系类试题的作答可参考以下思路。

① 明确核心矛盾。通过审题找到引起矛盾的导火索，明确事件的冲突点在哪里。

② 提出解决措施。针对不同的原因，提出恰当的解决方案，积极解决问题。

③ 总结经验教训。分析发生的原因，找出不足，总结教训，提高水平。

3. 真题精解

例1　领导给你安排了很多工作，你已经很努力了，可领导说你没干好，很不满意，你怎样做？

【参考答案】

假如出现了这种情况，我首先会反思自己的不足。找出哪些地方做的质量不够好，哪些地方做得不够及时。

如果我认为自己已经按质按量地完成了工作，领导还是不满意，我会主动跟领导积极沟通，询问自己工作中的不足，并向领导、同事请教好的工作思路。在以后的工作过程中，我要进一步改进工作方法，提升自己的能力。除此之外，我还要多请示、多汇报，多了解领导的要求，为领导分忧，与领导建立良好的人际关系，争取让领导满意。

例2　假如你工作能力突出，领导也很重视你，把不属于你工作范围的任务也交给你干，但你发现同事们越来越孤立你，你准备怎么办？

【参考答案】

工作能力突出，得到领导的肯定是件好事情，我以后会更加努力。出现这样的问题，肯定会有原因的。我要查找原因，深刻反思自己的不足。如果是自己的原因则立即调整工作思路，改正错误。此外，我还要真诚地关心和帮助同事，加强与同事沟通，及时化解与同事之间的矛盾，与同事团结协作。无论如何都不在领导前搬弄是非，和领导私人间的接触也要保持一定的距离。

例3　单位有个同事爱抢先领功，又爱把责任和错误往其他人身上推，你也被他算计过，你怎么对待？

【参考答案】

遇到这种事情，要以积极的心态面对，本着团结和睦的原则，正确处理好与同事之间的关系，为单位创造良好的工作氛围。

要客观冷静地看问题，要多从自身查找原因，很多事情的起因可能是一个小小的误会。同事爱抢先领功，说明他有上进心，自己应该积极寻找同事值得自己学习的地方。有可能工作确实是他的职责范围，成绩应归属于他，只是他表现得过于着急和明显一点，如果是这种情况，就应该找适当的时机进行沟通，以免引起误会。另外，也要注意跟同事多沟通、交流，搞好关系。

领导跟同事的眼睛都是雪亮的，只要我认认真真做事，踏踏实实做人，相信大家会对我做出一个正确的评价。

第四章
组织协调题

第一节　组织协调题命题特点

一、基本概念

良好的组织协调能力是医务工作者完成工作的保证。在卫生人才结构化面试中，组织协调类题型为常考题型。组织协调能力是指根据工作任务，对资源进行分配，同时控制、激励和协调群体活动过程，使之相互融合，从而实现组织目标的能力，包括计划能力、组织能力、协调能力等。

组织协调类题目多给考生设置一定的角色和活动任务，要求考生根据实际工作对活动进行系统的安排，并围绕活动合理调配资源，保证活动顺利开展，并达到预期效果。这类题考查的是考生解决实际问题的能力，对考生各方面工作能力的要求较高，对于有一定工作经验的考生来说相对占优势，而经验较少的考生则需要在备考中更多关注自己参加过的各类活动，或者详细了解别人成功组织一些活动的经验，有所借鉴地进行答题。

近年来，在卫生人才面试中，此类题目命题具有两个方面的特点：一是命题更加贴近生活、更加侧重与实际工作相结合，常会根据最新的社会热点以及考生报考职位的不同，设计不同情景的面试考题，通过考生作答时体现出的工作思路来考查考生是否具有组织活动的经验和能力；二是侧重于对活动中某一阶段或环节的考查，组织协调类题目由单纯让考生组织一次完整的活动，到现在注重于对活动中某一阶段或环节的重点考查，以考查考生在组织活动中的实际操作能力，尤其是对细节的把握。

二、测评能力

组织协调题主要考查考生的计划组织和协调能力，即考查考生对一项工作的前期计划周密性、可行性程度的把握，看考生是否能从活动的各个环节出发综合筹划，实施步骤是否严密，主次是否分明，从而考查考生的协调能力。主要考查以下内容。

① 依据工作的目标，预见未来工作中的要求、机会和不利因素，并做出计划。

② 制订的计划切实可行，措施得当。

③ 按计划开展活动、执行工作，在执行的过程中，具有灵活机动的变通能力。

④ 具有周密、条理的思维，在组织实施活动过程中，安排合理、主次分明、有序不乱。

⑤ 合理调配和安置人、财、物等有关资源，做到人尽其才、物为其用。

⑥ 善于从活动任务中总结经验、提高能力，能把感性认识上升到理性认识，更好地开展工作。

第二节 组织协调题高分策略

为方便广大考生更有针对性地复习备考，结合历年来医疗卫生系统考试面试的命题特点及组织协调能力题的一些共性，我们将组织协调类题分为两大类：工作计划型、矛盾协调型。

一、工作计划型

1. 工作计划型试题解析

对医务工作者来说，具备一定的组织能力是必需的，也是顺利开展工作的前提。只有具备较强的组织协调能力，才能处理好与领导、同事以及患者之间的关系，把握轻重缓急，合理安排各项工作，保障各项工作在忙碌中顺利而有序完成。医疗卫生系统的工作计划型试题从工作内容上来区分，主要有六大类：义诊类、宣传类、策划类、调查类、接待类、会议类。

2. 工作计划型试题解题思路

首先要明确活动类型，深刻理解此项工作的主题或核心内容，明确计划的合理与可行性，掌握在实施过程中所涉及的人员安排以及协调情况，使工作的基本流程合理，了解工作计划的实施情况，保障实施活动的正确性与科学性，使工作顺利圆满完成。此外，应避免不切合实际的高谈阔论。

对工作计划型的组织协调类试题的作答可参考以下思路。

① 领悟活动主题。确立目标，阐明活动的主题及最终实现的目标。

② 明确考核重点。抓住关键问题，主次分明，合理安排与解决。

③ 全面解决问题。制订合理工作方案，程序科学，注重细节，高瞻远瞩，达到预期目标。

④ 后期总结提升。活动按照前期准备、中期实施、后期总结汇报的思路有序开展，活动后总结经验教训。

3. 真题精解

例1 你如何组织一次下乡义诊？

【参考答案】

领导安排我组织这次义诊活动，是对我的信任和锻炼。我首先要跟领导积极沟通，深刻领会这次义诊活动的主题（例如，宣传我们的医院，提高社会影响力；普及健康知识；免费咨询；为困难百姓送医送药），确认义诊服务的对象及地点，充分认识和理解下乡义诊工作的重要性。

根据活动主题，拟订方案，请领导批准。在活动准备阶段：选派合适专家，进行人员分工；准备义诊所需用物、药品、宣传标幅等。在活动开展阶段：合理安排和布置场地，及时协调专业人员义诊，积极应对突发状况，保障义诊有序进行。在活动后期，对义诊中的重要情况进行记录，总结义诊活动的效果与不足，及时跟领导汇报。

例2 医院某科室发生一起医疗纠纷，领导让你去调查，你打算怎样做？

【参考答案】

医疗纠纷是社会矛盾的一种特定的表现形式，对患者、工作人员以及医院影响很大，因而需要高度重视，谨慎调查。

第一步，先向科室当事人员收集资料了解情况，包括纠纷发生的原因、事情的前后经过、所牵扯的患者以及其他人员等情况并做好记录，以做到心中有数。

第二步，向患者及其家属分别进行调查，了解医疗纠纷发生的原因、患者及家属的想法与要求等。

第三步，将情况进行汇总，深入研究。上网搜集并调查此类医患纠纷的处理方式，为下一步的处理提供参考。

第四步，撰写研究报告，向领导汇报，说明个人观点，找出医院科室的薄弱环节，提出合理化建议以及纠纷防范措施。

例3 针对雾霾天气，领导让你组织一次保护环境的重要讲座，你怎么组织？

【参考答案】

我会认真听取领导的指示，尽最大努力理解和把握本次"环保"的主题，领会本次活动的精神，充分认识办好这次讲座的意义。既然是单位的重要讲座，我一定要充分了解同类讲座的经验，制订出详细的活动计划。在征求领导对活动计划的意见后，将工作人员分成若干小组，开展工作。成立讲座宣传组，做好本次讲座的宣传工作；成立协调组，协调讲座过程中与媒体、市政、交通、卫生、公安等单位的协调工作；成立秩序维护组，保障活动场地及讲座过程中安保工作。在具体组织过程中，要充分发挥宣传组的核心作用，通过实地调研、现场走访等渠道，深入了解环保讲座中的重点问题。在调查的基础上，充分了解宣传的目标人群。针对我市存在的环保核心问题，如车站的环境保护、垃圾分类的试点工作等，设立相应的宣传地点。以专家讲座、实物展示、环保知识视频等方式宣传环保的理念。在讲座过程中，务必体现参与性与互动性。讲座结束后，对讲座中的经验教训做好总结，写成总结报告，向领导报告。及时整理保护环境的好经验、好想法、好建议，积极宣传，为建设我们美好的家园贡献自己的力量。

二、矛盾协调型

1. 矛盾协调型试题解析

矛盾的普遍性要求医务工作者具有较强的协调能力，使单位科室内领导之间、同事之间以及每一个成员之间的行动都能达成服从整个集体利益的目标。更重要的是，要与患者之间建立信任关系，使患者能够配合治疗，不发生矛盾、冲突与怀疑等，保持整体平衡。与指挥不同，协调不仅可以命令，也可以通过调整人际关系、疏通环节、达成共识、达成约定等途径来实行平衡或完成预期目标。

2. 矛盾协调型试题解题思路

矛盾协调型试题实际上是考查考生能否从实际出发，按照国家的法规、医院的规章制度等，运用恰当的方式方法，及时排除障碍，理顺各方面关系，使工作向着预期的目标正常运行。矛盾协调型试题不是单纯的人际关系题，它比人际关系更为复杂。协调的最终目的是要与对方达成一个共识，以完成预期的工作目标或工作任务。通过应试者对问题的回答，考查应试者是否具有说服和驾驭对方的能力，从而考查应试者能否胜任本职位。

医际之间、医患之间的工作协调、矛盾化解都属于医务工作者正常的工作范畴。对矛盾协调型试题的作答可参考以下思路。

① 把握关键问题。冷静对待，从多个角度分析问题，找出问题关键。

② 提出解决方案。针对问题，提出科学合理的解决方案。

③ 圆满解决。注重方法，讲究策略，措施得当，事半功倍。

④ 总结提升。对问题进行全方位思考，总结经验，升华自己。

3. 真题精解

例1 你是一名急诊科医务人员，在你值班的时候，你的亲戚好友找你有急事，你会怎么做？

【参考答案】

仔细询问亲戚好友，了解急事的具体情况，性质等，再作出相应的判断。若是这件急事跟我的职业相关，比如亲戚身体不适或者受伤等，我会根据当时值班的情况，根据病情的轻重缓急来处理，先处理严重的患者，绝对不会因为私人关系优先照顾。若是亲戚有私事，我会跟亲戚说明我们急诊值班的原则，必须坚守岗位，不得擅离职守，看是否可以等我下班后再帮他处理，相信我的亲戚好友能够理解。若事情真的很紧急，我会向医院总值班医生请假，经值班领导同意并安排有关人员替代后，方可离开值班岗位。

例2　你是一名刚录用的医生，可是你们科室的护士长经常安排你去干一些护理工作，你如何处理？

【参考答案】

应该说这是一个很现实的问题。我在实习过程中也做过许多护理方面的工作，学到了很多课本上没有学到的知识。如果在工作中出现这种情况，我准备从以下几个方面处理。

① 尽自己最大的能力为科室提供服务，因为一个科室是一个团队，医疗跟护理工作关系密切，通过干护理工作，不仅为科室做了贡献，而且增进了医护之间的关系，让我更快地融入了这个大团队。

② 我会进一步提高自己的专业技术能力，提高工作效率，确保本职工作的完成，这是我工作的根本和重点。

③ 如果这些护理工作严重占用了我的专业时间或者存在明显冲突，我会及时跟护士长交流，把自己现有的工作汇报一下，争取在完成本职工作后再协助护理工作，我想护士长会理解的。

例3　领导让你负责紧急处理一件事，应配合的人不但不配合，还从中作梗，你怎么办？

【参考答案】

任何事情都不可能一帆风顺，有困难和挫折是难免的。冷静考虑发生问题的原因，及时找出应对方法，向应配合的人说明此事的紧急性和重要性，取得他的配合是非常关键的，并向他说明不配合的后果和他将要承担的责任。必要时向领导汇报工作的执行情况，以取得领导的支持与帮助。通过此事，反思自己，与同事相互帮助，积极沟通，创建和谐的人际关系。

第五章
自我认知题

第一节 自我认知题命题特点

一、基本概念

在医疗卫生人才招录考试中，无论采取何种形式的考核，都要遵循"人岗匹配"的原则，通过最初的专业理论考试到后面的层层选拔（技能操作和面试考试），最终选出符合招聘职位要求的优秀人才。卫生人才面试环节的设立，正是为了更加全面地了解应试者的特点，保障所选拔人员各方面的能力、素养与岗位相匹配。在卫生人才结构化面试的五个基础题型中，自我认知类题型与"人岗匹配"原则结合最紧密。

自我认知的概念是对自我的洞察和理解，包括自我观察和自我评价。俗话说"人贵有自知之明"说的就是对自己有正确的认识。这类面试题就是考查应试者对自己的认识、对岗位和职业的理解等。如果一个人不能正确地认识自我，看不到自己的优势，感觉处处不如别人，就会自卑，做事畏缩不前；如果一个人过于自信，就会骄傲自大，盲目乐观，导致工作的失误。因此，恰当地认识自我，实事求是地评价自己，是自我调节和人格完善的前提。

二、测评能力

自我认知题重点考查应试者对自身特质、能力的评价，了解应试者的求职动机、对职业的规划、对岗位的认识等。通过对此类试题的回答，考官可进一步了解应试者：一方面可获悉应试者的优缺点、兴趣特长、人生观、现实需要、择业动机、有无职业规划及人生目标等；另一方面可观察到应试者对岗位职责、工作要求、组织文化等内容有无清晰的认知。考官通过综合分析即可判定应试者能否足满足"人岗匹配"的要求。

第二节 自我认知题高分策略

自我认知类题目考查的内容主要有四个方面：自我介绍、求职动机、职业理解、职业规划。我们根据题目考查切入点的不同将自我认知类题型分为自我梳理、职业认知、职业规划三大类。

一、自我梳理类试题

1. 自我梳理类试题解析

虽然自我梳理类与职业规划类题型考查的切入点不同，但考查的核心和能力是一致的。自我梳理类题目出题形式直接反映自我认知与职位匹配类题型的考查要素，通过直接询问应试者的相关信息，如个人经历、性格特点等和岗位要求相关的信息了解考生是否符合职业要求。由于每个人的情况不一样，给出的答案基本也是不一样的。但是此类题目的考查核心是确定的，只要应试者能够把握题目考查的真正目的，以不变应万变，通过阐述自己的信息，向考官表明自己是一个优秀的人，是一个最适合本岗位的人，是能够成为一个优秀医务工作者的人。

2. 自我梳理类题解题思路

在回答此类题目时，应试者要掌握一定的逻辑顺序和答题原则，保证答题的层次性、条理性以及有效性，巧妙突出自己与本职位相关的优势。

答题时需遵循以下几点原则：真诚表达，充满自信，但不吹嘘；有技巧地运用事例、数字等来闪亮自己；重点突出与职位有关的优势以及爱好；展现自己积极、乐观、向上的人生态度，豁达开朗的性格以及团队协作能力等；少谈缺点，不宜谈对所应聘职位有明显影响的缺点，但可以谈一谈无关紧要的小缺点，确保自己能力结构中无明显缺陷；叙事要清晰，结构要合理。

答题时除了把握以上原则外，还要参考以下顺序进行。

① 按照题目要求先简单介绍自己的基本情况。

② 按照岗位需求，重点突出与职位有关的优势以及爱好。

③ 用具体事例、数据闪亮自己，让亮点与岗位相匹配。

3. 真题精解

例1　作为一名医务工作者，你认为你有哪些优势和不足？

【参考答案】

我是一名医务工作者，因为工作关系，能够接触各式各样的人，经常处理一些紧急事件，这就使我具有较强的为人处世能力，遇事冷静、做事果断。我有良好的沟通能力和协调能力，能够和同事建立起一种相互信任的合作关系。我具有较强的责任心和奉献精神，对患者认真负责，深受患者喜爱，医患关系融洽。俗话说"人无完人"，我身上也存在着不足之处，诸如社会阅历浅，工作经验少等，但是我坚信只要通过自身不断改正，并真诚、虚心地向别人请教学习，就一定能克服缺点，不断完善自己。

例2　谈一下你的人生观和价值观。

【参考答案】

人生观，是人们对人生问题的根本看法。正确的人生观可以指引我们选择正确的人生道路，指导人们从集体、社会的整体需要出发，用自己的劳动去创造人生业绩，成为一个有益于社会，有益于人民的高尚的人。错误的人生观会使人误入歧途，作出有违社会道德、有损人民利益的事。能否树立正确的价值观，做出科学、合理的价值取向，对一个人的发展至关重要。正确的价值观，有利于人们客观地分析自身的价值，发挥自身最大优势，为社会创造更大的财富。

我认为做人要正直、诚实、富有爱心，应该有所追求，弃恶扬善，做一个对社会和家庭有贡献的人，这样才能体现出一个人的价值。

例3　你认为在这次竞聘中你能成功吗？你对这次考试有信心吗？

【参考答案】

我相信这次应聘是非常公平的，我理论成绩优秀，操作考试成绩突出，我相信我会被录取。我性格开朗，善于沟通，在校期间一直担任班长，个人综合能力较强，有一定协调能力和沟通能力。我爱好学习，喜欢写作，有一定的文字撰写能力，在校期间，发表过论文三篇，在大学生辩论赛中曾获得过二等奖。我对这次应聘也做了充分的准备，我相信凭着自己出色的表现，一定能取得成功。我很喜欢这个医院，如果竞聘成功，我将不负领导厚望，努力工作，为医院做出贡献。

二、岗位认知类试题

1. 岗位认知类试题解析

岗位认知类试题重点考查考生对所应聘单位以及岗位的整体认知水平，通过应试者对岗位性质和工作要求的回答，来考查考生是否具备本岗位要求的素质和能力。医疗卫生系统所涉及的岗位主要有临床医学、护理、助产、检验、影像、药剂、管理、会计等专业。岗位不同，职责就不同，每一个应试者只有充分认识到自己的岗位任务和工作职责，才能做到专业化的科学答题。

2. 岗位认知类试题解题思路

医务工作者的岗位要求主要体现在以下三个方面：专业知识、职业情操、个人特质。

美国纽约东北部的撒拉纳克湖畔，镌刻着西方一位医生特鲁多的名言："有时，去治愈；常常，去帮助；总是，去安慰"。这段名言越过时空，久久流传，至今仍熠熠闪光。对于这句名言，有人说它总括了医学之功，说明了医学做过什么，能做什么和该做什么；也有人说，它告诉人们，医生的职责不仅仅是治疗、治愈，更多的是帮助、安慰。这句名言就是对医疗工作的真实写照。"去治愈"需要医务工作者具有丰富的科学知识和专业技术；"去帮助"需要医务工作者具有高尚的职业情操和良好的医德医风；"去安慰"需要医务工作者具有出色的个人特质。高度的责任心、爱心、奉献精神以及良好的沟通能力、服务意识等都属于个人特质的范畴。

岗位认知类试题可参考以下答题思路。

① 正确认识所应聘单位以及所从事岗位的工作性质。

② 说明认知专业知识（理论与技术水平）、职业素养、个人特质对岗位的重要性。

③ 结合自身具体情况，表明工作态度。

3. 真题精解

例1 你是如何理解医患关系的？准备如何处理医患关系？

【参考答案】

医患关系是在救治过程中医生与患者之间产生和发展的一种工作性、专业性的人际关系。医疗工作的目的是最大限度地帮助患者治疗疾病、恢复健康。患者为了医治疾病出于对医护人员的信任，将自己的疾病及隐私毫无保留地告诉医护人员。作为患者也应该尊重、信任、配合医护人员的工作，这样才能构建良好的医患关系。

要想建立良好的医患关系，我认为医务工作者不仅要有良好的职业素养、高度的责任心、扎实的理论知识、熟练的操作技能，还需要与患者在不同的时间进行恰当的沟通、解答患者疑问、增加患者的信任感。医生应该以患者为中心，积极为患者治疗。良好的医患关系可以促进患者早日恢复健康。

我将在工作中严格要求自己，用心去做，与患者建立融洽的医患关系。

例2 你怎样看待护理工作（护士这个职业），你准备如何去做？

【参考答案】

俗话说："三分治疗，七分护理"，护理工作虽然很平凡且琐碎但对患者来说非常重要。在患者住院的过程中，与其接触最多的是护士，高水平的护理不仅可以抢救生命、促进康复，更有助于构建和谐的护患关系。如果我是护士，会做到爱岗敬业，无私奉献，发扬南丁格尔崇高的人道主义精神，用"爱心、耐心、细心、责任心"去爱护每一个患者，用自己丰富的理论知识和精湛的技术主动热心地为患者服务，积极与患者沟通，建立融洽的护患关系。我想只要用心去做，在平凡的护理岗位上也能取得不平凡的成绩，也会得到别人的尊重。

例3　你为何选择了本所医院？

【参考答案】

我是本地人，在我儿时的记忆中，我院就是一所"高""大""上"医院，能够到咱们医院工作是我的梦想。后来我在本院实习，对医院有了更多的了解，也更加喜欢医院了。我院是省（市）级三甲（或者二甲）医院（如果是专科医院可以突出专科医院的特点，比如妇产科医院等），规模大、实力强、发展快。医院管理严格、设备先进、技术精湛、社会信誉高，深受患者喜爱。这里学习风气好，医患关系融洽，工作氛围好，非常重视人才的培养，能够学到更多的知识。这里还有我喜欢的老师，我们也建立了友谊，我想在这里跟老师们学习。据我所知，我所学的专业在我院是新兴科室，独立建科五年，业务量增长迅速，医院扶持力度大，已经成为市级重点专科，且人才队伍以中高级职称为主，年轻医师较少。因此，我认为这正是我进一步提高水平和展示能力的机会。我相信我的专业知识、写作能力、省级医院工作经历和专家人脉关系对医院该科室的发展有所助力，我也乐意把自己的青春和能力贡献给家乡的这所一流医院。

三、职业规划类试题

1. 职业规划类试题解析

职业规划又叫职业生涯设计，是指个人在对职业生涯的主客观条件进行测定、分析、总结的基础上，对自己的兴趣、爱好、能力、特点进行综合分析与权衡，结合时代特点，根据自己的职业倾向，确定其最佳的职业奋斗目标，并为实现这一目标做出行之有效的安排。近年来，有的发达国家为准确了解应试者的职业规划，开始实施了职业规划测试，包括性格、职业倾向、潜能、天赋等。事实证明，测试分值较高的人在以后的职业领域中发挥着更大的作用。

2. 职业规划类试题解题思路

在回答职业规划类试题时，需要应试者明确自己的岗位性质和工作要求，对以后工作有一个清晰的设想。

职业规划类试题可参考以下思路。

① 根据明确的职业进行针对性的科学规划。

② 表明自己的工作态度及方法，包括自己的工作态度、工作方法、责任感、人际关系、学习方法等。

③ 设定的近期目标、远期目标：近期目标包业务能力、医患关系、医际关系等；远期目标包括未来的成就、社会价值以及最终要成为一个什么样的人等。

3. 真题精解

例1　现在是学习型社会，要与时俱进，与医院共发展，你怎么安排你的学习？

【参考答案】

学习型社会，就是各行各业的所有人都应该不断学习。有句话说得好"活到老，学到老"。在不同的阶段，我们会遇到不同的问题需要解决。要解决问题寻求更好的发展，就需要根据实际情况学习新的知识与技能。一个好的员工，必须与医院制订的长期计划保持步调一致，主动学习，不断提升自己。

走向工作岗位后，我打算重点学习以下几方面的知识：首先要加强专业知识的学习，不断提高业务水平，成为"高、精、尖"人才，以丰富的知识和精湛的技术为患者服务；学习人际关系技巧、心理学等知识，并向身边优秀的同事学习，争取做一个领导赏识、同事喜欢、患者爱戴的白衣天使，为医院、为社会做出贡献。

例2　你对职位的近期目标和远期目标是什么？

【参考答案】

① 近期目标（一般是近三年）。（不能空谈目标，目标要与现实工作以及自身的追求相结合。）俗话说"不积跬步，无以至千里"。我首先要脚踏实地，尽快熟悉岗位，做好自己的本职工作，提升自己的诊疗水平。我会利用业余时间不断学习，争取掌握更多的知识和提高自己的能力。注重理论联系实际，不断总结经验，多和老同事沟通，请教工作经验，向周围优秀的同事学习，向成功人士学习，取长补短，不断提高自己的能力。

② 远期目标（一般是五年以上）。努力工作，成为科室骨干，取得在职研究生或博士学历，创建和谐团队，成为一个知名专家，为社会做出贡献，实现自己的人生价值。

例3　你对将要从事的工作有哪些认识？你打算怎样实现你的理想和抱负？

【参考答案】

我学的是麻醉专业，对这个专业有句描述：有小手术没有小麻醉。这说明麻醉工作具有高风险性，这就要求从事这个专业的工作人员必须特别严谨、细致，专业知识必须扎实、全面。另外，麻醉工作往往是独立完成的，经常面临独立决策，这区别于其他专业可以随时请教上级医师的情况，因此担当意识、风险意识、决策能力尤为重要。我认为，麻醉专业面对全院众多科室，麻醉安全直接关系到手术科室的业务开展和医院的声誉，因此我树立了"麻醉医生总有第二方案"的工作信念。

我将在以后的工作中，虚心求教，努力钻研，提升水平，严谨工作，无悔奉献，注重团队合作意识，用自己的所学和才智，解除患者痛苦，确保患者安全，促进科室发展，为医院安全运行贡献自己的力量，在这个过程中实现自己"关爱众生"的从医理想，实现自己成为优秀麻醉专家的梦想。

第三篇
结构化面试真题汇编

第一章
综合类面试题

综合类面试题245题

例1 请做一个自我介绍。

【参考答案】

内容：姓名、年龄、出生地、毕业院校、实习地点、个人优势等。重点是突出优势，例如，英语四级、计算机四级、曾担任班长、实习队长等，少说一些大众化的句子。

要掌握以下几点原则。

① 开门见山，简明扼要，一般最好不要超过三分钟。

② 实事求是，不可胡编乱造。

③ 突出特长，所突出的特长要与申请的职位有关。

④ 善于用具体生动的实例来证明自己。

⑤ 谈优点时要保持低调，语气平静，只谈事实，不用自己的主观评论。

⑥ 少谈缺点，也可以简单谈一谈自己克服缺点的愿望。

由于主考官喜好不同，要求自我介绍的时间不同。所以最好准备一分钟、三分钟、五分钟的介绍稿，以便面试时随时调整。一分钟介绍以基本情况为主，包括姓名、学历、专业、家庭情况等；三分钟介绍除基本情况之外，还可加上工作动机、主要优缺点等；五分钟介绍还可以谈谈自己的人生观，举例说明自己的优点等。面试时间一定把握准确，充分利用你的时间展现自己的才华，不能超时，不能时间太短，所以面试前的准备是必不可少的工作。举例，甲和乙均为医院管理专业的大学生，都非常优秀，同时应聘某三甲医院办公室人员，考试成绩并列无法取舍，主管部门又组织了一次面试，考官让他们做一个自我介绍。甲说："我今年23岁，毕业于××医学院，医院管理专业，山东人，父母都是老师，爱好音乐和旅游，身体健康，性格开朗，勤奋刻苦，做事一丝不苟，很愿意到贵医院工作。"乙说："我的情况简历上介绍的比较清楚了，需要强调的有三点：一是我喜欢读书，我的文笔较好，曾在报刊上发表过5篇文章，如果您有兴趣可以过目。二是我的计算机水平较高，可以熟练使用各种办公室软件。三是我的英语六级，口语水平也不错，能阅读和翻译英语书籍。"最后人力资源部录用了乙。

例2 你有何特长?

【参考答案】

所谓特长一般指的是我有的而别人没有的优点,或者是大家都有的但是我比别人强的优点。特长不一定要多,但要有所突出(结合自身具体情况回答,答题中注意通过举例闪亮自己)。例如:

① 我的性格开朗,待人热情,办事认真,有爱心和责任心,比较适合医疗服务工作。

② 喜欢阅读,容易接受新知识,有一定的文字撰写能力,在大学期间,发表过论文两篇。专业理论知识成绩较突出,年年获得奖学金。实习期间,能理论联系实际,技能操作水平较高,曾在2015年山东省大学生急诊急救技能大赛中取得了个人第二名的成绩。

③ 我有一定的组织协调能力、沟通能力以及团队合作能力,医患关系与医际关系融洽。大学期间一直担任班长。实习期间,担任实习大队长,处理过很多事情,使我得到了很好的锻炼。

例3 对"一个人的优点总是伴随缺点而存在"这句话你怎么理解?

【参考答案】

所谓"金无足赤,人无完人",有道是"人非圣贤,孰能无过",一个人在具备优点的同时存在一些缺点也是正常的。人的缺点和优点不能一概而论,比如优点可能存在于工作中,而缺点可能存在于生活中,对其工作并没有任何影响。用人时不能斤斤计较于其具体的优缺点,不能吹毛求疵,重要的不是寻找没有缺点的人,而是要善于用人的长处,善于创造良好的工作环境,使人充分发挥其优点。只要一个人在工作和生活中注重学习和改变,不断完善和修正自己,优点会越来越多,缺点会越来越少,就会为以后的成功打下基础。

例4 你刚参加工作,大家不认识你,让你做自我介绍时要注意哪些方面?

【参考答案】

刚参加工作,大家都不认识我,做自我介绍是必需的。通过自我介绍,大家会对我有一个初步评价,所以说自我介绍是很重要的。首先,我会简单介绍自己的姓名、年龄、毕业院校(别的可以先不说),让大家了解我。第二,我要表明自己在以后工作中的态度,工作方向等。第三,我要真诚地请求大家在工作中多帮助、多关照。第四,希望能得到大家的肯定,也希望有不足之处能给我指正,以求进步。第五,如果大家需要我帮忙出力时,请告诉我,我会尽力去做。

例5 你是在哪家医院实习的,服务质量如何?你学到了什么?

我是在××医院实习的,总的来说,医院的医疗服务质量很不错,大多数的医护人员都很敬业,对患者很负责,服务态度很好,工作很认真,技术水平也很高,患者比较满意,但也有少数工作人员的服务态度和沟通技巧需要进一步提高。

通过在该医院的实习,我学到了很多东西。

① 理论要联系实际,用实践来巩固自己所学的专业理论知识,才能学以致用。

② 医疗卫生工作关系到患者的生命健康,是个高风险的行业。作为医务人员必须严格遵守操作规程跟查对制度,工作必须细心、认真。任何的疏忽大意都有可能造成严重的后果。

③ 服务态度很重要,对待患者必须热情、周到、负责,才能取得患者的信任。阳光的心态、灿烂的笑容,会让同事和患者感到温暖!

④ 沟通是一门很重要的学问。及时与领导、同事沟通,可以建立良好的工作协作关系;及时与患者沟通,可以建立良好的医患关系。

⑤ 学习很重要,无论是医学知识、还是做人处事,都需要我们不断学习、改进,才能不断提高和超越,才能更快地迈向成功。

例6 你怎样看待以往实习中的细节失败?

【参考答案】

失败是人生很重要的财富，每一次失败都能让我们看到自己的不足。只要是失败，我们就应该主动找出原因，总结经验，避免再犯。看到别人的失败，我们也要多思考和总结，避免自己发生同样的事情。我在实习中也发现，即使是一个小小的细节失败，也可能对患者影响巨大，直接影响患者的疾病康复、心理状况以及对医务工作人员的信赖。医疗护理工作由很多琐碎的细节组成的，工作态度和技术水平任何一个细节都不能出现失误，细节决定成败，只有把每一个细节做好了才能成功。

例7 你在实习工作中遇到的最大挫折是什么? 你是怎样处理面对的?

【参考答案】

结合自身经历举例回答遇到的挫折。面对挫折要做到以下几点。

① 要敢于面对，哪里跌倒就从哪里爬起来，不要惧怕困难，要敢于向困难挑战。

② 要认真分析失败的原因，寻根究源，俗话说失败乃成功之母，在挫折中掌握教训，为下一次奋起提供经验。

③ 要在平时的工作中要加强学习，人的一生是有限的，不可能经历所有的事，要从别人的经验中吸取教训。

④ 可能由于当局者迷或者知识经历的不足，自己对于挫折并没有特别好的处理方法，这时可以求教自己的亲人朋友，群策群力渡过难关。

例8 你认为你所实习的医院在哪些地方不合理，你是怎样处理的?

【参考答案】

我在实习过程中，发现我实习的医院，咨询服务台少、为残疾人以及其他行动不便的患者提供的设施比较少。针对以上情况，我和同学一起，首先进行了调查，比如计算一周内进入医院的残疾人人数和行动不便的患者，请他们填写一些问卷调查等。调查结束后，写一份详细的调查报告并提出合理化建议（分析患者的需求、满意度；需要添加的设备；提出切实可行的方案供医院参考），交给医院有关部门，希望能够得到医院的解决，让患者更加满意。

例9 你喜欢和什么样的人交朋友?

【参考答案】

我喜欢和正直、善良、诚信、优秀、有上进心的、能团结互助的人交朋友。俗话说"近朱者赤，近墨者黑"，朋友对自己的影响是非常大的。我希望和优秀的人在一起，不断学习他们的长处，听取他们的建议，改正自己的缺点，从而让自己更优秀，让自己更快地成功。当然我会真诚地关心和帮助别人，建立真挚的友谊，一同走向成功。

例10 你朋友对你如何评价，你认为客观吗?

【参考答案】

朋友说我是一个容易交往并且值得交往的人，是个有情、有趣、有智慧的人，我认为朋友对我的评价还是比较客观的。这与我的交友原则是分不开的：诚信原则，孔子说"人而无信，不知其可也"，真诚待人，才能取得别人的认可；谦虚原则，与朋友交往要平易近人，不能恃才高傲，这样才更有亲和力；主动热情，竭尽全力帮助朋友，交际是双向的，只有双方共同付出，才能保证友谊的长久。朋友对我这样评价，也与我的人生观、价值观密不可分。我注重学习，积极向上，一直在努力提升自己，做一个对社会、对家庭有贡献的成功人士，也是我一生的追求。

例11 谈谈做人与工作的关系。

【参考答案】

"工作即做人"是美国通用公司训导员工修身励志的第一课。做好工作和干好事业的基本前提是学会做人。一个人的工作水平与其做人水平是相辅相成和相得益彰的。工作没有技能不行，而不懂做人道理、做人标准、做人原则和做人艺术也同样行不通。"会做人"是指做人要具有良好的道德修养，并能按道德标准处理好各种社会关系；"能做事"就是在一定社会关系中充分发挥自己的才智，做好各方面工作并获得社会认可。只有道德高、能力强，有良好的沟通能力和社会适应能力，才会取得更大的成功。

例12　如果用人单位要求高学历，你怎么看？

【参考答案】

大多数人都认为高学历者接受的教育多，掌握的知识相对丰富、全面和扎实，在高和低之间当然择优择高好，与其以后花钱去培养和培训低学历者，当然不如一步到位好。高学历不等于高能力，但能力的考核不是一时能完成的，所以只有以学历这个标准来衡量能力，很多的单位在验收和升级时对职员的素质有一定的要求，所以单位也需要招收高学历的职工。用人单位应该结合实际与需要，不能盲目，一概而论，要充分发挥人才资源，否则对人才、对社会都是一种浪费。

例13　你对招聘单位要求有工作经验和年龄限制怎么看？

【参考答案】

有的工作部门需要丰富的工作经验，对年龄也有限制，比如招聘科主任、护士长，这是很正常的。如果大部分部门招人都要有工作经验和年龄的限制，这就很没有必要。所有的单位都希望把经验丰富的人网罗到自己名下，这很不现实，对就业者特别是应届生也是很不公平的。其实用人单位应该端正自己的心态，看到不同人才的优缺点。比如，初出校门的学生虽然没有经验，但年轻，精力充沛，可塑性强，便于规范培养与管理。用人单位应该有自己的人才储备计划，合理招聘。培养人才，留住人才，才是关键。

例14　你怎样看待这次竞聘中的机遇和挑战？

【参考答案】

机遇是我们自己要抓住的，挑战则需要我们坚强的性格和不屈的毅力去克服的。这次医院招聘对于我来说就是一种机遇；参加这次竞聘的人很多，优秀的人也很多，这对我就是一种挑战。美国哈佛大学有句著名的校训："时刻准备着，当机会来临时你就成功了。"我认为只有通过平时不懈地努力和付出，不断地提升自己的能力，当面对机遇和挑战的时候，才能脱颖而出，取得成功。我平时就比较努力，学习成绩好，再加上考试前的积极准备，我相信会在竞聘中取得成功。

例15　从应聘时"拣纸团"从而取得竞聘成功的这个事例，你得到了什么启示？

【参考答案】

机会总是留给那些有准备的人，细节决定成败，素质成就未来。我认为如果想取得成功，就要从小事做起，才能赢得干大事的机会。另外，还要不断提升自己的素质，加大自己的优势，时刻准备着，当机会来临时，才能很好地把握机会，从而取得成功。

例16　你怎么理解"优秀是一种习惯"这句话？

【参考答案】

这句话是古希腊哲学家亚里士多德说的。如果说优秀是一种习惯，那么懒惰也是一种习惯。每个人习惯的养成，除了各人天性不同外，很大程度上是家庭影响和社会教育的结果。我们的一言一行都是日积月累养成的习惯。我们要善于总结，把优秀变成一种习惯，使我们的优秀行为习以为常，变成我们的第二天性。当我们习惯性地创新思维，习惯性地认真做事情，习惯性地欣赏别人时，我们会变得更完善，在不知不觉中走向更优秀。

例17　请你谈谈对薪资的要求？

【参考答案】

我对工资没有硬性的要求，我相信医院在薪资问题上会有合理的安排。我注重的是找对自己喜欢和适合自己发展的工作单位，把握目前的就业机会。只要条件公平，我不会计较太多。我认为，只要我们大家都努力工作，为医院做出贡献，医院兴旺发达了，我们的待遇就会越来越好。

例18 你家人是否支持你报考我们医院？

【参考答案】

父母非常支持我报考我们医院，这也是我在对自身及医院全面情况进行综合分析的基础上而做出的选择。父母听取了我的想法，给了我很好的建议，也尊重和支持我的选择。贵医院规模大，发展快，专业技术水平高，在社会上享有很好的声誉，能给我提供很好的发展空间，我相信我能在这里学到知识，得到锻炼，我非常珍惜这次机会。也希望能应聘成功，成为医院的一员，为医院做出自己的贡献。

例19 有人只重视第一志愿、第一规划，而忽视第二志愿和第二规划，对此你怎么看？

【参考答案】

很多人都比较注重第一志愿或者第一规划，从高考报志愿到未来的职业规划，很多人都是这么做的。诚然，在树立了目标之后勇往直前，破釜沉舟地坚持下去很重要，因为第一志愿或者第一规划代表的是我们最期望的结果，重视并不为过。如果坚持能带来好的结果那当然是每个人都期望看到的，但是现实中却有很多人明明自己的第一志愿或者第一规划不切合实际，或者根本不适合自己依然坚持不懈，那这种就不叫坚持了，应该叫执拗。曾记得在高考填志愿时有人告诉我第一志愿好好填，第二或者第三志愿随便填填就行，但我并没有这样做，事实上我认真地对待了我的每个志愿。

中国有句古话叫作："智者要有勇有谋"。只重视第一志愿而忽视第二志愿的人就是勇者，而不是智者。人要想成功既需要勇更需要谋，所谓第二志愿或者第二规划就像是给自己的一个后路，不给自己留后路的人一旦失败，便可能无路可走。破釜沉舟也是有前提的，那就是自己一定要有足够的实力。所以每个人都应该首先认清楚自己，在量力而行的基础上再去全力以赴，对于个人职业规划更应如此。因此在以后开展工作过程中要重视自己最初的规划，但是更要有备无患，要科学规划自己的职业和人生。

例20 竞聘如果不成功的话，有何打算？你会改行吗？

【参考答案】

我相信这次应聘是非常公正、公平的，我做了充分准备，凭着自身优势（理论考试和技能考试成绩优秀），我相信自己会成功的。如果不成功说明我还不够优秀，我会总结经验教训，找出差距，加大自己的学习力度，争取在下次应聘中取得成功。我非常喜欢这个职业，一般是不会改行的。

例21 如果你应聘成功，你愿意到哪个科室工作？

【参考答案】

我将听从领导安排，也愿意到忙碌的和条件艰苦的科室去工作，既可以多学习知识，也可以挑战自己，提升自己的能力，为医院做贡献。无论在哪个岗位工作，我都会遵守医院的规章制度、爱岗敬业、无私奉献，在工作中多向有经验的同事学习，我相信只要用心去做，平凡的岗位也能做出不平凡的贡献来。

例22 国家正在大力发展社区卫生，我市卫生局决定，从今年起所有新录用的医务人员，必须到乡镇社区卫生院服务5年，你认为在社区你的作用大还是在市级医院作用大？

【参考答案】

国家大力发展社区卫生服务事业是利国利民的政策，作为新录用的医务人员，到基层进行锻炼是非常必要的，而且基层的工作也非常重要，因此我不会抱怨，而是以积极的心态去基层锻炼。发挥作用的大小，我认为要辩证地看。到基层去工作，能够丰富我的基层工作经验，提高我的基本业务水平，是为以后更好地做好工作打下良好的基础。然而市级医院能够接触到的病种多样，锻炼的机会相对也多，业务水平能得到很大的提升，有了之前在社区积累下的经验, 我相信我能发挥更大作用。

例23 上岗后你被抽调到基层卫生院工作, 你会做哪些准备工作?

【参考答案】

作为新录用的医务人员, 到基层锻炼是非常必要的, 而且基层卫生院的工作也非常重要, 因此我不会抱怨。我会以积极的心态去对待, 希望通过这次锻炼丰富我的基层工作经验, 为以后的工作打下良好的基础。我会做好以下准备。

① 请示领导, 了解去基层卫生院的具体工作任务。

② 通过网络了解当地卫生院的政策和措施。

③ 了解当地卫生条件、患者需求及薄弱环节。

④ 制订工作计划, 找出工作重点。

⑤ 准备工作所需物品, 充分做好准备。

例24 如果你被分配到不满意或未接触过的工作岗位, 你将怎么办?

【参考答案】

无论工作岗位、内容、形式如何, 性质都是一致的, 都应该听从领导安排, 努力干好本职工作。因此, 无论领导把我分配到哪个工作岗位上, 我都会服从, 并通过自己的努力向领导证明自己是可以胜任这份工作的。

由于各人的能力、特点、专业等方面不尽相同, 就客观存在与岗位匹配度的差异。我相信领导是纵观全局而做出的决定, 肯定有自己的道理。我会快速进行针对性的学习, 熟悉岗位工作职责, 多向有经验的同事请教, 尽快地适应工作。

如果我认为自己确实不适应目前的岗位, 或者有更合适的岗位让我能发挥自己的特长, 我会跟领导积极沟通。

例25 走向新的工作岗位后, 你将如何提高自己?

【参考答案】

要有对新岗位的兴趣, 做好工作的决心, 同时也要有克服困难的信心, 做到勤奋、敬业。(结合自己具体的岗位谈一谈) 先从基本的工作事务入手, 尽快熟悉自己的业务, 遵守工作职责和操作流程, 不出差错事故。注重理论联系实际, 不断总结经验, 提高业务能力, 把工作热情转化为现实成果, 从而展现自己的能力。听从领导安排, 认真完成领导安排的各项任务。虚心向同事请教, 向他们学习业务知识和做人处事的方法。严于律己, 宽以待人, 真诚地关心帮助他人, 多查找自己的不足, 多学习别人的长处, 工作中多交流, 创建和谐的工作氛围。为单位和科室做出自己的贡献。

例26 请结合应聘岗位, 谈谈学习的重要性。

【参考答案】

① 俗话说得好"活到老, 学到老", 这句话让我们充分地认识到学习的重要性。

② 学习可以让我们的专业知识更扎实, 技术水平更高。

③ 学习可以让我们更好地提高自己的综合能力和沟通水平, 促进医患关系和谐, 协调解决好各种复杂的问题。

④ 在科学飞速发展的今天, 知识更新快, 创新不断涌现, 患者要求不断提高, 不学习就会被社会所淘汰。

⑤ 作为一名医务工作者, 只有保持终身学习的习惯, 才能不断提高自己的综合实力, 更好地为患者服务, 为社会做贡献。

例27 请谈谈专业知识在医疗护理工作中的重要性。

【参考答案】

① 我们所从事的医疗护理工作, 关系到患者的生命健康, 一个小小的失误就会影响患者的治疗效果, 甚至会断送患者的性命, 只有丰富扎实的专业知识才能更好地救治和服务患者。

② 只有丰富的专业知识，才能为患者提供高品质的服务，减轻患者的痛苦；才能及时发现病情变化，及时治疗；才能赢得患者的信任，建立融洽的医患关系；才能防止差错事故和医患纠纷的发生。

③ 我会牢记工作职责与使命，不断钻研与精进自己的专业知识，学习国内外先进经验，为维护患者的生命健康用心去做，在医疗卫生行业上贡献我全部的力量。

例28　现在是学习型社会，要与时俱进，与医院共发展，你打算怎样安排你的学习？

【参考答案】

① 学习型社会，就是各行各业的人都应该不断学习。作为一名医务工作者，肩负着救死扶伤的重任，关系到医院的发展，学习尤其重要。不同阶段，会遇到不同问题，我会根据实际情况制定不同的学习计划。

② 新入职阶段，首先要加强理论知识与专业技能的学习，尽快胜任工作岗位。

③ 以优秀的同事为榜样，取长补短，不断提高自己的综合素质与服务能力。

④ 工作稳定后，加强专业领域的新知识、新技能的学习，积极申请进修学习等。

⑤ 一个好的员工，就必须与医院制定的发展计划保持步调一致，自动自发地提升自身能力，使自己学有所长，成为专业优秀人才，为医院做出贡献。

例29　你打算工作后继续学习深造吗？

【参考答案】

我是一个比较注重学习的人，通过学院四年的努力学习，提高了我的理论知识水平以及个人能力，让我获益匪浅。我会一直保持利用空闲时间来学习的好习惯。工作后，我们将面对复杂的工作和医患关系，更需要我们加倍努力学习。

俗话说"活到老，学到老"，由于社会的发展、科学的发展和工作的需要，医务工作者需要终生学习专业知识和社会知识，才能更好地为患者服务。

如果有合适的机会，我当然会考虑继续深造。只要对自己所做的工作确实有价值，而且也需要获得更多的教育才能在这一领域做得出色，我当然会毫不犹豫地去学习。

例30　有人说干一行爱一行，有人却说爱一行才能干一行，你如何理解？

【参考答案】

干一行爱一行，是从敬业精神讲的，它要求每个人热爱自己的岗位。爱一行才能干一行，是从择业观讲的，是说人只有在自己兴趣爱好的基础上选择自己喜爱的职业，才能很好地干好所从事的工作，正所谓爱好是动力。我认为在择业时，最好能做到爱一行干一行。因为这个行业是你所喜爱的，你才会有热情去做好这一行，也才能更好地发挥自己的天赋。而当你做了一行后，不管这个行业是否是你喜爱的，你都要干好，这是一个人的职业道德和敬业精神。我选择这个岗位，是在理智地分析了自己各方面情况后做出的决定，我坚信这是一个正确的选择。

例31　领导给你安排的工作都比较琐碎，你打算怎么做？

【参考答案】

我认为任何一份工作都有其内在的特点和规律，繁琐与否，本身就是一个相对的概念。每个整体都是由部分组成，一份工作也是由无数个细小部分组成的。同样的一份工作，有的人做起来游刃有余，有的人却力不从心，这主要是工作效率问题。如果我们忽视工作方法，不注重提高工作效率，即便是常规的工作，在一些人的眼中也可能会变得烦琐不堪。如果我们在工作开始前就合理安排，在工作中注重创新，勤做总结，那么烦琐的工作也会变得井井有条。

医疗护理工作本来就很琐碎、很繁杂，但每一件小事都对患者影响巨大，不容忽视。我将从以下几个方面做起：一是保持积极乐观的心态，竭尽所能做好自己的工作，用事实证明自己的能力；二是注重工作质量，把每一个工作细节都做到最好；三是注重工作创新，不断总结和反思，及时发现和解决问题，能应对工作中的各种挑战。细节决定成败，态度决定一切，我认为只有把小事干好了，能力提升了，才能得到大家的认可，才能得到干大事的机会。

例32　长期从事比较琐碎的工作会丧失进取心，谈谈如何保持进取心。

【参考答案】

我认为一个人在工作上的进取心，取决于他的职业目标，或者说是工作动机。我想成为一名为优秀的医务工作者，为患者的生命健康保驾护航，长期从事比较琐碎的工作，是我实现工作目标所必经的一个过程，我会牢记自己的目标，时刻保持自己的进取心。

正确认识我们的工作，我们每天的工作就是有很多细节组成的，但是我们不能因为琐碎而敷衍了事，因为一个细节的缺失都会严重影响患者的生命健康，所以我们要保持高度的责任心和进取心。

"千里之行，始于足下"，虽然工作很琐碎，只要我们每天保持好的心态，不断去学习和改进，就会找到新思路、好方法，个人能力就会得到提升，为成功打下了良好的基础。

学习和发展各种兴趣爱好，让自己的业余时间过得充实满足。与同事团结协作，促进家庭和睦，积极向上，每天都用良好的心态来对待地工作。

例33　习近平总书记多次强调共产党人要"不忘初心，牢记使命"，2019年6月1日，在北京做了专题教育会议，请结合应聘岗位，谈谈对这话的理解。

【参考答案】

①为中国人民谋幸福，为中华民族谋复兴，是中国共产党人的初心和使命，是激励一代代中国共产党人前仆后继、英勇奋斗的根本动力。

②习近平总书记在专题教育会议上提出了"守初心、担使命、找差距、抓落实"的要求，希望全党把开展主题教育同完成改革发展稳定各项任务结合起来，团结带领全国各族人员把党的十九大绘就的宏伟蓝图一步步变成美好现实。

③在全党开展"不忘初心，牢记使命"主题教育，彰显了我们党执政为民的初心、勇于自我革命的恒心和夺取伟大胜利的恒心，意义重大，影响深远。

④作为一名医务工作者就要学而有思，学以致用，认真查找自己的不足，把责任扛在肩上，奋发有为。在工作中要修医德、强技能、铸医魂，永远牢记救死扶伤的职责，全心全意为患者服务，做新时代的优秀医务工作者。

例34　习近平总书记在"五四"青年节上说："青年朋友们，人的一生只有一次青春，现在，青春是用来奋斗的；将来，青春是用来回忆的。"谈谈你在工作岗位中如何度过你的青春。

【参考答案】

①"现在，青春是用来奋斗的；将来，青春是用来回忆的"，这是习总书记对青春的理解，也是对所有青年人的激励。青春年少，精力充沛，应该要有正确的人生观、价值观选择自己的人生之路，不怕困难和挫折，百折不挠，积极向上，努力奋斗，就一定会使人生升华和改变，就会做出一番成绩的。只有进行了顽强拼搏的青春，为社会、为人类做出了贡献的青春，才会充实、无悔，才会留下美好的回忆。

②青年关乎国家的发展、社会的进步、民族的未来，每个青年人都应该认识到自身的时代责任感，都应该在青春时代努力奋斗，在奋斗中让青春无悔。

③我即将走向临床一线，我会谨记工作职责，努力拼搏，全心全意为患者服务，成为一名德艺兼备的优秀医务工作者，为医院、为社会贡献自己的青春与智慧。当我老去，回忆青春时也一定会是无怨无悔的。

例35　你怎么理解"工作不应失去激情"这句话？

【参考答案】

很多新同事，在刚开始工作时，总是意气风发，对刚接手的工作充满激情。为了做好自己的工作，会努力学习新知识，想办法提高自己的业务水平。然而，随着工作的深入，在对行业有了一定的了解，业务也能娴熟处理时，却失去了往日的工作激情，做着简单而重复的工作。虽然每天还是工作，但懒于学习，很多人会感到工作的无聊。

比尔·盖茨有句名言："每天早晨醒来，一想到所从事的工作和所开发的技术将会给人类生活带来的巨大影响和变化，我就会无比兴奋和激动。"只有热爱工作，才能把工作做到最好。一个人在工作时，如果能精进不息，充分发挥自己的特长，那么即使是做最平凡的工作，也能成为最精巧的工人；如果以冷淡的态度去做哪怕是最高尚的工作，也不过是个平庸的工匠。

激情是不断鞭策和激励我们向前奋进的动力，对工作充满高度的激情，可以使我们不畏惧现实中所遇到的重重困难和阻碍。激情是工作的灵魂，甚至是工作本身。当自己满怀激情地工作，并努力使服务对象满意时，我们所取得的效果和获得的利益一定会增加。

如果把干好一件事情看作是对自己能力的一种挑战，就会把自己能够发挥的全部激情都投入到其中去，这样就会取得更大的成功。

例36　每天面对患者，你如何培养自己好的心态？

【参考答案】

第一种方法：改变态度。改变了态度往往就能产生激情，有了激情就有了奋发向上的斗志，结果往往就会发生变化。心态可以影响人的行为，行为可以改变人的命运。在工作和生活中，我们应该以积极的心态对待遇到的每一件事，只有这样才会把每件事做好。

第二种方法：享受过程。保持积极乐观的心态，享受做好每件事的过程，在过程中体会快乐，收获意想不到的结果。

患者是一个特殊的群体，正遭受着疾病的折磨，心情不好，我们应该保持积极阳光的心态，发挥白衣天使的作用，给予关爱，让他们感受到生活的温暖，给予鼓励，帮助他们树立战胜疾病的信心。

例37　你如何在工作中培养成功的心态？

【参考答案】

积极的心态可帮助人成功，拥有积极心态的人，哪怕失败也会总结经验，吸取教训，最终走向成功。我会从以下几个方面培养成功的心态。

① 制订自己人生的奋斗目标，并不断为之奋斗、努力。

② 学会欣赏和赞美他人，每天说鼓励他人的话语，做鼓励他人的事情，不断学习他人的成功之处，培养自己成功的心态。

③ 面对挫折不气馁、不灰心，并在每一次失败中发现自己的不足，在总结中不断走向成功。

④ 培养自己精益求精的习惯，并以耐心和热情保持这种习惯，使习惯变成一种爱好。避免懒散的心态，防止懒惰导致人消极。

⑤ 改掉坏习惯，对于别人的错误要引以为戒。

⑥ 对于善意的批评虚心接受，不采取消极的反应。勇敢面对批评，通过别人的评价找到自身的不足，不断完善自我。

⑦ 信任同事或周围的人，以更多的关爱与付出回报帮助过自己的人。

⑧ 明确自己的目标，不断挑战自己，克服一切困难，走向成功。

例38　你怎么看"活着的每一天都是特别的日子"这句话呢？

【参考答案】

在医院工作经常会见到生离死别，经常会明白遗憾是什么，所以应该最懂得珍惜"活着的每一天都是特别的日子"。活着，每一天，每一分钟都是那么可贵。如果你想找老朋友吃饭，不要等，就这一天；如果你想去唱歌，不要等，就这一天。如果有什么值得高兴的事，有什么得意的事，现在就要听到，就要看到，现在就去做。不要把好东西留到特别的日子才用，活着的每一天其实都是特别的日子。活在当下，珍惜眼前，努力工作，创造未来。

例39　你怎么理解"生命是一种过程"这句话？

【参考答案】

事情的结果尽管很重要，但是过程也一样重要。因为结果好了我们会更加快乐，但追求过程让我们感到生命很充实，很有意义。人生命的最后结果一定是死亡，但我们不能因此说我们的生命没有意义。

例40　你的英语几级？请谈一下英语在工作生活中的用途。

【参考答案】

四级（或六级）。英语是我们生活中不可缺少的一部分，在学校生活、家庭生活和社会生活中随处会用到，如电脑、一些药物、器械的使用说明书等。此外，外国人在本地住院以及将来出国学习都会用到英语。随着国际文化的交流，英语的用途会更多，每个人都应该学好英语，适应时代的发展。

例41　请谈谈上网的利与弊。

【参考答案】

随着人们生活水平的不断提高，现代科技的迅速发展，网络成了我们获取知识、生活娱乐的重要平台。网络可以增强信息交流、促进知识更新、推动经济发展，并以快捷、灵活、丰富的优势，改变了人们获取信息的方式，扩展了学习内容。但由于种种原因，网络也存在一些弊病。如：有人在网上发布、传播、浏览各种虚假、黄色信息，网络环境虚拟、语言粗俗、格调低下，网上聊天交友不负责任，并引发了一些社会问题；少数人利用网络从事违法犯罪活动；一些青年受了网络的不良影响，影响了学习和工作。由此可见，网络给我们带来的有好也有坏。我们要充分利用网络信息的作用，倡导"绿色上网"，提倡文明上网，创造全新的网上生活方式，做有正义感、责任感、上进心的合格网民。

例42　许多网民在网上随便发表言论，一些媒体和政府官员也在网上发表一些看法和意见，你对此有何看法？

【参考答案】

电脑的普及和网络的广泛应用，很大程度上方便了网民发表自己的看法、反映工作问题问题。公民有言论自由，网络发表言论的方式，方便了政府、媒体与网民之间的信息传播。政府和媒体可以听到网民的心声，及时了解事实真相，及时发现被忽视的问题，为社会发展和制度的改革提供了依据。媒体和政府官员在网上发表见解，可以让网民了解媒体和官员的想法，起到舆论的监督作用。虽然网络中也存在虚假及不健康信息，但我认为需要用辩证地看待网络。只要每个人都自觉抵制不良信息，发挥网络强大的力量，便能使其更好地服务于我们的生活。

例43　在微博上常常有热心的民众自发组织一些公益活动，对此你怎么看？

【参考答案】

此类公益活动有很大的社会意义，能让困难者得到了及时帮助。对于参与慈善的群众来说，通过网络等途径帮助别人，付出了爱心，促进了社会和谐，为社会主义核心价值建设的推进奠定了良好的基础，推动了我国慈善事业的发展。这也是社会发展和进步的体现。但网络也有虚假跟欺骗，我建议大家做慈善时要正确分辨，不要让自己的爱心被利用。

例44　你怎么看待网络购物？

【参考答案】

近几年，随着互联网的普及，网上银行业务的全面开通，网络购物已成为一种常态的购物模式，得到越来越多民众的认可和积极参与。但是，由于这种购物模式产生的时间尚短，无论是经营者、消费者还是监管部门，各方面处于摸索阶段，导致网络购物存在一些较为明显的缺陷，在遇到购物纠纷的时候很难进行及时有效的沟通。其中个别网店的不法行为还给网民造成了经济损失，产生了不良的社会影响。

网络购物虽然在现阶段存在这样、那样的问题，但是已取得了快速的发展，从小范围的施行到大范围的推广，获得越来越多的消费者的认可。而任何新鲜事物的产生、发展阶段都会遇到不同的问题，为了更好地解决这些问题，促进产业的良性发展，我认为需要政府相关的部门制订有针对性地规范措施，保护网购民众的利益。同时，也需要广大网络经销者自觉遵守相应的法律法规，与广大网民一起携手促进网络购物这一行业更快、更好的发展。

例45　请谈谈规矩和创新的关系。

【参考答案】

没有规矩不成方圆，所谓规矩就是法规、规则、政策。一个没有规矩约束的社会是一个混乱无序的社会；一个单位没有规矩的约束也是一片混乱，这说明了我们无论干什么事情都要守规矩，按照法律、法规和程序办事。有的人做事情都想按照自己的想法、自己的见解去做，这并不是一件坏事，但是在创新的基础上一定要有规矩，要适可而止。我们也不能为了强调规矩而按部就班、墨守成规、不思进取。所谓创新就是求新、求异、求变、求发展，创新是人类进步的灵魂。我们要把上级精神跟实际结合起来，大胆创新、开拓进取、与时俱进，只有这样才能更好地为人民服务。在以后的工作中，我一定会争取做一名既严守规矩又有能创新的优秀医务工作者。

例46　俗话说"没有规矩，不成方圆"，可是又有人说要创新就不能守规矩，你怎么看？

【参考答案】

作为领导或员工，有严明的组织纪律和规章制度约束，有利于成长和发展。但也不能过分强调规矩，不能墨守成规，要与时俱进。创新和规矩不是矛盾对立的，而是紧密联系在一起的、辩证统一的，问题在于度的把握，要在规矩和创新之间把握好尺度。倡导创新精神，突破传统观念，为创新创造一个宽松的环境。

例47　你如何理解"竞争求生存，创新求发展"这句话？

【参考答案】

所谓"物竞天择，适者生存"，在现代社会要想成功就必须具备参与竞争的素质和勇气。创新是一个民族发展的灵魂，要发展就不能墨守成规，要不断创新，不断探索新的途径。创新与发展二者是密不可分的，正是日益激烈的竞争促使我们必须要加速发展，而要发展又必然有创新，只有不断创新才能适应变换的环境，从而提高竞争能力。所以，我们要有秉承创新的精神，在竞争中求生存，在创新中求发展。

例48　你对"子非鱼，焉知鱼之乐？"这话如何理解？

【参考答案】

① 这句话出自战国时期的《庄子·秋水篇》一书，是庄子与惠子在河边游玩，看到鱼儿在水中畅游，他们辩论鱼儿是否快乐时说的话。用以告诫人们，不要以自己的主观意识形态对别人妄加揣测，有"己所不欲，勿施他人"的含义。

② 这句话对我们有很大启发。当今医患关系紧张，患者服务要求不断提高，作为医务工作者来说，应该以此引以为戒，在工作中要少一些自以为是和经验主义，要多一些换位思考和沟通交流。只有真正了解患者的内心世界，才能做到"想患者所想，急患者所急"，为患者提供优质医疗服务，赢得患者的信赖。

例49　有人说："一个篱笆三个桩，一个好汉三个帮，"但也有人说："一个和尚挑水吃，两个和尚抬水吃，三个和尚没水吃。"请结合工作实际，谈谈你的理解。

【参考答案】

"一个篱笆三个桩，一个好汉三个帮"这句话的意思是说一个篱笆想要稳固就需要三个桩的支撑，一个人之所以有成绩少不了其他人的帮助。一个人的力量总是薄弱的，而且一个人的知识面也不可能宽广到什么都精通，所以，我们在工作中应该抱着谦虚和好学的态度不断向别人学习，从而完善自己取得进步。这句话还说明了个人的成功离不开众人的帮助和支持，充分强调了团结合作的重要作用。"三个和尚没水喝"，说明如果在集体中个人职责分工不明确，竞争机制不健全，奖惩机制不合理，成员之间不团结，团队精神无合力，事情就会变得一团糟。引申到工作当中：我们一要思考原因，寻找根源；二要合理用人，而且要组织协调好员工之间的工作关系，使其各尽其能；三要明确职责，按制奖惩；四要定编定岗，引进竞争机制；五要珍惜荣誉，激发合力；六要集体决策，共同商量；七要遇到困难，共同克服。

例50　责任有时候就意味着付出，你是怎样理解的？

【参考答案】

责任有时候就意味着付出，无论在工作还是生活中确实如此，我是这样理解的。

① 责任更多的是对自己能力的肯定，是大家对自己的信任。大家都乐于把工作交给责任感强、工作能力强的人，而经历得多个人能力就会提升地更快，这是一个良性循环。因而，如果自己承担的责任多应该感到高兴。

② 要勇于承担责任，敢于承担责任，并且承担好责任，自我价值和社会价值的实现就体现在所承担的责任和所尽的义务中。要做一个对社会、对他人有用的人，我们就需要主动地承担更多的责任。

③ 要正确地看待付出和回报。责任越大意味着付出越多，不要太计较付出与回报的比例，有些回报可能是无形的、看不见的，要相信只要努力付出，肯定就会有回报。

例51　你怎样评论无私奉献与回报的关系？

【参考答案】

有耕耘才会有收获，有付出才会有回报。无私奉献是值得大力提倡和推广的，它永远是鼓舞和激励人们奋发向上的巨大力量。有奉献就有回报，它是客观规律中的因果关系。只谈奉献，不谈回报，不利于激励更多的人来奉献。回报不仅仅局限在金钱或物质上，还有荣誉、表彰、美誉度等非物质方面。我们在实际工作中要多付出，少计较回报，在不断的付出中锻炼自己，学到更多知识，提高个人能力，这样，我们在无形中就比别人有了更多的收获。

例52　你怎样理解工匠精神？

【参考答案】

① 工匠精神是一种信念、一种态度、一种追求、一份严谨、一份专注，也就是把自己喜爱的工作和事情做到极致、做到最好。

② 企业需要依靠工匠精神改良生产工艺，提升产品质量，获取经济效益与社会效益。往小了说，可以使自己的事业做好、做精，可以提高自己的社会价值，改善经济状况。往大了说，可以振兴我们民族企业和品牌，强国复兴。

③ 我们医护人员应该在工作中积极发扬工匠精神，对工作要认真专注、精益求精，避免差错事故；对待患者要体贴入微，用心从细节做起，使每一项工作尽善尽美；对工作要保持高度的责任心和敬业精神，积极进取，不断提升。我们以工匠精神为前提做好我们的工作，才能使人们有健康的体魄，真正为人民的健康保驾护航。

例53　"有些人什么都想干，却什么也干不好"，请你分析这些人屡屡失败的原因。

【参考答案】

什么都想干，说明他很有工作热情；什么也干不好，说明工作效果不佳。之所以工作热情和工作效果之间有这么大的反差，我想主要有以下几点原因。

① 对个人的奋斗目标定位不准。

② 对个人能力估计不足。

③ 对自己、对外界的认识不清。

总之，人有专长，物有分工，我们不能好高骛远，要立足实际，找准落脚点和着力点，不断调整思路，克服困难，这样才能走向成功。

例54 工作表面上看完成了90%，但实际上只完成了30%，你怎么看？

【参考答案】

"工作表面上看完成了90%，但实际上只完成了30%"，这句话告诉我们，在看问题时不能只注重于问题的"表面现象"，而应该从"表面现象"深入推敲问题的"实质"，因为很多时候问题实质是隐藏其中的，而这一点又最终取决于看问题的角度和做事情的态度。无论在工作和生活中，不能只见树木，不见森林；只顾眼前，不顾长远；不能做事情只解决眼前问题，却忽略了问题的背后。现在是细节决定成败的年代，不注重细节，事情的结果会是天壤之别，医务工作更是如此。因此，我们在工作中必须注重细节，认真做事，才能把本职工作做好。

例55 怎样影响周围的人？

【参考答案】

① 个人或团体致使他人修正意见、态度和行为的过程，这是影响的定义。能影响他人的人一定具有强大的影响力，才能改变他人的思想和行动的能力。

② 要想影响周围的人，自己要具有一定人格魅力，情商高，知识丰富，说话让人满意，做事让人感动，以德服人，以情感人。

③ 自己要成为表率，以身作则；多换位思考，加强沟通，了解他人内心世界，与他人建立良好的关系，增进情感。

④ 针对不同的人和群体，选择不同的方法、时机，采用合理的方式，才能更好的影响他人，共同为医院贡献自己的力量。

例56 怎样提高你的影响力？

【参考答案】

① 努力学习，不断进步，让自己成为一个德才兼备的优秀人才，以德服人。

② 努力提高自己的情商，多换位思考，控制自己的情绪，说话让人满意，做事让人感动，以情感人。

③ 强大自己，不断提高自己的综合能力，积极帮助大家解决困难，用正能量积极影响他人。

④ 与他人建立良好的人际关系和深厚的友谊，团结互助，在工作和生活中起到标杆作用，多表扬、激励、劝导他人，用心去做，就可以更好地提高自己的影响力，从而改变更多的人，为社会做出贡献。

例57 如果你刚到一个新单位，有一个职务非常适合你，但领导和同事都不了解，你将如何表现自己？

【参考答案】

如果领导有合适人选，我不会因为领导没有安排我而心生不满，我会做好本职工作。在该职务无人选的前提下，我会积极同领导沟通，同时在工作中积极表现，展现自己，以明晰的材料和准确的汇报来说明自己的工作经验、体会和设想，积极争取这个职务。在得到领导认可后，可以收集资料、制订方案，为着手负责工作做好准备。如果领导认为我经验不足，或没有达到职务的要求，我会服从领导安排。在以后的工作中更加努力，争取早日得到领导和同事的认可。

例58 你怎样看待个人利益和集体利益之间的关系？

【参考答案】

个人利益和集体利益是一对对立统一的矛盾体。

① 对立性：集体利益是强调全局利益，长远利益；个人利益则表现为局部利益和眼前

利益。其中，集体利益处于根本的、决定性的作用，两者有时会产生矛盾。

②统一性：集体利益和个人利益在根本上是一致的。一方面，个人利益和集体利益互为前提而存在；另一方面，个人利益和集体利益相互促进而共同发展。既不能为了实现个人利益而损害集体利益，也不能只讲集体利益忽视个人的正当利益。但集体利益是全局性、长远性的利益，处于首位。因此，个人利益必须服从和维护集体利益。

我们应坚持集体主义价值取向，正确处理个人利益和集体利益的关系：一方面，个人利益必须自觉服从和维护集体利益，把集体利益放在首位，以大局为重；另一方面，又要充分尊重和维护个人的正当利益，发挥个人的主观能动作用。当个人利益和集体利益发生矛盾的时候，我会放弃个人利益，服从集体利益。

例59　如果你是一名年轻的领导，你如何处理好与组织之间的关系？

【参考答案】

领导者个人与组织间的关系构成，主要体现在组织程序、隶属关系、依存关系和工作职能等方面，处理好二者间的关系，是能否建立坚强的领导核心，提高组织的凝聚力和号召力，实现组织目标的原则问题。因此，如果我是一名年轻的领导，在处理与组织的关系问题上，会着重做好以下十个方面的工作。

①要加强政治修养，树立正确的人生观。爱岗敬业，不畏困难，积极进取，勇往直前。

②善于顾全大局，自觉维护组织的整体利益。即当个人与组织在目标导向、价值选择、环境适应、工作评价等方面出现行为偏差时，要顾全大局，自觉维护组织的整体利益。

③保持清正廉洁，维护组织良好的形象。即要洁身自好，为政清廉，以个人的美好操守在群众中树立组织的良好形象。

④增强班子团结，发挥组织的堡垒作用。即要善于协调组织中各成员间的关系，互相配合，团结奋斗，充分发挥组织的战斗堡垒作用。

⑤养成正派作风，不断增强组织的凝聚力。即要光明正大做人，踏踏实实做事，做增强组织凝聚力的促进派。

⑥坚定政治方向，增强适应组织活动的能力。

⑦开拓宽广胸怀，富有自我牺牲精神。

⑧增强组织观念，认真遵守组织纪律。

⑨强化法制意识，慎重用好手中权力。即要严格按照组织的行政法规办事，用好组织授予的权力，保证办事不违法规，避免渎职行为的发生。

⑩服从组织分配，恪守职责，完成组织交给的任务，为实现组织的目标而努力。

例60　工作中敢于直言、敢抓敢管总会得罪很多人，你怎么看？

【参考答案】

这种现象在工作中确实存在，对待事物应该用辩证的观点、一分为二地来看待。就像人生不可能是一帆风顺的一样，工作中也难免会遇到和同事意见不一致，产生分歧，甚至引起误会的地方。在工作中，我会注意以下几点。

①坚持组织原则，按照单位规章制度行事。

②注意自己的工作方式，讲究策略，积极沟通，灵活解决。

③如果在自己坚持原则的情况下，同事已经对自己有了意见，我会找时间多和同事进行沟通，表明自己坚持原则的立场，争取得到同事的理解。

例61　你上班后一直很守时，一天因紧急事耽误了上班时间，正好被领导发现了，领导前几天刚开了会，说要成立奖罚制度，你成了典型，你会怎样做？

【参考答案】

俗话说"无规矩不成方圆"，每个人都应该严格遵守单位的各项规章制度，这样才能保证有良好的工作秩序和工作质量。医务人员肩负着救死扶伤的重任，更应该按时上下班，不能出现迟到和早退现象。我无论是在学习和工作期间，始终保持着良好的工作习惯，不仅守时，还经常提前去科室做好准备工作，在以后的工作中我还会继续保持。假如我出现这种情况，领导批评了我，领导的做法是正确的。我认为领导是从科室的管理角度考虑的，是从大局出发的。如果我遇到了急事耽误了上班，我应该实事求是地向领导说明情况，虚心承认自己的错误。在以后的工作中，要引以为戒，严格自律，遵守单位的工作制度。如再遇紧急情况，应按规定程序及时向领导说明或请假，并做好交接班，避免造成不良后果。

例62　假如你晚上要去送一个出国的朋友去机场，可单位临时有事非你办不可，你怎么办？

【参考答案】

我觉得工作是第一位的，但朋友之间的情谊也是不能辜负的。我认为这个问题要按照当时的具体情况来决定，如果事情不是很急，我先向领导请假，说明情况，先送朋友去机场，回来后加班完成工作。如果工作很急，我会向朋友解释清楚并送上祝福，请人帮忙将朋友送到机场，并全力完成工作。

例63　你连续加班没有时间回家，家人对你有抱怨，你该如何处理？

【参考答案】

耐心跟家人说明自己的工作情况以及加班的必要性，让他们尽量地理解自己，并让他们放心。工作忙时不能回家，要及时打电话跟家人沟通，协调好工作和家庭的关系。不忙时多回家看看，多陪陪家人，多干家务，给家人更多的关心和照顾，尽到自己的责任，让家人感受到自己对他们的关心与呵护。

例64　工作中，患者和你发生了矛盾（即便你做得对），你怎么做？

【参考答案】

我服务态度好，理论知识丰富，操作技术水平较高，而且我非常善于和同事、患者沟通，同事和患者都非常喜欢我，经常受到他们的表扬，从来没出现过矛盾。如果患者由于误会和我发生了矛盾，我会摆正心态，首先换位思考，站在患者的角度去考虑问题。如果患者有不满或者愤怒情绪时，我不会急着为自己辩解，推卸责任。我首先会安抚情绪，耐心倾听，等患者冷静下来再进行沟通，并给患者一个合理的解释，以消除误会化解矛盾。其次，我要认真分析矛盾发生的原因，找出自己的不足，总结教训，引以为戒，不断提升自己的能力，与患者积极沟通，减少误会，主动化解矛盾，使护患关系融洽。

例65　患者和你吵架了，你会怎样对待患者？

【参考答案】

作为医护工作者，首先要有爱心和包容心，时刻为患者的健康着想。必须要保持冷静和忍耐，不能和患者吵架。因为患者承受着痛苦，我们要多理解和关心他们，经常和他们沟通，保持融洽的患者关系。如果患者和我争吵，我会先让患者诉说，自己耐心倾听，等患者情绪平静后，再和患者沟通，了解他发火的原因。如果是患者误解了自己，我会给患者一个合理的解释。如果确实是自己做得不对，我会真诚地向患者道歉，取得患者的原谅。通过这件事，我要反思自己，患者跟我吵架，说明与患者之间还缺少沟通跟交流。在以后的工作中，要多关爱患者，与患者建立融洽的关系，做一个受患者喜爱的医务工作者。

例66　两个同事在病房走廊吵架，你看见了会怎样处理？

【参考答案】

我实习的医院科室，广大的医护人员综合素质较高，医护关系和谐，没有此类现象的发生。假如发生这样的事情，我首先会劝同事不要在病房走廊吵架，以免影响住院患者；劝他们以大局为重，不要计较个人小事。另外，我会想一些办法，做好他们的思想工作，说服他们，尽量促使他们和好。此外，在工作中，我要严格要求自己，与同事团结协作，做好表率，为创建和谐的工作团队做出自己的努力。

例67 请谈谈沟通在医疗护理工作中的重要性。

【参考答案】

① 无论在工作还是生活中，人们都是通过沟通来传达信息、思想、情感以及协调问题，所以说沟通很重要。我们所从事的医疗护理工作具有高风险性，我们每天都要应对各种复杂的问题和各种各样的人。当今社会，医患关系紧张，医疗纠纷频发，一些医疗纠纷和差错事故就是由于缺乏沟通和沟通不良引起的。所以沟通对我们医务工作者来说尤其重要。

② 良好的沟通可以架起友谊的桥梁，增加彼此的理解跟信任。沟通可以让我们明确领导安排的任务，有利于与同事协调工作，更好的与患者建立融洽的医患关系，避免医疗纠纷和差错事故的发生，为患者提供优质服务。

因此，我们应加强沟通技巧的学习，只有不断提高沟通能力，才能把我们的工作做到最好。

例68 新同事抱怨急诊科脏累，与患者难以沟通，如果你是急诊科领导，你怎样做好思想工作？

【参考答案】

① 重视新同事的反应，多关心新同事，做好合理分工以及传帮带工作。

② 在科室开展职业素质教育，培养工作使命感。帮助新同事正确看待医疗护理工作，尤其是急诊科工作的重要性，以及对患者所起到的巨大作用。

③ 开展专业知识以及沟通技巧等内容的培训，提高新同事的综合服务能力。

④ 帮助新同事做好职业规划，培养积极心态，为新同事做好榜样，努力把新同事培养成优秀人才。

例69 医院要求把患者的事当家事，把自己的工作当家业，你怎么看？

【参考答案】

首先，我认为医院的初衷非常好，把患者的事当家事，把自己的工作当家业，这是对患者和工作的重视。这种方式很大程度上避免了医患纠纷的发生，也表明了医院"一切以患者为中心，一切为了患者"的服务宗旨。如果每一位医务工作人员都这样做，患者就会感受到医务工作人员的关爱，就会积极配合治疗，医患关系更加和谐，患者及家属更加满意。我认为在具体执行的过程中，一定要注意把握好度，合理解决各种问题，使各方面都能和谐发展。

例70 希尔顿酒店的老板每到一处他的酒店，所做的演讲主题总是一个，那就是："今天，你微笑了吗？"请结合你的岗位谈谈对这句话的理解。

【参考答案】

美学家调查研究发现：人在微笑的时候面部各器官的比例是最美的，人微笑的时候是最漂亮的，缩短心灵距离最快的方法也是微笑。通过微笑我们可以和周围的人（包括陌生人）建立良好的人际关系。作为医疗服务行业，让患者满意，是我们的服务宗旨。作为医务工作者，我们应该具备良好的服务态度，真正关心患者，加强与患者沟通，赢得患者的理解与信任，才会不断提高服务水平。

例71 卫生部门都在提倡优质医疗护理服务，作为一个医务工作者你认为应该怎样做？

【参考答案】

热爱本职工作，爱岗敬业，牢固树立"以患者为中心"的服务理念，对患者的生命健康认真责任。认真遵守医院的规章制度和医务人员行为准则，切实履行岗位职责，廉洁行医，杜绝差错事故的发生。对待患者热情、细心、耐心，待患者如亲人，服务态度好，与患者积极沟通，以获得患者的信任和爱戴。认真钻研业务，不断提高自己的理论知识和技术操作水平，用精湛的技术为患者服务。严于律己、宽以待人，与同事团结协作，营造良好的工作的氛围，在科室中发挥模范带头作用。

例72　你认为和谐医院需具备哪些条件?

【参考答案】

① 我认为和谐医院的基础是：医患关系和谐、医院内部关系和谐。

② 医患关系和谐是构建和谐医院的中心内容。构建和谐的医患关系不仅是医院发展的需要，也是新时期对医院提出的新要求。一定要树立"以人为本，以患者为中心"的服务理念，营造人性化服务氛围。医疗质量要有保障，优质服务要到位，只有医患关系和谐，医院才能赢得更多患者的信赖，有利于医院的可持续发展。

③ 医院内部关系和谐，是医院稳定发展的重要条件。医院注重实行人性化的管理，要把职工的物质、文化、精神和事业需求作为主要追求目标，尽可能解决职工的后顾之忧，同时塑造他们爱岗敬业的奉献精神和主人翁意识，使每位职工充分发挥聪明才智，心情舒畅地工作。营造和谐的内部员工关系。

例73　现在都在提倡和谐社会、和谐医院、和谐科室，你打算从哪些方面做起?

【参考答案】

和谐社会是党中央国务院在我国社会主义建设新时期，高瞻远瞩下所提出的以科学的发展观来建设我们的社会主义新社会。和谐社会要求我们要用科学发展的眼光来看待问题、分析问题、处理问题。要实现经济发展与环境资源间相协调的可持续发展战略。作为一名医务人员，我会严格要求自己，努力学习，不断提高自己的自身修养，尊敬领导，团结同事，建立良好的人际关系；掌握丰富的理论知识和操作技能，认真工作，尽职尽责的服务于患者，与患者建立和谐的护患关系，争取为社会做出最大贡献。

例74　谈谈医院倡导人文关怀的必要性。

【参考答案】

① 医务人员的人文关怀是赢得患者满意的基础。医务人员的职业性质决定了我们不仅要关心患者的病情，更应该关注患者的心情与精神世界，这样才能帮助患者树立战胜疾病的信心，更好地促进疾病康复。

② 医务人员的人文关怀是和谐医患关系的重要手段。医务人员关心、理解、体贴患者，增强了患者的安全感和对医务人员的信任感，是建立和谐医患关系的最好方法。

③ 医务人员的人文关怀可以重塑医务人员的形象。加强医务人员人文精神的教育和培养，不但要求医务人员精湛技术，还要有广阔的人文情怀，注重患者的心声和需求，真正地为患者排忧解难，用真情和真挚的行动赢得患者的信赖，塑造了医务人员在社会上的高尚品德和良好形象，也大大提高了医院的竞争力。

例75　谈谈人文关怀在医疗护理工作中的重要性。

【参考答案】

① 人文关怀就是："以人为中心的全方面关怀"。也就是重视人的个性，满足人的需求，尊重人的权利，关怀人的精神生活。

② 医疗救治工作直接服务于人，与公众生命息息相关，人文关怀在医学界尤为重要。

③ 医务工作者是否具备人文关怀的精神，直接影响到一个人的医德医风、工作的态度以及敬业精神。

④ 努力为患者提供人文关怀，就可以使患者在救治过程中感受到亲人般的温暖和人性的尊严，可增强战胜疾病的信心，提高医治质量，融洽医患关系，增加患者对医院的信任感与满意度。

例76　你打算怎样为患者提供人文化关怀?

【参考答案】

① 要有仁爱之心，急患者所急，想患者所想，努力为患者提供全方位的人文关怀，使患者感受到人性的温暖和人格的尊严。

② 多跟患者交流、沟通，聆听他们的心声，了解他们的心理与情绪变化，及时鼓励和安慰，多征求患者的建议。

③ 对患者要态度和蔼、礼貌周全，尽可能地为患者提供方便、优质、高效的医疗服务。

④ 经常换位思考，多为患者考虑，用心去做，及时为患者排忧解难，使患者倍感温暖与感动，与患者建立融洽的医患关系。

例77　有人说："进一步海阔天空，"有人说："退一步海阔天空。"结合自身谈谈你的看法。

【参考答案】

就我看来，这两句话都有一定的哲理。作为一个刚参加工作的新人，在工作和生活上经常会碰到许多在学校没有经历过的问题和困难，不能因为一时的困境就退缩，更不要妄自菲薄，而是积极调动自己所学的知识和技能在困境中奋力前行，用自己的真诚和努力换取阶段性的胜利。"进一步海阔天空"这句话说的就是这个道理。而在工作和生活的人际沟通中，我一贯坚持"退一步海阔天空"的原则，多听取别人的意见，保持谦虚礼让的态度，建立良好的人际关系。在今后的工作中，免不了会出现很多困难，面对困难时我将坚持"进一步海阔天空"的做法，面对人际沟通时坚持"退一步海阔天空"的原则，不断丰富阅历，提升能力，更好地完成自己的本职工作。

例78　一名患者来看病，医生开了很多化验单，患者很不满意，你怎么做？

【参考答案】

这种情况需要辩证地看待，如果患者的病情确实需要做这些检查，我会耐心地向患者解释每张化验单所检查项目与疾病的关系以及重要性，以取得患者的理解，配合做好检查。如果医生为了个人私利而让患者多做检查是不对的，不仅有损医院的形象，还会加重患者的负担，引起医患矛盾。我会跟医生耐心沟通，劝说医生不要这样做。此外，我认为医院应加强管理，积极宣传有关检查的必要性，同时将各项检查费用公开，方便患者查询。

例79　一个门诊患者经门诊胃镜检查诊断为胃癌，你怎样与患者和家属沟通让他入住我院治疗？

【参考答案】

如果患者坚强、乐观，可以告诉患者实情（患者有知情权）；但在不是很了解患者心理的情况下，可以告诉患者因病情需要住院做进一步的检查，以明确诊断和及时治疗。如果患者和家属都在场，可以先将实情告诉家属，和家属沟通，同时了解患者的情况，讲述我院和专家的优势，劝患者在我院住院。

例80　你怎样看待医务人员对患者隐瞒病情这件事（怎样理解善意的谎言）？

【参考答案】

这种情况要用辩证的观点来看待。从心理学的角度来看，多数患者得知自己身患绝症后会陷入绝望，有的患者甚至会拒绝治疗或产生轻生念头。医务人员对患者隐瞒病情出发点是好的，要隐瞒的病情往往是比较严重的，考虑到病情会严重影响患者的情绪，患者不能接受治疗或者造成病情的进一步恶化，才对患者隐瞒病情，这就是所谓的"善意的谎言"。

在向患者隐瞒病情的过程中应该充分考虑到患者的家庭状况及其他情况，如果家属确定患者的心理承受能力非常差不能配合治疗，坚决要求医务人员不能将实情告诉患者，那么医务人员应该尊重家属的意见，暂时隐瞒病情，劝说患者配合治疗。但知情权是患者的一项权利，如果患者已经有所察觉并坚持询问病情，医务人员也应该尊重患者的知情权，采取委婉的方式告诉其病情，同时多加开导，帮助患者渡过心理难关，树立战胜疾病的信心。

例81　我们的住院病房为无烟大楼，但是还有很多患者及家属在病房内吸烟，引起其他患者不满，领导让你去协调，你怎么办？

【参考答案】

医院实行戒烟，患者及家属在病房吸烟的行为违反了有关规定，这种行为破坏了公共环境，危害他人健康。在处理这个问题上我会注意技巧，选择一个适当的时机，和患者及家属沟通，说明吸烟对患者疾病的恢复没有好处，从患者的利益出发，相信他们会改正，不在病房吸烟，维护好病房环境。跟领导提出建议，通过在医院举办健康讲座、张贴宣传图片等方法，倡导戒烟以维护医院无烟大楼形象，为患者创造良好的住院环境。

例82　病房满意度调查，结果是90%的人觉得满意，但事实上很多人反映意见，你认为原因是什么？如果由你开展这项满意度调查工作，你会怎么做？

【参考答案】

我认为原因可能有以下几个方面：可能是调查对象的选取不具有代表性，导致调查的结果与实际情况差异较大；可能是调查的方式不科学，导致被调查的对象由于有所顾虑而不愿意反映真实的情况；可能是调查之前的宣传不到位或调查时没有表述清楚，调查对象对调查的目的不明确，或对调查活动没有认真对待，导致调查的情况不够真实。如果由我来开展这项满意度调查工作，我会从以下几个方面入手：成立调查小组，制订调查计划，明确调查范围、时间、方法，在样本选择上覆盖不同职业、不同年龄的人群，多设计一些实用的调查方法，认真落实调查计划。调研结束后，分析调查结果，并形成书面报告上交给医院。

例83　如何组织一次孕妇的产前讲座？

【参考答案】

请示领导，首先确定讲座的主题内容，安排好主讲人，讲座的地点和时间。通知就诊的孕妇，统计能有多少人参加，做好讲座前的一切准备，包括场地、用物、宣传资料、服务人员安排等。提前一天再通知一次。讲座结束后，进行总结，跟领导汇报。

例84　如何组织一次考试？

【参考答案】

根据卫生局和人社局的要求，在听取领导的建议和多方面的意见后，先制订一个周密计划，包括考试方式、考试范围、时间、地点、考场、监考人员及服务人员安排等，报请领导批准。然后根据计划发布招聘信息，出考卷，合理安排考场及操作面试考试，以选择优秀的人才，使这次考试公平、严密、合理。考试结束以后作书面总结，并向领导汇报。

例85　单位领导让你举办一次业务人员培训，你如何组织？

【参考答案】

① 表态。向领导说明自己一定要全力做好。

② 计划。明确培训的目的以及领导的要求，了解本次培训的内容、意义，在此基础上做好培训课程、师资、教材、时间、场地、培训方式、考核方式以及后勤保障计划，向领导汇报，领导批准后，积极开展准备工作。

③ 实施。接待、学员手册、学习资料、开班仪式、介绍整个培训的学习安排等，在培训过程中随时与领导、老师、学员、宾馆保持联系，有问题及时沟通解决。

④ 总结。向领导汇报，总结本次工作的经验和教训，为下一次组织培训工作提供参考，进一步提高自己的工作能力。

例86　你正要下班，患者出现突发状况怎么办？

【参考答案】

作为一名医务工作者，患者的生命健康高于一切，抢救患者最重要。我会立即投入到患者的抢救中去，根据具体情况为患者进行检查和抢救，并通知其他相关人员配合抢救和治疗。及时通知科室主任和护士长，做好请示工作。及时通知患者家属，向他们说明情况，让他们有心理准备，做好沟通工作。直到患者脱离危险，再考虑下班，下班前还要跟其他工作人员做好患者病情交接。

例87　你在医院值班时突然发生地震，你怎么办？

【参考答案】

① 第一时间把安全通道楼梯门都打开，保持冷静。近震常以上下颠簸开始，之后才左右摇摆。远震以左右摇摆为主，而且声脆、震动小。一般小震和远震不必外逃。

② 告诉患者不要慌乱，不要跑向出口，维持逃生秩序，分散人流，避免拥挤。

③ 先躲后撤。在房屋内选择承重墙的内侧或厕所等空间小的地方躲避。切记不要躲在靠窗的外墙一侧，不要躲在桌子、床铺下，而是要以比桌、床高度低的姿势躲在桌子床铺的旁边。

④ 禁止患者乘坐电梯，在从室内逃离时，要注意保护好头部。

⑤ 不可盲目跳楼。可从阳台或临街的窗口向外部发出求救信号，比如白天挥动鲜艳的物品、向楼下抛物、击打东西发出声响，夜间可用发光的手电、应急灯等。

例88　假定有一天你正在单位值夜班，突然发生火灾，怎么办？

【参考答案】

① 确定火情，立即打电话报警，并通知单位值班人员。

② 迅速组织人员进行灭火。

③ 重点保护危重患者、贵重物品以及重要资料等。

④ 总结发生火灾的原因，找出后患，提出建议，跟领导汇报。

例89　患者家属乱倒垃圾，你如何处理？

【参考答案】

环境整洁优美，可以为患者提供温馨、舒适的住院环境，这对患者的康复有一定的促进作用。患者家属乱倒垃圾，破坏了医院的形象和住院环境，影响了住院患者，这种不文明的行为应及时制止。

应该加强对患者的入院宣教，告知患者准确的垃圾箱位置，垃圾箱标志要醒目。自己在工作中要多观察、多宣传、多动手，为维护医院和病房环境做出自己的努力。

例90　如果你看到患者家属或同事在破坏公物，你会怎么做？

【参考答案】

我会加以制止，向他讲道理，并说明这样做的不良后果，另外还要积极和患者或家属沟通，找出原因，帮助解决思想问题。水龙头不关、电灯不及时关闭、用小刀随便刻画的现象很多，如果被我遇见，我都会加以制止，告诉他们破坏公物关系到医院、职工、患者的切身利益，只有医院利益最大化，个人利益才会得到保证。向他们解释，如果大家都这样，会给医院很多患者带来许多不便和影响。建议医院应制订相关规章制度，实施奖惩办法，积极宣传"爱我医院，人人有责"的观念。

例91　有患者说你医院的药品很贵，你怎样解释？

【参考答案】

药品由于生产厂家或品牌的不同，价格上有很大的差异，有的药品听起来名字一样，实际上质量和效果有很大差别，我们医院的药品都是从知名厂家进的，价格也是经过物价局审核批准的，应用高品质的药物对患者的健康是很有好处的。

例92　你怎样看待安乐死？

【参考答案】

从医学和法律的角度，关于安乐死的争论非常激烈。我认为应该按照国家的法律、法规来执行，不能随便应用。

例93　来医院看望患者都喜欢买高档礼品，你怎么看待这个问题？

【参考答案】

我是这样看待的，首先看望患者的心愿是好的，能够给患者心理上的安慰，表达自己的关爱。看望患者买高档礼品，重点在于患者是否需要，是否喜欢，不在于是否高档，是否昂贵，所以选择礼品要从患者的实际需要出发。表达关心患者并非只有买礼品一条途径，我们可以跟患者沟通，找出患者的需求，根据具体情况具体对待，比如为患者洗脚、买可口的饭菜、陪床等方式帮助患者解决实际困难。

例94　艾滋病是如何传播的？

【参考答案】

有性传播、血液传播、母婴传播这三种传播方式。

例95　如果你在门诊突然发现一个患者疑似H1N1，你该怎么处理？

【参考答案】

首先要保持冷静的态度，不要惊慌，在医院遇到这样的患者很正常。以委婉的语气告诉患者他需要做别的检查，然后带他去另一间房间进行隔离。立刻将这一情况向领导汇报，并且说明已经对患者进行隔离。口气委婉地告知患者，他可能患有H1N1，要确诊还要进行别的检查，希望他能够配合我们的工作，进行隔离，不要到处走动。

例96　当下H1N1正在流行，假如你是卫生局的人，你如何组织一次宣传活动？

【参考答案】

当前H1N1的流行，已呈全球蔓延趋势，我们在思想上首先要重视这个事情，必须大力宣传如何预防，并且告之一些常规的处理原则。如果由我组织一次宣传活动，我会按以下步骤实施。

① 拟订计划，就活动的时间、地点、对象、需要协调的部门、必要的资金、活动工作人员的选择、活动的具体形式、具体内容，报领导批准。

② 做好准备工作，提前协调好各个部门、申请资金、进行工作人员的选择与培训、联系街道等基层部门，请他们协助这次工作，并印发一些宣传册，便于当场发放。

③ 在实施的过程中，做好组织、协调工作，保证活动圆满举行。

④ 活动结束后，要及时总结，向领导汇报并总结经验教训。

例97　当今社会一些群众认为医院对患者漠视，出现家人不满，你会采取什么措施来尊重患者的生命健康？

【参考答案】

作为一名医务工作者，漠视患者，就丧失了基本的医德品质，即使医术再高，也不是一名合格的医务人员。患者生病本身就很痛苦，再加上高额的医疗费，会使患者及家属的心理负担加重。我认为多数医院都对患者认真负责，漠视只是个别现象。我会时刻牢记白衣天使的使命，爱岗敬业，无私奉献。积极主动地为患者服务，待患者如亲人，用我的爱心、耐心、责任心认真照顾每一位患者，帮助他们树立战胜疾病的信心，用优质的服务态度和熟练精湛的技术减轻他们的痛苦，维护患者的生命健康。

例98　医务工作者被认为是救死扶伤的天使，给予人们生命的希望。但近年来医疗卫生系统却暴露出许多不符合天使形象的事件，比如医生不负责任频出意外事故等，你对这种现象怎么看待？你认为该如何改进？

【参考答案】

这件事需要用辩证的观点来看待，应该说绝大多数医疗工作者都是好的，都能够对患者认真负责。但也不否认个别医务工作者素质差、技术水平低，对工作不负责任，导致了意外事故的发生，严重影响了患者的身心健康，造成了极坏的影响，败坏了白衣天使的形象。医疗卫生工作是高风险的工作，患者对于病情变化不了解、医患之间沟通不良等问题，都有可能造成医患纠纷。我认为医院应该加强医院管理和医德医风教育，制订相关制度和措施，加大处罚力度，提高医务工作者的思想觉悟，加强责任心，改善服务态度，提高诊疗水平，加强与患者沟通以减少此类事件的发生。

例99 当今社会医疗纠纷成了热点话题，你是怎样看待的？

【参考答案】

受诸多因素的影响，当今医疗纠纷和医疗事故的发生率呈明显上升趋势，受到社会各界的广泛关注。分析近年来发生的各类型医疗纠纷及事故，原因是多方面的，有社会因素、医院管理因素、医务工作者因素、患者因素等。

① 作为医务工作者来说，主要有医疗质量缺陷、责任心不强、没有遵守操作规程、服务态度差、与患者缺乏沟通等方面因素。

② 作为患者来说，有对医务工作者的不信任、不了解医疗的局限性和高风险性、期望值过高、问题不能及时得到解决、故意闹事寻求补偿等因素。

我认为只要医院加强管理和培训，医务工作者加强责任心，改善服务态度，遵守操作规程，不断精进技术和加强与患者的沟通，医疗纠纷会逐渐减少的。

例100 发生医疗纠纷，你认为院方的主要因素有哪些？

【参考答案】

① 医院管理和培训制度不完善，就诊治疗渠道不畅通，总体医疗服务质量有缺陷。

② 部分医务工作人员缺乏服务意识和沟通技巧，服务态度较差，缺乏及时有效的医患沟通。跟患者的解释缺乏耐心，让患者和家属造成误解；对患者和家属咨询的问题回答不当或者对治疗结果过于肯定等。

③ 医护人员责任心不强。某些医护人员缺乏责任心，工作疏忽大意，对患者诊治草率，延误治疗时机，造成误诊漏诊；个别医务人员不认真执行医疗规章制度和技术操作规程，擅离职守，违规操作，影响了治疗效果，最终导致医患纠纷的发生。

④ 医疗技术的局限性。临床经验不足和技术水平差是造成医疗纠纷的直接原因。某些医务人员对危重患者随时可能发生的呼吸、心跳停止或手术后的并发症估计不足，对患者的病情发展缺乏预见性，监控和抢救措施不及时得当，以致发生不良后果。

⑤ 医德医风方面。个别医护人员不遵守医院规定，违反医务工作人员行为准则，吃请、收礼、收红包，一旦发生了不良后果，加大了患者家属的不满情绪，为医疗纠纷的发生埋下了隐患。

⑥ 法律意识淡漠。医疗文书记录不真实或者涂改，不履行术前知情签字；乱开诊断证明，随便议论病情；医生对患者家属提出的问题解答不一致，治疗、用药、检查前没有做好解释工作，医疗费用超过了患者的经济承受能力等均可造成医疗纠纷。

例101 发生医疗纠纷，你认为患方的因素有哪些？

【参考答案】

① 患者及家属法律意识普遍增强。随着法律知识的普及和患者自我保护意识的增强，在诊治过程中，医护人员没有认真履行职责而产生不良后果时，就会发生医疗纠纷。

② 患者对医务工作者要求过高。一些患者自认为我花钱看病，就是"上帝"，忽视了医疗行业的高风险、难度大、复杂等特点，不懂得疾病的发展、转归及手术的风险，一旦不能达到患者所期望的结果时，就会大吵大闹，甚至上升到采取法律手段解决。

③ 少数患者道德品质低下。有的患者故意挑剔、过分要求赔偿；还有个别的患者钻法律法规的漏洞，采取各种手段，谋取个人经济利益。

④ 社会舆论和新闻媒体的误导。近年来，随着信息化技术的发展，一些新闻媒体对医疗纠纷的片面报道，使患者误解为医患关系等同于商家与顾客关系，一旦不合理要求得不到满足就聚众闹事，要求追究医务工作人员责任从而获得医院赔偿。

⑤ 患者申诉和维护权益渠道不畅通。我国虽已于几年前就实施新的《医疗事故处理条例》，但发生医疗事故之后，事故鉴定费用较高，时间较长，患者维护权益成本太高。

⑥ 工伤事故、车祸、伤害案件等原单位及个人因素转嫁成了医疗纠纷。

例102 发生医疗纠纷，你认为社会的因素有哪些？

【参考答案】

目前正在进行和完善的新型农村合作医疗制度、城镇职工医疗改革和医药卫生制度改革，其目的是使人民群众享受到"价格低廉、质量实惠"的服务，解决人民群众"看病难、看病贵"的问题。但由于改革需要一个过程，目前国家用于医疗保健的投入还有限，分配不均，商业医疗保险业务不发达，医院进入市场后，为了维持运转一般不会提供免费的医疗服务，难以满足当今患者的需求。一方面，许多患者对医疗成本感觉难以承受；另一方面，许多医务人员特别是基层医务人员在收入、劳动强度等方面意见明显，这些都是短期内难以扭转的社会现状。新闻媒体对医患关系这类社会热点问题的舆论报道有一定的片面性。许多患者不信任医务工作者，不了解医疗行业的高风险性和局限性，都成为引起医疗纠纷的因素。

例103 你认为如何才能减少医疗纠纷的发生（医院应采取哪些防范措施）？

【参考答案】

① 加强医院和科室管理，完善各项规章制度，制订医疗纠纷处罚措施，制订详细的医护人员工作制度。

② 强理念培训，提高医务工作人员的沟通能力，改善医患关系。医院应定期举办培训班，以提高医务人员的整体素质和沟通技巧，转变服务态度。

③ 医院和科室应加强理论知识和实践技能的培训。医院和科室应定期组织医护人员基本理论、知识和技能的"三基"训练，熟练各项操作规程，提高技术水平。

④ 加强法制教育，提高自我保护意识。医院应定期组织学习《医疗事故处理条例》和医疗纠纷专题讲座，收看电视录像，对本医院和外院发生的纠纷进行总结和分析，从相关医疗事故的隐患中总结教训。自觉抵制各种不正之风的侵蚀，避免吃请、收礼、收红包等。

⑤ 保护患者的利益。做到合理检查、用药和收费，履行各项医患协议书签约，避免不必要的误会和争议。记录病历要及时、准确、真实、无涂改。

⑥ 医院为患者创造人性化的住院环境，医护工作者为患者提供人性化的关怀，服务快捷、周到，让患者感到温暖、信赖。

例104 如果你在救治患者的过程中出现了差错事故，你怎么办？

【参考答案】

我们的工作关系到患者的生命健康，稍有疏忽和不慎，都有可能造成严重的差错事故和医疗纠纷，我会在工作中保持高度的责任心，认真执行各项查对制度，严格遵守操作规程，杜绝一切差错事故的发生。如果出现差错事故，我会按照以下方法处理。

① 立即停止操作，并采取应急措施，将差错降低到最小。

② 启动差错事故应急预案，及时向领导汇报事情的经过，请求领导帮助解决。

③ 认真分析发生差错事故的原因，找出漏洞与隐患，并整理出书面材料交给领导。

④ 组织讨论，总结教训，提出防范措施，防止其他人员再犯。

例105 科室发生事故后，你如何应对新闻媒体的突然采访？

【参考答案】

① 首先，我会考虑到谈话的不良影响与严重后果，所以我会谨言慎行，正确对待。

② 我会立即向领导汇报情况，以便采取相关措施，如有好的建议及时告诉领导。

③ 为接受采访做好准备赢得时间。明确记者要采访的内容以后，我们要召集相关人员了解情况，集体研究，统一口径，有专人发布信息。

④ 我会跟媒体人员积极沟通和劝导，在没搞清事件的真相以前务必不能报道，否则会引起严重后果，请他们务必谨慎。我会表明态度，等调查结果出来后，再由专人与媒体人员沟通。

⑤ 在科室内积极讨论，查找事故发生的原因，对应对新闻媒体的过程进行认真总结，制定应对方案以利提高。

例106　你如何看待个别医务工作者违反规定收受红包？如果遇到这种情况，你会怎么做？

【参考答案】

少数医务工作者收红包这种现象是存在的。近年来，卫生主管部门多次拿"收红包"开刀，开展行业不正之风整顿工作，包括建立举报电话，到设立廉洁账户、聘请社会监督员暗访等。《中华人民共和国执业医师法》中规定：医师不得利用职务之便，索取、非法收受患者财物或者牟取其他不正当利益。收红包的问题近几年已经有了很大的改善。

少数患者认为不送红包医生就不会认真看病，其实这是社会形势下患者及家属对医生的误解。

当我遇到这样的情况时，会跟患者说明绝对不收红包，并且跟他说明，医生都是负责任的，我会对患者认真负责的，不会因为没有收红包就会对患者的病情有所懈怠，这是我们的职业道德，也是医务人员的准则。

例107　社会上有些人说"看病难，看病贵"，你如何理解？

【参考答案】

"看病难"可分为两种：第一是"绝对性"看病难，是由于医疗资源绝对不足无法满足基本医疗卫生服务需求的"看病难"，这往往发生在我国中西部经济落后、交通不便、地广人稀的偏远农村地区。第二是"相对性"看病难，是指由于优质医疗资源相对于居民需求的不足，造成患者去大医院看专家"难"。突出表现为许多人看小伤小病也涌到大医院，大医院人满为患。这是目前"看病难"的主要表现形式和特征。"看病贵"也有几种：第一是个人主观感受的"贵"。患者认为看病就医所花的钱超过了自己的预期，或者觉得所花医疗费不是"物有所值"。第二是家庭无力支付的"贵"，就是看病就医总花费超过了家庭支付能力，造成"因病致贫和因病返贫"，其实质是疾病的经济负担过重而缺乏有效的社会医疗保障问题。第三是社会无法承受的"贵"。从社会发展角度看，全社会医疗费用的总水平有一种不断增长且增速居高不下的趋势，但如果不能有效控制，当它超过了整个社会的承受能力时，就会影响经济社会的可持续发展。

例108　你认为应该如何解决"看病难，看病贵"的问题？

【参考答案】

我认为解决该问题要从以下几方面进行改革。

① 调整医疗卫生资源的配置格局。通过建立比较完善的基层医疗卫生服务体系，使人民群众不出社区和乡村就能享受到便捷有效的服务。重点为基层培养一批留得住的本土人才，承担起居民健康"守门人"的职责。

② 加快完善医疗保障制度。在城市，要在完善城镇职工基本医疗保险制度的同时，建立服务城镇居民的健全医疗保险制度；在农村，推进新型农村合作医疗。

③ 强化公立医院公共服务职能，加强医德医风建设，规范收支管理，纠正片面创收倾向。关键是明确政府责任，增加政府对医疗卫生的投入，对公立医院实行收支两条线管理，改变目前公立医院以药养医、片面创收的运行机制。

④ 建立国家基本药物制度，整顿药品生产和流通秩序，保证群众基本用药。

例109　你怎样看待血荒这个问题？（有偿献血变成无偿献血后，出现资源短缺，血荒这个问题怎样解决？）

【参考答案】

血荒严重影响到输血患者的康复和生命安全，通过有关部门调查发现，不愿献血的人有相当一部分是因为对献血相关知识缺乏了解，认为献血有损健康、会传染疾病等。作为医务工作者，我们有责任和义务宣传献血的有关知识，让更多的人认识到通过正当渠道献血不仅是安全的、无损健康的，而且当自己或者亲属急用输血时是免费的。作为政府和有关部门，应加大献血知识的宣传力度，让无偿献血的观念深入到每一个人的心中。

例110 现在医院中，患者信息透露严重，有些孕妇刚进医院就频频接到婴儿用品商家的电话推销，你认为是什么原因导致的？有什么措施？

【参考答案】

我认为造成这种现象的原因主要是有些医院对患者的资料管理不严。婴儿用品商家为了推销，通过高价购买甚至欺骗的方式获得孕妇资料；或者个别缺乏职业操守的医护人员在经济利益的驱使下，贩卖这些资料。我国目前关于保护用户信息安全方面的立法建设相对滞后，虽然刑法已将泄露个人信息入罪，但缺乏具体的标准。

针对这种现象我提出以下建议：国家应尽快出台个人信息保护法；执法机关应对这种行为追查到底，处罚其责任人；保护好个人信息，发现信息被泄露，尽快向公安机关报案。

例111 某大型医药企业推销员来你科室推销药品，声称已经在医院打通关系并且其他同事都已收下红包，只要你这里帮忙多开药品，就能按比例提成，在准备送你红包时，此时刚好同事进来，你该如何处理？

【参考答案】

我会跟推销员说明绝对不收红包，作为一个医务工作者，我有最起码的职业道德。积极跟同事沟通，说明这样的事情是第一次发生，并且向同事请教，下次再遇到这样的事情要如何解决。进行自我反省，看看自己平时是不是言语或者行为方面有所不妥，给推销员造成了错误的印象，引起了误会。如果这种现象比较普遍的话，我会积极向领导反映，并建议健全有关制度，加以制止。

例112 什么是医托？如何看待医托现象？

【参考答案】

① 医托就是那些在医院门前把准备就诊的患者带到事先联系好的医院和医生那里看病的人，并从中谋取利润。医托实际上就是医疗骗子，他们经常游荡在大医院附近，采用与人套近乎、编造虚假信息、现身说法、贬低大医院、低价诱饵等方法将患者骗到目的地。

② 医托行为在法律上属于诈骗性质，社会危害非常巨大。他们的行为不仅扰乱了正常的行医秩序，让患者损失了财物，还有可能让患者耽误了最佳治疗时机，甚至会造成患者因没有及时救治而死亡。

③ 建议卫生部门、公安部门加大对医托的监管和处罚力度，严厉打击医托。医院工作人员以及患者一旦发现医托及时报案，卫生、工商、司法部门合力联动，依靠大家的力量来共同打击医托。另外，我们还要在社会上加强宣传，防止患者上当受骗。

例113 公立医院改革的目的是什么？

【参考答案】

通过公立医院的改革，百姓要切切实实得到实惠，同时医务人员还能受到鼓舞，监管人员利于监管，如果做到这三点，改革就成功了。以山东省××市公立医院医改措施为例：力求通过完善公立医院服务体系和实行多元化办医，从距离减短、优化布局等方面解决看病难问题；通过改革补偿机制，从价格调整、医保转移支付等方面解决看病贵的问题；通过改革内部运行机制，从质量管理和流程再造等方面分别解决看病不放心、不方便问题。

例114 你如何看待医院改革？

【参考答案】

首先我认为医院改革是一件非常好的事情，是社会发展和进步的表现。一方面，医院的改革是顺应民心的，它的目的是为了解决百姓"看病难、看病贵"的问题，方便百姓，让百姓满意，让百姓得到实惠。另一方面，通过改革，医院的经营体制、用人制度和薪酬分配等会发生改变，会越来越合理，能者多劳，多劳多得，会在一定程度上调动大家的积极性，也促进了医院的发展。

例115　假如你单位准备进行较大力度的改革，但估计这项改革出台后，会遭到大多数人的反对。如果由你负责此事，你会怎样将这个问题处理好？

【参考答案】

先进行认真调研，预计这项改革出台后会遭到多少人反对，哪些人反对，反对的理由或原因是什么，如果要推行能否排除这些阻力，顺利实施的可能性有多大等。根据调研掌握的情况，明确此项改革是否必须进行。如果是，不能因为有阻力或有不同的意见而改变。广泛宣传，深入发动，取得群众的理解、支持和参与。在改革过程中讲究技巧，进行协调处理。

例116　医院建立了远程会诊平台，你怎么看待这件事情？

【参考答案】

远程会诊是医院与全国知名医院联合建立的面对面在线交流，是医院重要的医改惠民举措。远程会诊为市民搭建更加权威化的诊断平台，市民不出市区就能享受到专家的优质医疗服务，使各地优质医疗资源更好的服务与市民。为市民节省了资金及就诊时间，有效解决了挂号难、看病难的问题。这也说明了社会的发展和科学的进步。

例117　有专家说"现在多数人不是死于疾病，而是死于无知"，你怎样理解？

【参考答案】

我是这样理解的：患者首先，很多人缺乏对疾病的预防知识，缺乏保健和锻炼意识，导致疾病的发生；其次，很多患者患病后不正确对待，不及时治疗以致延误了最佳治疗时机，加重了病情，甚至造成死亡。我认为国家应该大力宣传防病、及时治病的重要性，提高人民群众防病治病的意识。患者患病后要进行及时正确的治疗，治愈后也要针对患者具体的情况进行健康教育与指导，增强患者体质，防止疾病的发生。

例118　处理好与同事之间关系的关键是什么？

【参考答案】

处理好与同事之间关系的关键是严于律己、宽以待人、善待同事，应着重做到以下几点。

① 公正客观、一视同仁。即坚持公道，不论亲疏，一视同仁，创造团结和谐、富有凝聚力的工作氛围。

② 笑口常开，态度和蔼。即以微笑温暖同事，真诚而和蔼地对待同事，做到工作繁重时给以鼓励，出现失误时给以信任，遭受不幸时给以安慰，完成任务时给以赞赏，取得成绩时给予表扬。

③ 用人不疑，知人善任。即善于发现同事的优点和长处，察有用之才为己用。

④ 指令明确，决断及时。即对同事提出要求和安排工作要具体明白，处理问题要果断及时。

⑤ 以身作则，作出表率。即正人先正己，要求同事做到的自己首先做到，发挥自身的模范带头作用。

⑥ 己所不欲，勿施于人。即自己不愿做的事，不要强加给同事，以免强人所难，伤害同事，造成逆反心理。

⑦ 从严要求，承担责任。即对同事的工作质量和效率要从严要求，一丝不苟。同时，当同事工作中出现失误或偏差时，要主动承担责任，不可一味推卸和发难。

⑧ 谨慎许诺，有诺必践。即对同事提出要求和意见，要慎重对待，一旦许诺，应言出必践，不可言而无信、许空头诺言。

⑨ 经常沟通，化解矛盾。

⑩ 政治关心，生活体贴。即对同事应进行严格的教育和管理，以自己的模范言行搞好帮带，不断提高他们的政治觉悟和政治水平。

例119　你通常在什么情况下赞美你的朋友和同事？举例说明。

【参考答案】

当朋友和同事取得了成绩、获得了奖励或者有了进步，当他们的穿着打扮有了改变，当他们给予了我帮助的时候，我都会赞美他们。羊皮卷里有这样一句名言：赞美可以使敌人成为朋友，赞美可以让朋友成为手足。因为通过我们真诚地赞美对方，可以拉近与对方之间的距离，使关系更加融洽。有一次，我同事获得了操作技能大赛冠军，我不但赞扬了她，我还和她单独沟通了一下，知道她是如何取得这次成功的，我也有了很多的收获。如果同事遇到了困难和挫折，我也会去安慰、鼓励和帮助。我们不仅要赞美朋友和同事，还要赞美我们周围所有的人，如果一个患者的病情好转了，患者变坚强了，或者他的穿着、发型有了改变等，我都会赞美他。我想通过我们的赞美，可以与患者建立良好的护患关系，提高患者的满意度，更好地提高我们的服务质量。

例120　你怎样看待工作中的对手？

【参考答案】

我认为工作中没有对手，只有同事和朋友。如果我的同事很优秀，我会跟他交朋友，以他为榜样，严格要求自己，虚心学习他好的工作方法以及处事方法，不断提升自己，争取超过他。他的存在和他的能力会让我更有进取的信念，可以激励和鞭策我，我会进步的更快。

例121　同事之间既存在竞争也存在合作，你如何理解这种情况，怎样处理？

【参考答案】

同事之间存在的竞争和合作的状态并非矛盾。一个单位要想发展，取得进步，需要员工内部的竞争，竞争是组织发展的动力。在竞争的过程中，每个人都为实现既定的目标而努力，从而将个人能力最大限度地发挥出来，通过层层对比，让先进者找到了自我的价值，让相对落后者找到了自己的不足，并为未来的发展制订方向。同时，竞争又加强了合作。正是由于出现了不同的能力趋向，才进一步扩大了成员之间的合作意识，促进大家在互帮互助中更快更好的完成组织的任务。

但竞争和合作也不能走向极端。一些人将竞争片面地看成争夺之战，为了个人权益而忽视了合作，最终只能是"一无所获"。而另一些人将合作看成是"大锅饭"，只求大家的共同努力而没有成员之间的竞争也是不可取的。

一个团体要想进步，必须既重视竞争，也重视合作。可以在单位内部建立一个竞争机制，激发成员的工作激情，活跃大家的工作气氛。并在日常的工作中注意成员间的合作，将每个人都融进集体中，让大家在和谐、融洽的氛围中实现集体目标和个人价值。

例122　你和同事之间出现了矛盾，你打算如何处理？

【参考答案】

人都有自己独立的思想，思想因人而异，和同事之间出现意见分歧很正常，关键是如何来对待与处理。一个心胸宽广的人是很少会与别人产生矛盾的。即使产生了矛盾，也不会斤斤计较，更不会因此而影响与周围人的关系。

假如与同事之间出现了矛盾，我会认真反思自己。如果是自己的错误，我会主动向同事道歉。如果是同事的错误，只要不是原则问题，我不会介意，尽量做到包容同事。我会以大局为重，把工作放在第一位，主动与同事沟通，妥善解决问题，不将个人恩怨带入工作中，保持阳光的心态，积极营造和谐的工作氛围。

例123　你和同事有误会，你向他道歉但是他不接受，你怎么办？

【参考答案】

要理性看待，客观分析这一情况，相信同事之间的误会都是暂时的，没有解决不了的问题。反思自己的不足，同事对自己的道歉不认可，是不是由于道歉的态度不够诚恳？如果是这样，找一个恰当的时机，请他坐下来好好交流和沟通，并表示最真诚的道歉以消除误会。

在以后的相处中，多几分谨慎，少说容易引起误会的话，少做容易引起误会的事，多关心帮助同事，用爱心和诚心打动同事。

例124　工作中有的同事能力和学识都不如你，却凭借圆滑的处世获得领导的青睐，你怎么看？

【参考答案】

同事能够受到领导的青睐，说明他有他的优点。我应该取长补短，虚心向他学习，学会圆滑处世的方法，学会变通的能力。我依然会努力踏实地工作，把工作放在第一位。以后，我要多与领导沟通，让领导了解自己，也要学会适时地表现自己，"苦干加巧干"。我相信只要我努力工作，积极奉献，领导最终会了解并赏识我，是金子总会发光的。

例125　在工作中，你的一位同事和你工作能力差不多，但是他喜欢把事情夸大，领导比较看重他，对这种情况你怎么看？

【参考答案】

我认为工作能力的判定不能靠我个人主观的推断，也许同事本来就比我工作能力强，我要端正自己的态度，多学习的长处，向他看齐。同事喜欢夸大他的工作能力，说明他比我善于沟通。领导不能够掌握每个人具体的工作，以后我也要在干好每项工作的基础上多跟领导汇报。总之，在平时的工作中，我不会计较太多的个人得失，把工作放在第一位，努力做好本职工作的同时，不断提高自己，为医院做更多的贡献。工作干好了，领导终归会看到，用事实说话。

例126　一个同事调走，不认真与你交接工作，给你工作造成影响，怎么办？

【参考答案】

首先，我表示理解，可能同事因为调动工作很忙碌，才没有认真跟我做好交接好工作。我会主动联系要调走的同事，完成交接，虚心向其学习经验并保持联系，在以后工作出现问题时可以随时请教。我也要保持好的心态，努力工作，积极弥补因工作交接不好造成的不良影响。

例127　如果一个跟你很要好的同事，出现了重大失误，而这件事只有你和他知道，你如何处理？

【参考答案】

我会积极采取相应的补救办法，将重大失误所造成的损害降低到最小。在工作中应坚持原则，积极向领导汇报。不能因为这位同事与我要好，我就包庇他，这样只会使结果变得更糟。事后要和这位同事进行沟通，让他理解我的做法。与领导和同事一起分析造成失误的原因，总结经验教训，认真反思，避免以后再犯。

例128　一个跟你要好的同事因为某事突然成为大家议论和斥责的对象，你如何处理？

【参考答案】

如果同事因为某事突然成为大家议论和斥责的对象，肯定是有原因的。因此，我会站在公正客观的立场上帮忙分析原因。根据具体原因为其出谋划策，帮助他（她）赢得众人的理解，重新树立形象，顺利渡过难关。在处理同事关系上，我认为最重要的是真诚、宽容、有爱心，要设身处地地站在朋友的角度考虑问题，不能做势利小人，即使好同事真的犯了错误，也不能嫌弃，应真诚地帮助他改正错误消除影响。

例129　假如你见义勇为做了好事，家人和朋友不理解，你怎么办？

【参考答案】

我坚持认为见义勇为是件好事，面对坏人坏事，每个人都应该挺身而出，保护国家的财产和人民的利益。如果每个人都不见义勇为，那么社会道德就会沦丧，犯罪分子会更加嚣张，社会更加不和谐，人们也不安全。当然，取得家人和朋友的理解也是十分重要的，我会和家人朋友讲道理，耐心沟通。他们不理解可能是因为担心我见义勇为受到伤害，我会尽自己最大努力说服他们，同时在见义勇为时注意自身安全。若家人还是不理解我，我仍然坚持见义勇为，我相信最终他们会理解和支持我的。

例130　你工作认真，积极肯干，可是领导和同事不理解，还数落你，你怎么办？

【参考答案】

假如在工作中出现了上述情况，我会冷静分析原因，理智对待。如果领导和同事对我不理解，说明我在某些方面跟领导、同事的交流有欠缺，我会向领导跟同事请教，找寻自己工作中的不足，进一步提高自己的工作能力，改变他们对我的态度。我不会因他们暂时的误解而产生消极情绪。我依然会努力地工作，多向领导和同事学习，加强沟通，改善关系，通过自己的不懈努力最终获得领导、同事的认可和好评。

例131　如果你竞聘上岗后，一个老同志总是和你作对，你怎么办？

【参考答案】

① 表态。用平和的心态积极对待，不能因为老同志的抵触情绪影响正常工作的开展。要一切以工作为中心，营造良好的工作氛围，积极开展工作。

② 处理。查找自己的原因，反思导致老同志对自己不好看法的原因。如果是自己的原因，要及时纠正，并做出解释。如果因为自己年轻，不能胜任岗位，要以积极的行动尽力将自己的工作做到完美。尊重老同志这种忧虑的心境，毕竟大家的出发点都是为了工作做得更好。工作中不忘多和老同志沟通交流，尽可能获得他们的认可。

③ 总结。努力工作，关爱下属，注重技巧，不断提升，通过个人魅力增加团队凝聚力，创造团结协作的团队。

例132　假设单位进行竞争上岗，有两个同事竞争同一岗位，他们都上门找你，希望你投他一票，你会怎么做？

【参考答案】

既然是竞争上岗，讲究的就是公平、公开、公正，以便发现该岗位的合适人才，使其发挥重要的领导作用。如果大家不是靠自己的真才实学，而靠拉票来赢得竞争，势必违反了正当竞争的宗旨，也有违单位举行竞争上岗的初衷。因此，我在投票时，会根据同事的工作能力、工作态度等各方面素质的评价做出自主的选择，把自己的一票投给那个优秀的同事，不受他们私下拉票行为的影响，力求能选拔到合适的人。

例133　有个同事只考虑个人利益，很少考虑他人利益，你怎样与他相处？

【参考答案】

在一个集体中，每个人的性格、素质不同，考虑问题的方式和角度就不同，因此我们要博大的包容之心。每个人都有自己的长处和不足，要多看同事的优点。如果遇到意见不同时，要学会换位思考，多从他的角度去分析和解决问题，我想他一定更容易接受，也能在工作上更好的配合。多关心同事，自己做出表率，积极影响同事，共同提高。

例134　如果你的一位同事喜欢争强好胜，你将如何与他相处？

【参考答案】

自己首先要善于容人。要正确分析同事争强好胜的原因，善于因势利导，用其长，容其短。要主动与争强好胜的同事交流，了解他们的思想动态，多给他们创造发挥才能的机会和环境，充分满足他们这种心理需求。争强好胜的人最忌讳在别人面前出丑，因此，要照顾他们的面子，要人前多表扬，背后多批评。积极关心和帮助同事，与同事和睦相处。

例135　同事小刘喜欢玩游戏，经常在上班时间玩游戏，你劝过他多次。有一天开会，领导说不准上班玩游戏，小刘认为是你告的密，对你有意见，还联合其他人孤立你，你如何处理？

【参考答案】

对于这件事情，我应该与小刘进行主动沟通，寻找自己说话的方式是否有不足之处而引起了他的误会。工作之余主动向小刘说明自己的观点消除误会，也希望在以后的工作中小刘能够多给我提意见，共同进步。劝告小刘在工作期间要严格自律，集中精力干好本职工作，耐心说明隐患及不良后果。并真诚地关心和帮助他，让他改正错误。

例136　你和同事共同完成一项工作，领导只表扬了你，同事对你有意见，疏远你，你怎么办？

【参考答案】

尊重领导的决定，感谢领导的鼓励。寻找适当的机会，向领导如实汇报该项工作的真实情况，肯定同事在工作中的成绩和作用。找机会与同事进行交流和沟通，解释事情的来龙去脉，告知同事自己已经向领导如实汇报此事，取得同事理解。总结经验，接受教训，在以后的工作中加强与领导、同事的交流，避免类似情况出现。

例137　领导交给你和另外一个同事一项工作，但同事不积极，做事情不与你合作，领导批评你，你怎么办？

【参考答案】

首先，要虚心接受领导的批评，没有圆满完成工作任务受到批评是应该的。其次，要反思同事不与自己合作的原因，分析是不是自己在与同事合作中方式方法不当导致同事产生误会。如果经过反思，发现不是自己的原因，那么找合适的时间、地点，与同事进行一次良好的沟通，把误会说开，消除同事对自己的成见，并真诚地向同事说明，希望在以后的工作中能够相互帮助，共同进步。

例138　有人说朋友是"信用无则交易断"，又有人说"害人之心不可有，防人之心不可无"，你怎么理解？

【参考答案】

第一句话是说朋友间没有信任就很难继续交往，其实就是个诚信的问题。诚信乃立身之本，一个人如果失去了别人的信任，将在社会上寸步难行。作为一名医务人员，如果失去了领导、同事或患者的信任，他的工作将无法进行。所以，我们一定要勤勤恳恳做事，踏踏实实做人。第二句话应该是中国的经典古训，有些讲究中庸之道。前半部分我很赞成，也就是说，在做人行事的时候，一定不能危害到别人的利益。在工作中，也要和领导同事友好相处，竞争中要本着公平的原则，不能使用不正当的手段。但对后一句话我保留自己的意见。如果我们在工作中一直保持着"防人之心"，对领导或是同事都是戒备警惕的态度，那么工作将很难顺利展开。所以我比较赞成开诚布公地做事，我想只要把工作做好了，把问题考虑全面了，大可以"君子坦荡荡"，不需要再有什么"防人之心"。

例139　单位要提拔一个人，有两个人选，有一个人工作能力很强，另一个人协调关系能力强，单位提了协调能力强的人，你是怎么看的？认为正常吗？

【参考答案】

我认为在同样条件下，协调能力比工作能力更重要，我认为很正常。要做好工作就要不断地提高自己的业务能力和工作效率，但是任何部门的工作都不是靠一个人的力量来完成的。一个科室的进步和发展，离不开同事们的互相支持以及领导方方面面的协调。我们在不断提升工作能力的同时，也要注重提升协调能力，使自己的各方面都得到发展。这样我们才可以更好地发挥作用，为科室做出贡献。

例140　你在办公室工作的时候，有各类传真电话、工作电话打进来，你如何处理这类电话？

【参考答案】

职责范围内能解决的，自己解决。职责范围内但不能解决的，请示解决。职责范围外不能解决的，转交别人解决。

例141 当你负责的某项工作需要其他部门协同完成时，你将如何安排？

【参考答案】

先请示有关领导，提出建议。与其他部门领导沟通，表明需要合作的内容，征求领导的同意。联系协作部门具体工作的当事人，明确协作的具体事宜。配合协作部门的工作人员做好具体工作。

例142 早上到了办公室，有三项紧急任务等着你，你如何处理？

【参考答案】

保持一颗平静的心，凭着自己对日常工作的熟悉度，迅速把握工作的轻重缓急，分出先后顺序，通过时间顺序来处理这三项紧急任务。对于非常紧急的工作，如果工作的难度不大，其他同事也曾做过，可以在不耽误其他同事工作的基础上请求同事的协助，以求工作快速完成。对于工作上的紧急事务，如果是让同事代办，就应该详细记录以备案。在工作中要注意：超出个人职权范围的事要请示领导，听从领导安排；和同事保持团结，注意团队建设。

例143 目前会议效率比较低，你认为应该怎样提高会议效率？

【参考答案】

不开没有明确议题的会议，不开有许多议题的会议，不开没有充分准备的会议，不开鸡肋会议，不请无关人士参加会议，不做离题发言，不做"赞同"式的、重复他人的发言，切不可"议而不决"。

例144 怎样正确处理好与上级领导的关系？

【参考答案】

正确处理好与上级领导的关系，是赢得上级领导的支持和信任的关键，我会努力做到以下几点。

① 坚持党性，服从至上。即把坚持原则，坚持党性和遵纪守法作为处理与领导者关系的指针，自觉自愿、真心实意地服从服务于上级领导。

② 大局为重，不计小私。即坚持大局为重的原则，不斤斤计较个人得失，自觉维护整体利益和上级的威信。

③ 尊重上司，主动分忧。即尊重上级领导的指示精神，尽职尽责地做好工作，又创造性地完成上司交办任务，当好领导出谋划策的参谋和分忧解难的助手

④ 注意仪表，不卑不亢。

⑤ 认清角色，摆正位置。即准确地认识自己的社会角色，防止在决策、表态、干事、答复、应酬等方面的"越位"现象。

⑥ 理解意图，取得信赖。即要充分理解和领会上级领导的方针、思想、思考方法、工作方法及对问题看法等，适应领导的要求，然后尽心尽力地去完成任务，以取得领导的信赖。

⑦ 勤奋务实，谨防粗心。工作中要认真细致，精益求精，避免粗枝大叶，马马虎虎。

⑧ 言而有信，兑现承诺。即要在领导面前树立"言必信、行必果"的自身形象，始终做到"言而有信"，使领导对你的承诺充满信心。

⑨ 懂得暗示，心有灵犀。即在与领导的相处过程中，要心有灵犀，既懂得领导对你的暗示，又及时准确地给领导者以暗示，以维护领导者的尊严和威信。

⑩ 慎重参谋，巧言进谏。即作为领导的部属既要当好"参谋"，又要讲究策略，掌握分寸，选择场所巧言进谏。

⑪ 注意保密，守口如瓶，不该说的就不要说。

⑫ 不打旗号，不出难题。即生活上不滥用领导的威信发号施令，不给领导出难题和增加负担。

⑬ 避开冲突，虚怀若谷。即在对待与自己理想中的形象有差距的领导者，要努力去掉自己的感情包袱，以自己的宽容去填平感情的鸿沟。

⑭ 有限忍耐，合理斗争。既要从维护良好的上下级关系的愿望出发，在一定限度内对自己的欲望、情感和利益等方面进行自我约束；同时，又要对某些错误的领导行为进行合理的抵制和斗争。

⑮ 勇于认错，慎用解释。即在与领导相处的过程中，要随时自省，主动揽"过"，积极改"过"。尤其在遭到领导批评时，要诚恳接受、慎用"解释"，以取得领导的谅解。

例145　你认为应该如何正确处理领导与被领导的关系？

【参考答案】

领导者与被领导者在人格上是平等的，但领导者代表上级组织或单位的领导工作，尊重领导，在一定意义上是尊重和爱护整个组织。在处理领导和被领导的关系时，我会努力做好以下几点。

① 对领导的决策或指示深入分析研究，反复领会其意图，明确自己在整个工作决策中的地位和作用，以便自觉主动地予以实施。

② 如果是副职，切勿事事依赖正职，要在尊重正职的同时，主动发挥参谋和助手的作用，做好分管工作。

③ 要顾全大局，在适宜的时机主动为领导出谋划策，在关键问题上予以协助。

④ 要主动向领导学习，学习有益的领导经验，同时从失误中吸取教训。

例146　你认为什么样的领导能赢得职工的尊重和拥护？

【参考答案】

① 作风正派，办事公正，廉洁奉公，以身作则。

② 有一定的组织协调能力，能调动下属的工作积极性，关心下属的个人发展。

③ 精通业务，工作讲究科学性，勇于负责。

④ 敢于开拓，能够创造性地开展工作。

例147　作为一名领导干部，应当如何发挥、调动和保护下属的工作积极性。

【参考答案】

发动和调动下属的工作积极性是提高本部门和单位的凝聚力、战斗力，完成各项工作任务的重要条件和保证，也是领导干部的重要职责。如果我是领导，我会做到以下几点。

① 领导干部要以身作则，起模范带头作用，树立榜样。

② 要加强教育，提高下属的思想认识，使其认识到所从事的工作和任务的重要性。

③ 要鼓励下属勇于创新，创造性地开展工作。

④ 要认识听取下属的意见和建议，做到集思广益，使下属自觉将自己与全局工作融为一体。

⑤ 既要善于发现下属的优点和成绩，也要善于发现下属的缺点。

⑥ 要奖罚分明，该表扬的要表扬，批评的要批评。要严格要求，不能把无原则的"宽容"当作爱护。

⑦ 发现问题时要及时点拨，防微杜渐，对违法乱纪者不可姑息，不能把"庇护"当作爱护。

⑧ 在生活上要关心下属的工作，在坚持原则的前提下，多为下属解决实际困难。

例148　假如在一次重要会议上，领导安排由你先发言，可到你发言时，你才发现没有带讲稿，你对这次发言内容又不太熟悉，你如何处理？

【参考答案】

根据当时情况，采取适当措施，妥善摆脱这个困境，如委婉请求主持人，先让别人发言。这期间，如时间来得及，可安排人员马上送来讲话稿或者自己赶紧准备一个讲话提纲。

吸取教训，在今后的工作中进行改进，如提前熟悉发言内容，充分做好准备。

例 149 如果你刚上任，医院准备出台有关方面的政策，需要你提供一些分管工作情况，你给下属安排后，所提供的资料不够准确，而这时有关部门催要又比较急，你怎么办？

【参考答案】

向有关部门说明情况的同时，本着实事求是和对工作认真负责的精神，加班加点重新组织材料。认真查找资料不准确的原因。对有关人员提出批评，并组织业务人员纠正错误，提供准确情况。以此为鉴，重视教育和指导下属，今后从根本上提高工作质量，改进工作方法，以负责的态度和科学的方法对待工作。

例 150 一天，张主任和刘主任每人交给你一项任务，但是你忙了一天，结果只完成了张主任的任务。刘主任把你批评了一通，你是怎么想的？

【参考答案】

自己工作未完成，挨领导批评是正常的，领导也是为了把工作做好。应该向刘主任诚恳地承认错误，比如，没有合理地安排工作，没有及时地向领导汇报情况等，并表示会及时改正错误，避免以后再犯。加班加点，争取完成领导交办的任务，并向领导及时汇报，以此弥补此次事件。更重要的是，在以后的工作中，要合理安排工作顺序，及时向领导汇报情况，向同事请示工作方法，不断提高自己的能力，努力改变领导对自己的不良印象。

例 151 当前对有些单位实施的末位淘汰制有不同争议，你怎么看待？

【参考答案】

末位淘汰制是市场经济条件下人才竞争的一种方式，起到激励人才、评估人才的作用。这种用人措施要因情况而异，不能一刀切，对规模大人数多的单位实行这种竞争机制未尝不可。规模小人数少的单位不适用，所有员工都很努力，成绩都不错，这种机制会造成人心惶惶、人际关系紧张的不利局面。使用这种机制要防止过多人为因素造成负面影响。

例 152 有一天，你的一个朋友打来电话，说有事要见你的直接领导，请你帮他约定会面时间，但你知道这个朋友并不是你的领导所乐意见到的人，在这种情况下，你如何处理？

【参考答案】

我会告诉我的朋友，我可以帮他约定时间，但我的领导近段时间工作很忙，可能不一定有时间见面。我会征求我朋友的意见，是否有重要事情需要转告，如果有重要事情，可以让我转达的话我可以替他转达，如果不方便让我替他转达的话我会建议他写成公文、邀请函或者便条，我愿意替他送达。

例 153 领导安排的任务不合理，你会怎么办？

【参考答案】

首先考虑领导这样安排也许有他的道理，原则上我会尊重和服从领导的安排。同时私底下我会找恰当机会婉转地向领导表达自己的看法，看看领导能否改变想法。如果领导没有采纳我的建议，我也同样会按领导的要求认真地去完成这项工作。如果安排的任务不合理会造成不良后果，我会积极与领导进行沟通，拿出更好的方案请领导批准。

例 154 你的上级领导强硬要求你做一件违反原则的事，你怎么办？

【参考答案】

首先要看这件事情的性质是违反了什么样的原则。如果是为了国家的利益、公司的利益和大多数人的利益，让我放弃一些个人原则我想这是没问题的，我乐于接受，并会因为自己能够为大家做出贡献而自豪。如果上级领导为了私人利益让我做违反国家法规和单位规章制度的事，我会拒绝，并耐心向领导摆事实讲道理，努力劝说领导放弃做违反原则的事。如果上级一直纠缠不休或利用职权逼迫我，我会向其他领导汇报相关情况，寻求帮助。

例155 如果领导有些习惯你无法忍受，你怎么办？

【参考答案】

在工作中，我会尊敬领导、听从领导安排，认真做好工作的，尽量适应领导的一些习惯。当领导的有些习惯我无法忍受时，我会换位思考，多为领导着想，寻找自己的不足，调节自己的心态，尽量适应领导。如果领导的有些习惯可能会对患者造成不良影响，我也会在合适的机会，用恰当的方式和领导沟通，帮助领导改正，让领导更优秀。

例156 你的专业性很强，而你的领导对技术操作不熟悉，经常叫你做这做那，让你无所适从，你会怎么办？

【参考答案】

人各有所长，领导对技术操作不熟悉，但他（她）的领导组织、协调能力的确比我强，在实际工作存在这种现象不足为奇，应该承认和接受这种现象。领导是决策和组织者，我是执行者和具体任务完成者，对领导的工作计划安排和下达的任务一般情况下要尽量适从。如果领导的工作计划安排和下达的任务违反技术操作规程，盲目执行可能造成损失或事故，要说服领导改变或拒绝执行。

此外，还要和领导经常进行沟通，和他（她）交流讨论有关技术方面的知识和术操作规程，促使他（她）熟悉关技术方面的知识和术操作规程，在每项工作计划安排和下达任务前，多提建设性意见，供他（她）参考。

例157 在完成某项工作时，你认为领导要求的方式不是最好的，自己还有更好的办法，你应该怎么做？

【参考答案】

原则上尊重和服从领导的工作安排，同时私底下找机会以请教的口吻，委婉地表达自己的想法，看看领导是否能改变自己的想法。如果领导没有采纳自己的意见，就按领导的要求认真地完成这项工作。另外还有一种情况，假如领导要求的方式违背原则，自己会坚决提出反对意见。如果领导仍固执己见，就向上级领导反映。

例158 当你在工作中跟领导意见不一致出现了争执，你怎么办？

【参考答案】

由于个人的立场、经验、阅历不同，看待问题的观点、视角就不一样，意见不一致是正常现象。只要没有大的原则性问题，我会按照领导的要求去处理问题。假如我认为自己的处理方法更好的话，那我会选择合适的时机，私底下以委婉的方式向领导提出。如果领导没有被接受，我应该尊重领导的决定。假如领导的处理方法违反了国家法规会引起不良后果，那么我会劝说领导停止执行，并及时向上级领导反映，避免造成严重后果。由于各人意见不同，冲突是难免的。所以我要客观对待，冷静处理，不能为此与领导闹情绪，从而影响团结，耽误工作。总结原因，尽量避免或减少这一现象的发生。

例159 交给你的工作如果你没完成，你会怎么办？

【参考答案】

领导交给的工作，我一定要全力以赴，克服一切困难来完成。如因特殊情况没有完成，要找出原因主动向领导说明。我是一个工作认真细心的人，基本上都能及时完成领导安排的任务。如果确实没有完成，第一我要如实告诉上级，第二要认真分析原因，第三要给出建议和办法。我会这样对上级进行汇报：领导，我把您交代的工作完成情况向您汇报一下。首先，很对不起，由于我的经验不足，这项工作到目前为止还没有全部完成。详细说明目前完成的部分有哪些，没有完成的部分有哪些。对于这次失误，我进行了认真分析，首先是自己对这项工作的复杂性、艰巨性估计不足；二是没有认真做好计划和合理安排好时间；三是在工作中遇到了一些新的情况，比如某某情况等，自己没有及时向您和同事求助，所以造成了这次任务没有按时完成。在这里向您表示再次道歉！以后我会注意把工作干好，不再发生此类事情。

例160 领导在你毫无准备的情况下分配给你一项任务，但你如果接下这个任务将严重影响你手头正在进行的工作，问你会怎么办？

【参考答案】

尽量在不影响自己本职工作的基础上抽时间完成领导交付的任务。权衡领导交付的任务和自己的本职工作哪项更重要，如果领导交付的任务不是很重要和很紧急的任务，我会先完成自己的本职工作，然后再去干领导交付的任务，反之则先完成领导交给的工作再尽快完成本职工作。如果为了完成领导交付的任务致使自己的本职工作受到影响，我会加班加点完成本职工作，然后向直接领导做出相关解释。

例161 你的工作很出色，领导经常交代一些属于你职权范围外的工作给你做，你会怎么想？你怎么应付这种情况？

【参考答案】

也许领导是在给自己压担子，有意培养自己。也许是自己能力强，领导觉得把这些事情交给自己办放心，对自己信任些。不管怎样，既然交给我办，我就应该毫无怨言地接受任务，想办法克服困难，争取保质保量地快速完成。

例162 你的工作出现了失误，你的上一级领导已有所耳闻，但是你的本级领导因为害怕影响科室的评奖，决定掩饰你的错误，你在这种情况下怎么办？

【参考答案】

在工作中出现失误，我有不可推卸的责任，首先考虑的应该是能否及时采取有效措施弥补，挽回损失。如果不涉及原则性问题，则接受本级领导的安排，但也要自我检讨，引以为戒。如果涉及原则问题，要勇于承担责任，向领导说明情况。无论什么情况下，如果上一级领导向下调查真实情况，都要如实汇报。事后认真总结，避免失误。

例163 你工作干得并不是很出色，领导却让你当典型，你怎么办？

【参考答案】

要感谢领导的关心和肯定。领导让我当典型，是对我工作的肯定，是对我的关心，我会把这件事当作是对自己的一次激励。但要有自知之明，坚持实事求是。典型是标杆、是示范，既然我的工作还有不足，那么我就要对领导负责、对工作负责，也是对自己负责，客观地向领导解释自己工作还有哪些不足，真诚地说明不能选我当典型的理由。如果领导坚持让我当典型，那我一定要在以后的工作中更加努力，严格要求自己，不断提升，争取更出色，发挥标杆作用。

例164 如果你的一项工作受到上级领导的表扬，但你的主管领导却说是他做的，你怎么办？

【参考答案】

冷静地对待这件事情，先找个机会主动跟主管领导沟通一下，当然结果可能会有两种：一是我的主管领导认识到自己的错误，他会向上级领导反映，这样我会原谅他；二是他变本加厉甚至于威胁我，那我想我会毫不犹豫地找上级领导反映这件事，因为他这样做会造成负面的影响，对今后的工作是很不利的。当然，无论怎么样，我都保持良好的心态，在以后的工作中更加勤奋、努力。即使自己得不到应有的奖励，我还是相信是金子总有发光的时候。

例165 你所在部门主任晋升了，而你也被提升为该部门主任，但原主任还经常找你们部门的工作人员办事，影响了正常工作，你怎么办？

【参考答案】

遇到这种情况，我会冷静应对，以工作全局为重，团结至上，与老主任进行积极的沟通和协调。

① 首先，我会找个合适的机会，主动与我的老上级坦诚沟通，争取他的理解与支持。

我相信，老领导只是因为和我们部门的人感情深，一贯合作的比较好，才愿意来找我们部门的工作人员办事，沟通之后，他肯定能发现自己的问题。

② 其次，我会委婉地向本部门的同事了解情况，通过与他们的沟通，首先纠正自身的不足，努力提高自己的管理水平，带动整个科室的工作效率。

③ 最后，我认为以工作为重、坚持团结第一、促进整个工作的顺利进行，才是最重要的。不能把个人的得失看得太重，只有这样，才能与领导同事协调一致，一起把工作干好。

例166　在会议上领导批评了你，但你觉得很委屈，应该怎样处理?

【参考答案】

在会议上保持冷静，坦然接受领导的批评，不要让自己受情绪的控制，影响会议的顺利进行。会议结束后要对领导的批评进行反思，领导提出批评一定是有原因的，以后要注意改正不足，以求进步。如果领导因为误会而提出批评，事后要和领导进行适当的交流沟通，澄清事实。对这件事进行总结，吸取教训。

例167　如果你拟订的一个方案，你的直接领导不满意，而公司分管领导却非常满意，你将如何处理?

【参考答案】

由于各人的观点不同、角度不同，所以对待同一事物的看法和要求也会不同，领导意见不一致是正常现象。只要是为了工作，不管什么领导，直接领导也好，更大的单位领导也好，都应该同等尊重和服从，不能厚此薄彼。在某一具体事项中，虽然领导的要求不同，但目的相同，都是为了工作做得更好，更有效率，要从这两位领导对待事业精益求精的态度中得到启发和学习。力争把两位领导的意图都吃透，贯彻到工作中，把工作做好。

例168　你有一个很好的工作设想，你经过实际调查认为这个设想既科学又可行，但你的领导和同事们很固执，你采取什么办法说服他们与你合作?

【参考答案】

如果发生这种情况，我会感到很遗憾，但不能心存怨恨，领导和同事不同意自己的方案可能有其他方面的原因。与领导和同事们进行沟通，了解他们不同意的原因，并虚心听取他们的建议，由于自己阅历不足也可能方案没有可行性。如果方案确实没有问题，那么根据具体情况进行说服工作，统一思想。如果是涉及荣誉的问题，可以将你的想法公开当作集体的结晶。

例169　如果你学习了一种新的管理方法，很希望用到本单位或本部门的工作中，你应该怎么做?

【参考答案】

对这种新的管理方法首先要认真考虑，研究这种方法的可行性，不能只看到好的方面而忽略副作用，有时候尽管创意很好，但也可能因为自己不了解而不实用。将自己的想法写成报告，报告要详细、具体，并找适当机会向上级如实汇报。等待上级批复，在上级没有批复前，不得对外界透露。

例170　有领导来检查你分管的工作，你该怎么做?

【参考答案】

① 提前跟领导沟通，询问检查的内容、到来的时间，从而安排人员做好接待工作，实事求是地做好工作汇报资料。

② 领导到来后，做好工作汇报，并带领工作人员陪同领导进行实地检查，对领导随时提出的意见和建议，都要做详细的记录。

③ 召开会议，在会议上虚心的听取领导的意见和建设性建议，并积极与领导沟通，交流经验为以后工作的顺利开展做好准备。

④ 工作检查完后，针对工作中的存在的问题及如何整改作详细的总结，提出解决和整

改方案，而针对工作中的优点要继续发扬。

例171 如果你被领导安排到一个关键的岗位，你的熟人可能会找到你，请求帮忙，你应该注意什么？

【参考答案】

在自己的职权范围内，可以尽量帮助别人。在帮助他人的时候自己要有原则底线，违反法律法规的、违反组织原则的事情一律不能帮，对待敏感问题要谨慎，坚守自己的工作原则。在亲友中要树立公正严明的形象，让他们不会因为一些违反规定的事情求自己帮助。

例172 你认为自己能力很强，但领导不认同，应该怎么办？

【参考答案】

我不会因为没有得到领导的认同而有情绪，进而影响工作，我会正确对待。在工作中不是每个人都能得到认同重用的，它只是领导对我的工作和能力的一种肯定。即使不被认同，我还是会做好各项工作的。我会冷静地从自己身上寻找原因，可能我还有一些方面不尽如人意，或者不适应领导的需要，对此，我会认真学习，不断进步。不被领导认可不等于我本身没有价值，我会对自身充满信心，并加倍努力。我会在以后的工作中积极同领导沟通，寻求建议，加深领导对我的了解。我相信只要努力工作最终会得到领导的认可。

例173 你的工作得到同事的认可，而却得不到领导的认同，应该怎么办？

【参考答案】

我不会因为没有得到领导的认同而有情绪，进而影响工作，毕竟，我得到了同事的认可。我会冷静地从自己身上寻找原因，分析是不是我没有领会到领导的意图，以后加强和领导的沟通，力争吃准吃透领导意图。如果是我的工作成绩离领导的要求还有一段距离，我会主动找领导谈谈，向他寻求建议，表明我会在以后的工作中努力达到领导的要求。如果只是因为领导不了解我，我会在以后的工作中积极同领导沟通，加深了解。

例174 你工作一段时间后，领导和同事都觉得你不适合这个岗位，大家碍于面子没有明说，但是暗示过你应该换岗，这时你该怎么办？

【参考答案】

查找不适合这个岗位的原因，暗自分析解决问题的办法；向关系比较好的同事征求意见，让他们出谋划策；经过证明自己确实不适合这个岗位，主动向领导申请换岗；总结经验教训，不断提升个人能力，在新的岗位上从头再来。

例175 有一个进修的机会，你如何说服领导同意你去进修？

【参考答案】

进修机会难得，对自己能力提升和科室发展都有很大的帮助，我也会向领导说明我的优势，积极争取这次机会。虽然进修一段时间会耽误工作，但长远来看还是值得的。在进修的同时，积极采取多种措施，尽量不影响工作。

例176 如果你和同事正在议论领导的缺点，这时领导正好推门进来了，那你怎么办？

【参考答案】

首先，我不会随便跟同事议论领导的缺点，人无完人，领导也是普通的人，他自身有缺点或者在工作中有不足，这是正常现象，我们应该理解。如果同事议论，我会劝同事尽量不要议论。如果领导的缺点和不足严重地影响到我们的工作，我会在合适的机会，用适当的方法，向领导委婉地提出建议。

例177 在一次重要的会议上，由你领导起草的大会报告中有一项数据明显错误，与会代表都知道此数据有误，领导的报告刚刚开始，文中要多次提到该数据，你该怎么办？

【参考答案】

我会保持镇静，找出应变措施予以弥补。比如，可利用给领导倒水的机会递一张字条提醒等方法。此外，我会总结教训，引以为戒。

例178 你和领导一起到某地开展调查，你因堵车迟到了，领导非常生气，你怎么办？

【参考答案】

领导和其他部门同志生气很正常的，毕竟因为我的迟到影响了工作，所以一定要忍耐和克制，不要和领导顶撞。等领导消气以后，心平气和地和领导说出原委，并向领导保证以后不会犯类似的错误，希望领导原谅，我相信领导都是通情达理的人，他会原谅我的。赶快积极地投入工作，把由于自己耽误时间而影响的工作尽心尽力地做好。总结经验教训，避免类似的事件再次发生（以后提前出发，留足宽裕的时间）。

例179 领导让你去某单位办一件行政审批手续，而具体办事人员对你单位有意见，故意拖延时间不给你办，你怎么办？

【参考答案】

对此人动之以情，晓之以理，讲明事情的紧迫性，争取他的支持和帮助。如果这人坚决不办，看看这个单位有没有其他人员可以办理同样的手续，如果有的话请别的工作人员办理。如果就他一个人办这事，向该单位的领导委婉说明事情的经过，请领导出面帮助办理。如果办事单位领导没有理会，就向自己部门的领导反映情况，讲明没有及时办妥的原因和办事的过程，请示下一步怎么办，或请求本单位领导出面协调。

例180 请谈谈你理想中的的工作团队应该具备什么条件？

【参考答案】

① 集体的成员应该具有较高的素质，即具备较高的道德素质和业务素质。

② 集体成员都能一心一意投入工作，对工作认真负责，为集体创造优秀的成绩，并贡献自己的力量。

③ 集体成员应互相尊重、互相学习、互相关心。

④ 集体成员都应该具备集体主义精神，爱惜集体的荣誉就像爱惜自己的生命一样。

例181 工作环境和团队不如你想象的那样，你怎么处理？

【参考答案】

好的工作环境和好的工作团队是每个人在选择工作时都要考虑的因素。因为好的工作环境可以一定程度上调节人的心情，提高工作的积极性，各种设备齐全也可以有效地提高工作效率。同时，良好的团队所起的作用也是巨大的。虽然好的环境和好的团队很重要，但这不是我选择工作的重点，我更注重在工作中能否体现自身的价值，能否更好地为单位做贡献。即便工作环境和团队不如我想象的，我也不会因此而影响自己的工作。在单位中，工作是第一位的。另外，环境可以改变，团队可以塑造。在今后的工作中，我会充分发挥个人的主观能动性，为环境的改造与优秀团队的建设积极贡献自己的力量。

例182 工作需要原则性，即通常所讲的对事不对人，人熟礼不熟，但这未免缺少点人情味，对此你怎么看？

【参考答案】

工作需要有原则性，只有这样才能保证工作顺利进行，达到预期目标。在坚持原则的前提下，在政策法律允许的范围内，也要有一定的灵活性。要知道原则性（理）与人情味（情），在理论上并非势不两立。在具体的工作中要讲究技巧，把事做对做好。

例183 加强团结是做好各项工作的基础，如果你是部门领导，对搞好本部门同事的团结有何想法和打算？

【参考答案】

要搞好一个部门的团结，部门领导是关键。作为领导要坚持原则，公平公正，为其他工作人员搞好团结做出表率。正确处理好各成员之间的关系，积极搞好团结，注意防止和及时化解矛盾。合理运用批评与自我批评的武器，发现问题及时沟通和解决。经常听取同事们的建议，共同改进和提高，营造和谐的工作氛围。

例184　皮尔·卡丹定理：用人上一加一不等于二，搞不好等于零。谈谈你对这个定律的理解。

【参考答案】

这个定理的寓意：组合失当，常失整体优势；安排得当，才成最佳配置；有效搭配，方显威力。人与人的合作不是人力的简单相加，而是比这复杂微妙的多。相互推动时自然事半功倍，相互抵触时则一事无成。用人之道，最重要的是要做好不同能力人才的搭配组合，考虑合理的人才组合，各取所长，相互补充，发挥整体优势。对一个管理者来说，不但要做到知人，还要做到善任，让每个人都能找到自己合适的位置，最大限度的发挥自己的优势，从而产生一加一大于二的效果。

例185　如果你是医院的领导，有两种人，一种是比较顺从的，另一种是比较有创意的，你喜欢哪一种人，为什么？

【参考答案】

两种人都各有优点和缺点，应该以工作为中心，针对不同的工作任务做出合理安排。一般来说，人都具有两面性。工作中比较顺从的人，懂得尊重他人，懂得全力贯彻正确的决策，把工作落到实处，但是这类人通常过于谦虚，喜欢按部就班、循规蹈矩。工作中有创意的人，懂得勤于思考，有想象力，善于创新，但是容易犯不服从安排、不守纪律的毛病。作为领导，应当取长补短，在不同的问题上发挥各自的优势。工作中，在处理原则性问题时，需要服从原则，认真落实决策决定，要发挥"顺从"作用；而在对待一些非常规的问题时，就要头脑灵活，直觉敏锐，发挥"创意"的作用。总之，只有把两者有效结合，才能把工作做活、做好。

例186　许多领导普遍反映自己总是工作太忙，忙起来就显得很乱，忙起来就显得非常被动。"两眼一睁，忙到熄灯"成为不少人的口头禅。你觉得在工作实践中应如何克服这种忙乱的现象？

【参考答案】

①"凡事预则立，不预则废"，办事要有计划，有准备。

②要善于抓住主要矛盾和核心工作，要忙到点子上，不要平均分配力量，四面出击。

③要始终围绕工作目标，提高工作效率，不要搞形式，做表面文章。

④要合理授权，充分调动下属的积极性，做到指挥若定，运筹帷幄。

⑤要劳逸结合，合理安排，有张有弛。

例187　以"以人为本"为原则，谈谈作为管理者你如何开展工作？

【参考答案】

以人为本是科学发展观的核心，是指导我们工作的重要依据，是经营者、管理者的一种管理方式和管理理念。管理中以人为出发点和中心，围绕调动人的积极性、主动性、创造性展开的，实现人和组织的共同发展。在这种思想的指导下，工作中要从群众的利益出发，完善制度建设，加强工作流程建设，简化办事程序，从根本上保障群众的利益。在实际工作中，尤其和群众的接触中，要用积极、感恩的心态和群众交流，倾听他们的需求，了解困难，高效解决问题，虚心接受他们的监督和批评。在受到群众好评时，不骄傲自满，继续踏踏实实把工作做好。在受到批评时，不会怨恨，从群众的角度出发，虚心接受批评，改进工作。在被误解时，不会心里不平衡，会通过耐心的解释和真诚的沟通，化解误会，真正和群众走到一起，更方便开展工作。

例188　请你谈一谈领导者应该怎样对待缺点较多、能力较差的下属。

【参考答案】

领导者对待下属应该遵循平等、民主和宽容原则，有时还应遵循主动承担责任原则。领导者必须真诚关爱全体下属，尊重他们的人格，保护他们的自尊心，对犯了错误的或表现较差的尤应特别示爱，切忌当众呵斥或者侮辱下属。领导者不能断然把下属分成好的和坏的两类，关键在于扬其长而避其短，适才适用，以及在工作中注意加以培养。

领导者要懂得换位思考，多关心缺点多、能力差的下属，使其不断改进提高。

例189 假如你是一个部门的负责人，如何看待下属的牢骚？

【参考答案】

① 善于发现牢骚。要细心观察下属的言行，了解下属的情绪和各种意见。

② 分析产生牢骚的原因，对牢骚涉及的事情及时进行了解和处理。

③ 合理处理牢骚。对下级合理的牢骚或愿望应尽可能满足，对一时做不到的或下级不理解的要进行解释，对不合理的牢骚要及时制止，并批评教育。

④ 多关心下属，经常鼓励和安慰，提高领导者个人魅力，可以使下属的牢骚减少，工作积极主动。

例190 在领导活动实践中，有几种下属让领导很头疼：一种不服从工作分配，当面顶撞；另一种是出工不出力；还有一种阳奉阴违，另搞一套。如果你是领导，将采取何种措施对待这样的下属？

【参考答案】

如果我是领导，针对这三种人，我会分别按以下方法处理。

① 对于可能硬顶的下属，领导者要心中有数，先要想好预案，要充分估计到可能出现的后果，采取"事先通气""迂回作战"的方法避其锋芒。对于一味无理取闹的则要严肃处理，压其气焰，不可姑息迁就。

② 对于消极怠工者，要严格考评制度，奖勤罚懒，督促检查，用制度予以约束。

③ 领导者要有较高的洞察力，善于识别某些下属的两面手法，要在掌握事实的基础上，适时提醒，及时纠正这种"小聪明"。

④ 最后，我还会努力学习领导艺术，树立良好的领导形象，增加团队凝聚力。

例191 有的干部认为学习是来虚的，领导干部组织集体学习还不如干点实事，对这种观点你怎么看？

【参考答案】

这种观点是不正确的。工作之后不仅要不断学习，还要注重学习的内容，领导干部要始终把学习问题摆在重要位置。要正确处理好学习与工作的关系，不要把学习和工作对立起来。通过学习，不断提高工作质量和效率；通过工作实践，把学习成果运用到工作中去，实现学习的目的，使工作与学习相互促进。

例192 领导行为就其风格而言，主要有两种倾向：高度工作取向的领导总是强调工作目标的实现；注重人际关系的领导则着力于满足下属的福利需求等。你如何看待？

【参考答案】

两种领导风格都有正确与片面之处。高度工作取向的领导有明确的行为指向，有利于保证工作目标的如期实现，但容易忽视下属的需求和感受，把下属视为达成工作目标的工具。注重人际关系的领导比较关心下属，能够造成下属较高的满意度，促进下属工作绩效的提高，但容易使注意力和精力偏离工作目标，甚至影响秩序。应找到两种领导风格的结合之处，同时还应做到依具体情况确定不同的领导方式，有的放矢地实施领导。

例193 有人认为干部"天资好不如学问好，学问好不如处事好，处事好不如做人好"，你怎么看？

【参考答案】

总体上同意此看法。干部首先要学会做人、做好人，这是基础和前提。但是好干部绝不是只会做人，或者只会处事，而是兼具以上四个优点的人。天资、学问、处事、做人四者之间也不完全是这样的递进关系，一个干部若全部具备，则更优秀。

例194 你在这次竞聘中取代了以前的领导，他从你的上级变成了下级，你将如何与他共事、共同开展工作？

【参考答案】

摆正心态，不把自己想得太高，尊重原来的领导和同事，虚心向他们学习，多沟通交流。工作中做到对事不对人，承担起新的责任，大胆决策，不畏首畏脚。在工作中多和以前的领导沟通，不轻易改变以前领导的工作思路和计划，若有新的工作思路或方案设想，也主动征求原领导的意见。合理安排以前领导的工作，充分调动其积极性。

例195 如果你竞聘上岗后，负责一个项目，在项目关键时刻，你的两个技术骨干突然辞职，你怎么办？

【参考答案】

要冷静，以做好工作为重，采取补救措施。与离职骨干取得联系，了解原因和要求，做好说服工作。紧急起用备用研发人员或者借调业务骨干协助工作。总结骨干离职原因，加强对同事的思想引导，防止类似事件发生。

例196 你上任后，在布置工作时遇到下级反对，将如何处理？

【参考答案】

首先冷静分析下级反对的具体情况（多数人反对，还是少数人、个别人反对）。如果是决策失误，那么要进一步调查研究，实施追踪决策，在实际工作实施中不断发现问题，修订原决策方案。如果是下级对此项决策不够理解，那么应加强宣传、分析比较，做好工作，取得支持。若是下级在执行这一决策过程中有一些实际困难，应积极帮助解决。

例197 你安排下属去完成工作，而他完成后直接越级上报，请问你怎么处理？

【参考答案】

理性看待，客观分析这一情况，具体情况具体处理。不能因为下属的这一行为影响工作情绪，也不能对下属心怀成见，应开诚布公地做人做事。分析下属这样做事的原因：如果是因为刚进单位，权责意识尚不明确，不清楚做事的程序和原则，那么我会包容下属，以说服教育为主，从指导工作的角度帮助他学习和明确权责意识和工作原则；如果下属工作态度不端正，政绩意识重，权责意识差，常违规越级上报，我将坚持原则，在批评教育的同时按照单位相关规定处理。总之，对于下属应该宽容与严厉相结合，处理问题应原则性与灵活性相结合。

例198 上级领导来你部门指导工作时，对你们部门的工作以及你个人的领导工作都提出了严厉的批评，在向下级传达时，你将怎么办？

【参考答案】

① 如实向下级传达上级的批评意见，尤其是对自己个人的批评要不掩不藏。

② 突出有则改之，无则加勉的主调，与下级一起客观分析遭到上级批评的原因，以求将批评变为动力。

③ 对受到的批评要分清责任，落实到人。领导既要有勇气承担责任，也不可包揽别人的责任，真正使全体同志都受到警示。

④ 提出整改措施和处罚建议，切实改进。

⑤ 即使对上级的批评有不同的意见和看法，也要注意留待会后再向上级说明，而不可在会上当场提出，以避免激起下级对上级的抵触情绪。

例199 若你上任后，为工作批评下属时，他有抵触情绪，并当场顶撞你，这时你该怎么办？

【参考答案】

头脑冷静，不要对吵，可采取冷处理方式，避免矛盾激化。应从主观上查找自己的问题，看自己的批评方式是否不恰当，然后心平气和地指出对方的不足，帮助其克服缺点。事后不打击报复，积极想办法解决问题。

例200 假如你当了领导，你的下属比你有能力，资历也比你深，对你很不服，你怎么办？

【参考答案】

在工作中遇到这种情况是正常的，要保持自己良好的心态，不断加强自身的业务水平。认识到下属有能力是好事，在安排工作时让下属充分发挥自己的能力，遇到事情也可以与下属共同商讨，真正做到知人善任。与下属沟通交流，消除下属的不良情绪。

例201 在现实工作、生活中，下属间的矛盾在所难免，你如何调解下属之间的矛盾？

【参考答案】

认真分析研究，摸清矛盾情况。耐心疏导，以情动人、以诚感人、以理服人、以法（纪律）警人。抓住矛盾的主要方面，实施重点突破。切忌各打五十大板，搞"和稀泥"式的调解。

例202 你的一位下属勇于改革，大胆创新，成绩突出，但由此招来种种非议，一时间搞得他非常孤立。对此情况，你将如何处理？

【参考答案】

作为一名领导者，应该爱才护才，大胆保护下属的积极性。要保持头脑冷静，不要轻易相信种种非议。要通过调查研究，弄清事实后，要教育、劝服甚至处罚非议者，力排非议。要及时给受害的下属以鼓励，理顺其情绪，使其安心工作。

例203 在实际工作中，有人即便工作负担很重，也不会告诉领导，而有人没干什么工作，却经常一大堆抱怨。如果你是领导打算如何处理？

【参考答案】

充分肯定干工作的同志，保护其积极性。对工作少、抱怨多的同志进行个别谈话和帮助，恰如其分地指出其不足，并逐步增加其工作量，如有必要进行轮岗。不要回避矛盾，防止出现干好干坏一个样，建立工作实绩档案，准确地把握下属的工作情况，以便妥善安排工作。组织科室学习和培训，提高科室人员素质，调动工作积极性。

例204 领导工作既复杂又繁重，既要保证工作全面落实，又要有利于提高效率，而领导者的精力又是有限的。你认为应如何处理这方面的矛盾？

【参考答案】

① 突出重点。要保持清醒头脑，抓住主要矛盾，及时把握重点，针对重点做好工作。

② 主攻难点。要集中一段时间和人力物力攻克难点，带动其他。

③ 善抓热点。着力解决群众普遍关心的问题。

例205 在实际工作中，若秉公办事，不徇私情，有时容易得罪一些人；若撇开原则，徇私枉法，必然为法纪所不容。请你谈谈如何处理原则与私情的矛盾。

【参考答案】

处理原则与私情矛盾的基本原则是：既要坚持原则，又不要忘记旧情。处理人际关系的原则是：做事以事论，私交以私交论，做事论理论法，私交论情。领导者坚持党性原则，并不是一定要不讲私人感情，二者相矛盾的时候，应该做到大公无私，同时做好思想疏通工作，使自己的亲友、师长、同学等能够理解。如果思想工作做不通，那就不要怕得罪人，因为得罪的是少数人，坚持的是原则和真理。

例206 有一个朋友曾经帮助过你，最近托你办件事，这件事正好在你的职权范围内，但是按照规定不完全符合政策，不过也没有违背太大的原则，你该怎么办？

【参考答案】

① 如果这件事并不违反原则并在自己职权范围内，会尽自己所能帮助他。

② 如果这件事已经违反了自己的工作原则，会委婉地向他表明态度，不能因个人私情违反工作原则，同时向他道歉，希望他能理解。

③ 在与亲戚朋友相处过程中要树立公正廉明的形象，同时在自己的职权范围内多帮助

他人。

例207　你怎样理解"三人行必有我师"这句话？

【参考答案】

几个人同行，各人各具优点和缺点，优点要相互学习，缺点要引以为戒每个人都可以是别人的老师。这句话比喻到处都有值得我们学习的人，我们应该虚心地向一切有长处的人学习，而不是用自己的长处去比别人的短处。由于每个人的经历、所受的教育不同，每个人的智慧也不一样，各有自己的优势和不足。要选择他们的优点加以学习，对于别人的缺点和错误也要引以为戒，不要重犯，在工作中不断提升自己。

例208　俗话说"活到老，学到老"，你怎么看？

【参考答案】

① 必要性。社会的不断发展、科技的不断进步、生活水平的不断提高，都要求我们要不断地学习；同时，知识内容也会不断更新，这也督促我们要不断学习。

② 自觉性。"终身学习"对于每个人而言，不光要停留在口号上，而要作为一种自觉的意识，随时随地学习，将学习变成乐趣，在学习中锻炼自己的自觉意识，完善自己的思维方式，提升自己的道德素养。

对于这句话，我的感触是：年龄不是问题，一切皆有可能。我认为年轻人更应学习这种可贵的治学精神，从现在开始，坚持不懈，不断学习。

例209　你怎么理解"日日有新知、日日有不知"这句话？

【参考答案】

"日日有新知"说明了当今是知识更新特别快的时代，我们要想提升自己的能力，在工作中取得好的成绩，就要不断地加强学习力度，用知识充实我们的大脑，让我们每天都有进步和提高。"日日有不知"说明了知识学无止境，我们要保持谦虚的心态，持续不断地学习，还要选择性地进行学习，多学习与自己专业有关的知识，不断丰富自己的知识。

例210　有人说：90%×90%×90%×90%×90%=59%，结合工作岗位请谈谈你的理解。

【参考答案】

此题中左边的90%和右边的59%形成了鲜明的对比，给了我以下启示。

① 工作是由一个个细微的环节串联而成，每一个环节都是以前一个环节为基础，环环相扣，但这不是简单的百分比相加，而是相乘的结果，正如这样一道数学题：90%×90%×90%×90%×90%＝59%。工作中，如果我们一直不能圆满完成一件事情，每一个环节的90%完成率最终带来的结果就可能是59%，甚至更低。

② 生活工作中，我们要谨记"一枚铁钉失了一个国家，一个数据毁了一个银行"的教训，事事做到100%，而不是只差一点的90%，也许成功就会因为这10%而变得不同。

③ 完美是对每一个细节的认真执行与用心对待，要做就要做最好，"比较优秀"远远不够，只有脚踏实地，兢兢业业地做到"绝对完美"，才能有满意的成果，才能一步步地走向成功。

例211　请谈一谈你对成功的理解？

【参考答案】

成功就是达成了所设定的目标。我个人认为成功是一种感觉，是每个人达成自己理想后的自信和满足。每个人对成功的定义各不相同，人生的成功在于价值的体现，不仅是个人价值的体现，更重要的还是社会价值的体现。

作为一名医务人员，我的成功就是做一名好护士长（或其他），充满爱心、智慧、自信，有创新精神和责任感，有丰富的临床知识和熟练的操作技能，具有一定的管理能力，带领一个团队，为患者和医院做出自己最大的贡献。

例212　你怎么看待"人生都是自己决定的"这句话?

【参考答案】

一位哲人说:"你的心态就是你真正的主人。"一位伟人说:"要么你去驾驭生命,要么是生命驾驭你。你的心态决定谁是坐骑,谁是骑师。"

有两位年届70岁的老太太,一位认为到了这个年纪可算是人生的尽头,于是便开始料理后事。另一位却认为一个人能做什么事不在于年龄的大小,而在于怎么个想法。于是,她在70岁高龄之际开始学习登山。此后,以95岁高龄登上了日本的富士山,打破攀登此山年龄最高的纪录。她就是著名的胡达·克鲁斯老太太。70岁开始学习登山,这乃是一大奇迹,但奇迹是人创造出来的。

成功人士的首要标志是与众不同的思维方法。积极思维者喜欢接受挑战和应付麻烦事,因而更容易取得成功。胡达·克鲁斯老太太的壮举正验证了这一点。

成功人士与失败者之间的差别是成功人士始终用最积极的思考、最乐观的精神和最辉煌的经验支配和控制自己的人生。失败者则刚好相反,他们的人生是受过去的种种失败与疑虑所引导支配的。说到底,如何看待人生、把握人生由我们自己决定。

例213　你如何看待成败得失?

【参考答案】

成败得失是客观存在的一种现象,事实上每个人都会经历失败,也会取得或大或小的成功,因此面对成败得失,要有一颗平常心,因为成功与失败之中,最重要的莫过于在整个努力过程中我们所得到的知识和经验。在成败得失中,最重要的是做到胜不骄、败不馁。成功时不骄傲,继续创新学习,才能获得更大的成功,故步自封的结果只能是被变化的社会所淘汰。失败让人沮丧,但也能让人有所启发,能激发人不屈的斗志,为成功打下基础。

例214　有一句名言"失败是没有借口的",对这句话你怎么看?

【参考答案】

借口指的是一种态度,即回避问题和推卸责任。在失败面前我们不能采用回避问题的做法,更不应该想出各种台词来推卸责任。但我们也要看到,做一件事情是成功还是失败,除了主观因素外,还有客观因素。因而我们在面对失败时,也不应该盲目自责,毕竟失败的因素是多方面的。我们一定要避免功利主义及所谓的"以成败论英雄",坦然地面对失败,乐观地看待失败。

例215　有人说失败是失败之母,也有人说失败是成功之母,你如何理解?为什么?

【参考答案】

面对失败,不同的人站在不同的角度一定有不同的解释。

① 有人说失败是失败之母,经历过失败的人贸然尝试是不可取的,每一次失败都会加重自己的心理负担。人的自我评价是建立在自己经历的基础之上的,失败必然削弱自信,没有成功更容易导致失败。从这个意义上说,失败是失败之母。

② 有人说"失败是成功之母",古今中外的许多科学家、学者、知名人士正是经历过失败后取得成功的。在他们的身上我们看到了对这句话的验证,同时也明白了成功的前提之一就是要不断地吸取经验,在一次次失败的体验中走向成功的道路。

对于这两种观点,需要我们正确地看待失败与成功之间的关系。失败人人都曾经历,关键是我们如何对待失败,怎样建立战胜失败的信心,只有正确看待失败所形成的原因,才能在下一次的工作中取得胜利。

例216　有人说"一个人的成功85%取决于他的人际关系",对这句话你怎么看?为什么?

【参考答案】

良好的人际关系有助于取得成功,但是只靠人际关系是不能成功的。人际关系在个人成功中占据重要地位。无论个人能力多么全面，都从来不会靠自己一个人解决一切问题。成功者多是拥有充足的人脉，并且善于处理人际关系。人际关系对于成功固然重要，但是也要看到其他因素在个人成功中所起的作用，例如勤奋、个人信念、创新能力等都可以为成功铺路。

例217 有人认为，一个人要发展，必须靠"机遇"，但也有人说"机遇"可遇不可求，最终要靠实力，你怎么看？

【参考答案】

能力是基础，机遇是关键，二者缺一不可。机遇总是垂青有准备的人，凡事预则立，不预则废，只有不断地提高、超越自己，方能在机遇来临时不至于错失。从某种意义上讲，"机遇"对每个人都是均等的，关键是你是否有善于发现机遇的慧眼和把握机遇的能力。

例218 智者说一个人要愉快，就要把自己当作别人，把别人当作自己，把别人当作别人，把自己当作自己，你如何理解？

【参考答案】

① 把自己当做别人，把别人当做自己，我的理解就是换位思考。遇到误会矛盾时要站在别人的立场着想，这样才能化干戈为玉帛。关心别人，别人也会关心你。

② 把自己当做自己，把别人当做别人，就是自己要勇于承担责任。自己的责任绝不推脱给别人，对于别人比自己强的方面不妒忌，不把属于别人的东西占为己有。

总而言之，得到愉快的人，是懂得如何取舍的人，这位智者告示我们的就是这样一种豁达健康的生活处世态度。

例219 如何理解"木秀于林，风必摧之"？

【参考答案】

"木秀于林，风必摧之"，从本意上理解是指一棵树如果在众多的树木里面过于高大，就只能独自迎接风雨的挑战，必定会被风雨所摧残。结合实际，是指如果一个人有能力，但只知道一味地表现自己，不注重帮助身边的人一起提高进步，纵然能够脱颖而出，也不会得到大家的尊重和众人的支持。有能力并不是错，错就错在没有运用这种能力来带动大家，帮助大家。如果能通过自己的"秀"带动大家"秀"，这个森林才是坚不可摧的森林。

例220 俗话说"满招损，谦受益"，请结合实际谈谈你如何理解这句话。

【参考答案】

"满招损，谦受益"，出自《尚书》，意思是说骄傲自满会使自己遭受损害，谦虚谨慎有利于自己进步，是教人修身养性的。这句话表明，谦虚是美德，自满是无知的表现。当我们取得成绩时，千万不能骄傲自满，对自己要有正确的评价和认识，虚心向别人学习。对人不能趾高气扬，每个人身上都有闪光点，要看到别人优点，而不是自视甚高，把自己放在高高在上的位置。

例221 有人说"要做正确的事"，有人说"要正确地做事"，你怎么看？

【参考答案】

"做正确的事"涉及的是目标选择，我们要选择正确的目标，这是成功的基础。"要正确地做事"涉及的是做事的方式、方法，是关于工作中技巧性的问题，要求我们在做事情的时候注意做事的效率。我们要先学会"做正确的事"（即学会做"选择"），然后在工作当中，不断摸索，寻找最有效率的方式，实现"正确地做事"。

例222 丘吉尔曾说过"伟大的人做伟大的事要承担更多的责任"，请问你是如何理解的？

【参考答案】

我是从权力与责任对等方面来理解的，权责对等，权力越大，责任越重。我国目前所实行的各种责任追究制度，目的就是要使得有权之人承担相应的责任，用责任意识和机制约束其正确地行使权力。约束权力，是为了促使干部更好地行使权力，有效地防止滋生腐败、失职等行为，有利于整个干部队伍责任意识的提高。

例223　你怎样理解"做的事情越多，犯的错误越多"这句话？

【参考答案】

这句话反映了现实生活中存在的一种现象，即做的事情越多，出错的概率就越大。如果从消极的角度去看待它，从而在面对一件事情的时候畏首畏尾，不敢放手去做。就我个人而言，更愿意从一个积极的角度去理解这句话。首先，能力的提高依赖于各种事件，只有通过实实在在地做事情，才能让一个人的综合水平不断地获得提升。其次，犯错误不一定是坏事，成功来自对失败的积累，只要对每次所犯的错误进行反思，吸取其中的教训，那么正确的处理事情的方式也更容易得到。只不过，我们需要在做事情之前，尽可能地考虑周全，避免可预见到的错误，这样才能把事情做成功所需付出的成本降到最低。

例224　请谈谈你对"不遭人妒是庸才"这句话的看法。

【参考答案】

这话有一定道理，俗话说："枪打出头鸟，木秀于林，风必摧之。"是人才必有突出的优点和长处，因此，遭人嫉妒是难免的。在现实社会中，有很多人甘愿做老好人，当太平官，这种人，可能会四平八稳，人缘很好，从不遭人嫉恨，但实际上是无能的表现，是对党、对国家、对人民极不负责的表现。事实上，也不是所有的优秀人才就一定要不合群，必然要遭人嫉恨，只要我们在工作中谦虚谨慎，严于律己，宽以待人，一心为公，无私奉献，那么最终会赢得群众的尊重和同事的敬仰。

例225　有人认为在工作中要"积极表现自己"，而其他人认为要"克制自己"，请谈谈你的看法。

【参考答案】

这两种说法，各有一定的道理，二者相辅相成，紧密联系，不可过于强调一面，忽视另一面。在任何单位组织中，只有成员积极表现自己的才能和特长，组织的工作职能才能得以充分实现，单位的工作流程才能得以更顺畅的开展。每一个组织都不希望自己的成员是一个碌碌无为或者是不求有功但求无过、不积极贡献才华的人。所以应当支持、鼓励和引导成员积极地表现自己。但是凡事皆有度，若超过职责范围、越俎代庖，则会引起他人的反感。这个度就是适当克制那种过分的、对实际工作和队伍团结都无益的表现欲，而不是说克制自己的职责本分，更不是要埋没才华。总之，在工作中除了要做到兢兢业业、恪尽职守，也应热心、积极地参与和分担集体事物，帮助同事。在不引起他人不愉悦的情况下，积极地表现自己，为集体和工作事业添砖加瓦。

例226　谈谈你对"不在其位，不谋其政"的看法。

【参考答案】

这句话要从不同的角度来看。

①从工作责任感上讲，在做好本职工作的同时，对职责以外的工作不能抱着事不关己、高高挂起的态度。

②从全局利益上讲，无论别人的工作还是自己的工作，都是全局的一部分，自己都有一份无可推卸的责任，不管在不在位，都应全力关心。

③从工作职责上讲，要严格按照工作分工，尽职尽责，做好本职工作，同时，履行职权要严防越位，不能对别人职权范围内的工作指手画脚。

例227　有人说"有为才有位"，又有人说"有位才有为"，你是怎么理解的？

【参考答案】

二者都有道理，只是角度不同。"有为才有位"是相对于个体而言的，它强调每一个人只有充分发挥自己的主观能动性，施展才华，做出贡献，才能得到社会的承认，获得一定的社会地位。"有位才有为"是相对于社会评价体系而言的，即社会只有为每一个人提供一定的社会条件和平台，作为个体的人才能发挥自己的作用，有所作为。一个成功的单位必须追求两者的统一，既强调"有为才有位"又强调"有位才有为"，只有这样才能人才辈出，生机勃勃。

例228 有人说"环境改变人"，也有人说"人创造环境"，你是怎么认识的？

【参考答案】

我认为人与环境是辩证的关系。

① 人一生下来，就受到环境的影响，在环境的影响下，发展着自己，并获得一定的生活知识和经验，形成各种思想意识和行为习惯。一个人的身心能否得到发展和发展到什么程度，都与环境分不开。社会环境是人的身心发展的外部的、客观的条件，对人的发展起到制约作用。

② 人在社会实践的过程中，同时也改造着环境，并在改造环境的过程中改造着自己。环境对人的影响，离不开社会的实践。人的社会实践对人的发展起着决定性的作用。如果离开了人的实践环境，客观的环境条件没有了主观的活动对象，那么，再好的客观环境条件，也不会对人的发展起到什么作用。

总之，要正确认识人与环境的关系，努力创设良好的人与环境的关系，努力提高综合素质，使自己成为合格的领导。

例229 智慧、金钱、权利、真理，你认为哪个最重要？为什么？

【参考答案】

我认为这四个要素都非常重要。

① 智慧，对人来说是很重要的，它是决定一个人能否做好事业的前提。哲学告诉我们，实践指导认识，但正确的认识可以指导我们的实践。

② 金钱，对我们也很重要，虽然说钱不是万能的，但没有钱也是万万不能的，国家建设需要钱，生活同样需要钱。

③ 权利，对我们同样重要，俗话说"人往高处走，水往低处流"，进步往往意味着向上发展。当我们拥有了权利，就能把自己正确的思想化作现实的行动，来为国家和人民做贡献，才能带领更多的人为国家和人民做贡献。

④ 真理，我们知道真理是对事物的正确反映，真理可以让我们更清楚地了解一个事物，给我们的实际工作提供理论指导。

综上所述，我认为这四个要素对我们都是很重要的，关键是我们要用正确的心态来对待，把握好一个度。

例230 "最大的困难不是远处的高山，而是你鞋子里的一粒沙子"，谈谈你对这句话的看法。

【参考答案】

这句话讲得很有道理，它告诉我们要重视细节，要从小事做起。俗话说"千里之堤，溃于蚁穴"，往往一些微不足道的事情却是导致我们失败的重要原因。（联系实际，可举生活或工作中的实例。）因此，在工作中要树立谨慎务实的态度，做事要细致，追求质量，只有这样，才能达到事业的顶峰。

例231 有人说"知足者常乐"，也有人说"不知足是进步的阶梯"，请问你怎么看？

【参考答案】

表面上看这两者之间是矛盾的，但它们都有一定的道理。在物质享受和名利地位方面，我们要有知足常乐的思想，可以让我们拥有平和、健康的心态。如果我们盲目攀比，会导致心理失衡，甚至会利用手中的权力非法牟取钱财，坠入贪腐的深渊。在学习、工作和对事业的追求方面，要保持一种积极向上的进取精神，才能不断进步。要用乐观积极向上的心态来对待发生在自己身边的事。一方面要知足常乐，要经得起诱惑，耐得住寂寞，守得住清贫；另一方面在工作学习上要永不知足，不断奋发进取，与时俱进。

例232　史书中有一句话"察察不明"，意思是，不要自以为聪明，以为别人不如自己，请谈谈你的看法。

【参考答案】

寸有所长，尺有所短，每个人都有自己的长处和不足，一个人要想进步，就要善于学习别人的长处，克服自己的不足。作为一个人是这样，作为一个民族、一个国家也是这样。一个善于学习的民族就是一个有希望的民族，一个骄傲自大、盲目排外的民族最终要落伍。作为一个领导，要谦虚谨慎、虚怀若谷，不能高高在上、自以为是，听不见别人的意见，为了国家的富强，博采众人之长，带领医务人员齐心协力进行医院建设。

例233　用以下词编一个故事，要求这些词在故事中按顺序出现：信息、友谊、金融、风暴、中草药。

【参考答案】

二十一世纪是信息时代，人们通过网络不仅可以结识网友建立友谊，还能畅谈学术、社会热点，比如金融、医疗等方面的问题。网络的崛起，让更多的人认识到中草药治疗疾病的优势，给中草药带来了巨变，使得它将贸易扩展到了海外，给更多的人带来了健康。

例234　如果将若干个长短不一的木片箍成一个水桶，其盛水量不是取决于最长的木片，而是最短的那一块，请你结合实际加以论述。

【参考答案】

"木桶效应"很形象地说明了这样一个道理：对于一个整体而言，任何一个组成部分的不足，都将会导致功亏一篑；要想提高整体效应，应该先从最短的木片下手，也就是最薄弱的环节下手。

举例阐述：一辆汽车四个轮子，若有一个轮胎漏了气，整辆汽车在路上就无法开动，必须补好轮胎，汽车才能平稳行驶。

例235　篮球架的高度比1楼高比2楼低，这对你有什么启发？

【参考答案】

这个高度会让人既不能很容易地投进去，也不会怎么投也投不进去，给我们的启发如下。

①企业或部门如何合理制定工作目标。既不能太低，不需要努力就能实现；也不能太高，确保通过努力就能够实现，这样才能激励人不断努力，不断前进。

②在选拔人才和观察人时要选择一个合理的标准，选人时标准既不能定太高，没几个能达到的，也不能定太低，人人都能达到，要选人就要制订合理的标准。

③做任何事情不能被困难所吓倒，应该知难而进，平时要勤加锻炼，笨鸟先飞，就会达成目标。

例236　小羊站在屋顶上，狼在壕沟里，羊嘲笑狼，狼说："你嘲笑我是因为你的地势。"你怎样理解这个问题？

【参考答案】

小羊本来是弱势动物，由于他站在了屋顶上，才敢嘲笑狼，狼也吃不到他，这说明了地势的重要性，从这里我们可以得到启示：思路决定出路。无论在任何情况下，我们都要善于思考，找到对自己有利的一面，借助外部的有利因素来弥补自己的不足，以增加自己的优势，使自己处于不败之地。

但小羊也不应该因为自己一时地势优势而嘲笑狼，因为羊也不可能永远站在屋顶上。事情总是处在不断的发展变化之中，它应该保持谦虚的心态，不断学习本领，找到对抗狼的办法，争取在地上也能够很好地生存。

狼虽然很强势，但当他面对在屋顶上的小羊时，却不能发挥自己的本领，这让我也想到了，一个人要想取得成功也是要具备很多条件的，不仅自己要优秀，还要会借助诸多外部因素，找准时机，才能最终取得成功。

例237　一只狮子率领一群绵羊的队伍可以打败一只绵羊带领一群狮子的队伍，请谈谈你的看法。

【参考答案】

这句话说明了领导的重要性。这句话的一层含义是一个指挥官的优劣可以决定一支军队的命运，另一层更重要的意义是一个优秀的指挥官能把一支平庸的队伍调教成一个富有战斗力的队伍。

在企业中一个优秀的领导不应该只是个人强于团队之上，事事亲力亲为，员工按部就班，而是要有能力把团队培养成学习型的团队，把"绵羊"培养成一群"狮子"，这样的团队才是战无不胜的，这样的领导才会是完美胜出的。

例238　红杉树很高，根很浅，相互盘错，连飓风都吹不倒，你怎么看？

【参考答案】

红杉树因为相互盘错，避免了树高根浅的不利因素，反映了团结就是力量的真理。这在现实中具有重要意义，因为一个人的力量毕竟有限，只有团结一致，才能抵御灾难、对抗不利、获得胜利。在具体工作中，要以大局为重、服从领导、配合同事，我们才能把事业共同做好。

例239　刺猬因为怕冷紧紧抱在一起，但因此常常扎伤对方，甚至流很多血，谈谈你的看法。

【参考答案】

过分的自我保护会使自己不容易靠近别人。每个人生活在社会上，都会有一定的自我保护措施，这是现实的需要。但是个人在自我保护中，不应该做得太过。做过了，就会成为你与他人交往过程中的障碍，变成制造麻烦的累赘。在保护自己的同时，要学会与他人交往，能够靠近别人，也能让别人靠近，使我们的生活安全、舒适。但人与人之间也要保持一定的距离，要给别人留有自己的空间，不论两个人多么亲密，终究是两个人，都会有自己的生活。不留有距离，就会伤害到对方。

在工作中，我们不仅要和本部门的领导、同事、下属打交道，而且要面对各种各样的人员、协调工作。由于每个人的成长经历、学习经历不同，人生观、世界观、价值观都不同，应该互相尊重、互相包容，即要建立融洽、互信的关系，又要保持一定的距离，尽量不打扰别人的私人生活，只有这样，同事关系才是健康的、有益工作的，才能达到和谐状态。

例240　狮子和狐狸商量分工，狐狸搜寻猎物，狮子负责扑杀，两人合作很好，平分猎物，但狐狸觉得没有它去寻找猎物，狮子就不能扑杀到猎物，它的功劳较大应该多分点，后来狐狸自己去扑杀猎物，结果给狼吃了。谈谈你对这个故事的看法。

【参考答案】

狮子和狐狸的关系就是一种合作的关系，合作可以使人更能体验到成功的心理效应。它能使双方得到更多的好处。正是因为人无完人，每个人都有自己的优点和长处，所以一个人单独做事可能应付不来，甚至导致失败，从狐狸后来的失败就可以看出这点。合作有利于取长补短，双方都取得成功，就好像狐狸擅长寻找猎物而狮子擅长扑杀猎物一样，只有合作，大家才能受益。

这个故事告诉我们换位思考最重要，在考虑自身利益的同时，也要考虑对方的利益是维护合作关系的重要条件，互相算计或夸大自己的作用容易导致合作关系的破裂。

例241　有一个故事说的是一个老人给了两个人鱼竿和鱼，拿到鱼的人把鱼吃了以后没吃的，后来饿死了，拿鱼竿的去钓鱼，结果半路就饿死了。谈谈这个故事对你的启示。

【参考答案】

这个故事给我最大的启示就是：要想取得事业的成功，必须拥有团队协作精神，单枪匹马是不行的，哪怕你在某一方面拥有过人的天赋或者拥有许多财富。在这个故事中，拿鱼竿的人有钓鱼的技术相当于拥有天赋，拿到鱼的人相当于拥有财富，可最后他们都饿死了，原因就是他们缺乏团队的协作精神。反之，如果他们懂得了协作，在"山重水复疑无路"时，大家共同分享已得到的鱼，这样，在事业的奋斗过程中，就有了最基本的生活保障。而到了海边就是"柳暗花明又一村"了，他们就可以用钓鱼技术钓到大量的鱼，就能过上富裕的生活。

例242　乌龟和兔子赛跑，乌龟趁兔子睡觉的时候赢得了比赛，有人赞扬，但也有人反对，说乌龟不该和兔子比赛，因为没看到自己跑得慢这个短处，赢得比赛是侥幸。你怎么看？

【参考答案】

我们每一个人都应该对自己有清晰的认知和定位，明白自己的长处和优势，懂得扬长避短。明白自己想做什么，能做什么，才能更好地找准人生的方向，实现人生的价值。

每个人都有自己的短板，虽说扬长避短可以发挥个人的特长，但是我们更应该取长补短，弥补自己的短处，只有这样个人的综合实力才能得到最大的发挥。就像故事中的乌龟一样，虽然勇气可嘉，敢于挑战，但是它慢跑的特性确实很难战胜兔子，只有从根本上改变它跑步慢的特性或者借助于外在的辅助手段，才能战胜兔子。所以我们每个人都应该明自己的弱势所在，并通过学习、取经或者借助于其他外力从根本上改掉弱势，才能让自己的能力得到最大的发挥。

例243　我国老年人口有2亿多，老龄化严重，你怎么看待这个问题？

【参考答案】

我国现在已经步入了老龄化社会，老人问题一直受到社会的广泛关注，关爱老人也是整个社会共同的责任。目前我国空巢老人越来越多，子女多半选择在外地学习或者工作，一年回家的次数有限，使得现在的老人面临着有子女却无人照料日常生活、无人陪伴的尴尬境地。近年来报道了很多关于空巢老人的困难生活，有的老人由于无人照顾最终病死家中多日才被邻居发现，甚至有的老人将自己的子女告上法庭只是希望子女能常回家看望一下自己，这不得不引起我们的重视。

作为子女，我们有空要常回家看看，正如有首歌所唱："找点儿空闲，找点儿时间，领着孩子，常回家看看；带上笑容，带上祝愿，陪同爱人，常回家看看……老人不图儿女为家做多大贡献，一辈子不容易就图个团团圆圆。"

例244　近些年，有些不法商人使用多种危害人体健康的添加剂制作有毒食品的事件被曝光，令人对食品添加剂谈虎色变。你认为应该怎样正确看待食品添加剂？

【参考答案】

食品添加剂是指用于改善食品品质、延长食品保存期、便于食品加工和增加食品营养成分的一类化学合成或天然物质。使用合法的食品添加剂并按规定控制好使用剂量，才不会对人体造成损害。合理使用食品添加剂可以防止食品腐败变质，保持或增强食品的营养，改善或丰富食物的色、香、味等。食品添加剂促进了食品工业的发展，增加生活的便捷度，满足了我们对事物多样性的追求，但如果违规使用就会带来不良后果。例如，三聚氰胺、瘦肉精（盐酸克伦特罗）、苏丹红等，这些根本不是食品添加剂，是被不法分子、不法生产者非法添加进去的。以染色馒头为例，染色馒头是通过添加柠檬黄，来改变馒头颜色，从而冒充玉米馒头。但柠檬黄是一种安全的添加剂，可以添加到饮料和膨化食品中，这不是食品添加剂本身的问题，而是滥用添加剂。国家对各种食品添加剂的使用范围、使用限量都有严格的规定和限制。按照国家标准正确使用添加剂，对人体是不会有危害的，是安全的。所以添加剂没有好与坏之分，正确使用就是好的，违规使用就会带来问题。

例245 国家现在极力倡导低碳生活，对此你有何感想？

【参考答案】

低碳生活可以理解为：减少二氧化碳的排放，就是低能量、低消耗、低开支的生活。"节能减排"不仅是当今社会的流行语，更是关系到人类未来的战略选择。提升"节能减排"意识，对自己的生活方式或者消费习惯进行简单易行的改变，一起减少全球温室气体（主要是减少二氧化碳）排放，意义十分重大。追求健康生活，不仅要"低脂""低盐""低糖"，也要"低碳"。"低碳生活"，节能环保，有利于减缓全球气候变暖和环境恶化的速度。减少二氧化碳排放，选择"低碳生活"，是每位公民应尽的责任。我个人坚决响应倡导，从生活细节入手，做到节水、节电、节气，外出多步行或骑自行车，少乘电梯，积极响应植树造林，为贯彻全民低碳生活尽一份力。

第二章
专业类面试题

第一节　医疗专业面试题100题

例1　试述世界医学之父希波克拉底誓言的内容。

【参考答案】

我将以自己的能力和判断力从事医疗，我考虑患者的利益，不使他们遭受毒害。我将怀着纯洁与神圣的心度过自己的一生，实践自己的医术。我不伤害一个遭受痛苦的人，而是去帮助他医治创伤。无论走入任何人家，我是为患者康复而去的，我将摒除有害的和败坏的邪念。既不受别人意志的支配，又不自己随心所欲。当我信守这一不可沾污的誓言时，我就可以享受人生、事业及所有人对我的尊敬。相反，假如我冒犯和违背了这一誓言，我将失去这一切。

例2　医学生在上岗前，有的医院会组织宣读希波克拉底誓言仪式，对你有何启发？

【参考答案】

宣读希波克拉底誓言是古希腊职业道德的盛典，也是医学界的行业道德倡议书和警戒医务工作者言行自律的要求，是医生上岗首先要学习的重要内容。

医生这个职业和患者的生命健康息息相关，患者把健康乃至生命托付给了我们，对我们没有任何隐私和保留，这是万般的信任和依托，人们称呼我们为天使。作为医生应该把患者的生命和健康放在第一位，用高尚的医德和精湛的医术，为患者"看好病，治好病"，解决患者的痛苦，想患者所想，急患者所急，赢得患者的信任与满意。处于对生命的尊重，一定要保守秘密，即便受到威胁，也绝不做有悖于人道法规的事情。

我认为要做一个好医生，除了从思想上高度重视患者以外，还要多学习各方面的知识，不断总结经验，提高诊疗与服务水平，严格自律，无私奉献，用心去做，才能成为一名出色的医生。

例3　急性心肌梗死的临床症状有哪些？

【参考答案】

① 心前区绞痛。

② 全身症状，包括发热、心动过速、白细胞增高。

③ 胃肠道症状，如恶心、呕吐、腹胀。

④ 心律失常，如室性期前收缩或阵发性室性心动过速。

⑤ 低血压或休克。

⑥ 心力衰竭。

例4 试述肝硬化产生腹水的机制。

【参考答案】

① 参与细胞内糖和蛋白质的代谢。

② 维持细胞内的渗透压和调节酸碱平衡。

③ 参与静息电位的形成。

④ 维持神经肌肉的兴奋性。

⑤ 维持正常心肌舒缩运动的协调。

例5 简述糖尿病酮症酸中毒的治疗要点。

【参考答案】

① 输液。

② 胰岛素治疗。

③ 纠正电解质及酸碱平衡失调。

④ 处理诱发病和防止并发症。

⑤ 护理。

例6 试述法洛四联症的症状和体征。

【参考答案】

① 症状。婴儿时期即出现发绀，患儿发育差，可有气急、乏力、下蹲习惯、头晕、头痛、昏厥、抽搐、脑栓塞、脑出血和心力衰竭。可并发感染性心内膜炎、脑脓肿和肺部感染。

② 体征。胸骨左缘2～3肋间喷射性收缩期杂音，杂音响度与肺动脉口狭窄严重度呈反比，肺动脉瓣区第二心音呈单一音。

例7 试述血栓性静脉炎的治疗原则。

【参考答案】

① 血栓性浅表静脉炎。局部治疗：抬高患者，热敷；药物治疗：非甾体消炎药可镇痛，并防止血栓发展。

② 深部静脉血栓形成。主要治疗目的是预防脑栓塞。一般治疗：卧床休息，抬高患肢等；抗凝治疗：肝素静脉注射或皮下注射以及华法林的使用，防止血栓增大；溶栓疗法：早期应用可加速血栓溶解，有利于保护静脉瓣；介入治疗：采用经皮穿刺法在下腔静脉内植入滤网。

例8 何谓癌症的三级预防？

【参考答案】

① 一级预防是消除或减少可能致癌的因素，防止癌症的发生，其目的是减少癌症的发病率。

② 二级预防是指癌症一旦发生，如何在其早期阶段发现它，予以及时治疗，其目的是降低癌症的死亡率。

③ 三级预防指诊断与治疗后的康复，目的是提高患者生存质量及减轻痛苦，延长生命。

例9 癌症三级镇痛的基本原则是什么？

【参考答案】

① 最初用非吗啡类药，效果不明显时追用吗啡类药，仍不明显时换为强吗啡类药，如仍不明显，考虑药物以外的治疗。

② 从小剂量开始，视镇痛效果渐增量。

③ 口服为主，无效时直肠给药，最后注射给药。

④ 定期给药。

例10　单纯性或结节性甲状腺肿的手术指征有哪些?

【参考答案】

① 因气管、食管或喉返神经受压引起临床症状者。

② 胸骨后甲状腺肿。

③ 巨大甲状腺肿影响生活和工作者。

④ 结节性甲状腺肿继发功能亢进者。

⑤ 结节性甲状腺肿疑有恶变者。

例11　甲状腺功能亢进患者术前服用碘剂的作用是什么?

【参考答案】

① 抑制蛋白水解酶,减少甲状腺球蛋白的分解,从而抑制甲状腺素的释放,降低基础代谢率。

② 减少甲状腺的血流量,使腺体充血减少,缩小变硬,从而减少手术中出血。

例12　甲状腺功能亢进术后并发呼吸困难和窒息的常见原因有哪些?

【参考答案】

① 因手术时止血不完善,切口内出血压迫气管。

② 喉头水肿,主要是手术创伤所致,也可因气管插管引起。

③ 气管塌陷,是因为软化的气管壁失去支撑所致。

例13　乳房的淋巴引流有哪四个途径?

【参考答案】

① 乳房外侧和上部淋巴液引流向腋窝淋巴结。

② 乳房内侧淋巴液引流向内乳淋巴结。

③ 乳房皮下淋巴液可引流向对侧乳房。

④ 乳房深部淋巴液可流向肝脏。

例14　简述开放性气胸的急救与处理原则。

【参考答案】

① 变开放性气胸为闭合性气胸。尽快用无菌敷料严密封闭伤口,并包扎固定。

② 胸膜腔抽气减压。先穿刺抽气,清创缝合伤口后行闭式胸膜腔引流。

③ 抗休克治疗。给氧、输血、补液等。

④ 手术。及早清创,缝闭伤口,如疑有胸膜腔内脏器损伤或活动性出血,侧需剖胸探查。

⑤ 应用抗生素预防感染。

例15　什么是腹膜刺激征? 腹膜炎放置腹腔引流的指征有哪些?

【参考答案】

压痛、反跳痛、肌紧张是腹膜炎常出现的主要体征,为腹膜刺激征。腹膜炎放置腹腔引流的指征如下。

① 坏死灶未能彻底清除或有大量坏死组织无法清除。

② 预防胃肠道穿孔修补等术后发生漏。

③ 手术部位有较多渗液或渗血。

④ 已形成的局限性脓肿。

例16　胃十二指肠溃疡急性穿孔的诊断要点是什么?

【参考答案】

① 有溃疡病史。

② 上腹刀割样剧痛。

③ 伴休克或恶心呕吐。

④ 明显的腹膜刺激征。

⑤ 白细胞水平升高、X线片示膈下气体、腹穿有食物残渣。

例17　绞窄性肠梗阻有哪些特征？

【参考答案】

① 腹痛发作是急骤持续性痛。

② 早期出现休克。

③ 明显腹膜刺激征。

④ 腹胀不对称。

⑤ 呕吐物、胃肠减压排出液、肛门排出物为血性。

⑥ 积极非手术治疗无改善

⑦ 腹部X线片见孤立突出胀大的肠袢且不因时间而改变位置，或假肿瘤征。

例18　试述阑尾炎的临床病理分型及其特点。

【参考答案】

① 急性单纯性阑尾炎。属轻型或病变早期，病变只限于黏膜和黏膜下层，阑尾轻度肿胀，有中性粒细胞浸润，临床症状和体征较轻。

② 急性化脓性阑尾炎。阑尾肿胀明显，浆膜充血，表面有脓性渗出物，病变深达肌层和浆膜的阑尾全层，腔内可积脓，临床症状和体征典型，可形成局限性腹膜炎。

③ 坏疽性及穿孔性阑尾炎。属重型，阑尾管壁坏死，呈暗紫或发黑，腔内积脓，压力高，可发生血运障碍，最后导致穿孔，感染扩散可引起弥漫性腹膜炎。

④ 阑尾炎周围脓肿。大网膜将坏疽或穿孔的阑尾包裹并形成粘连，形成炎性肿块，属炎症局限化的结果。

例19　对一个右下腹痛的患者，如何考虑阑尾炎的诊断？

【参考答案】

① 病史上多有转移性右下腹痛的特点。

② 症状以腹痛为主，多为持续性，疼痛程度与临床病理类型有关。

③ 多伴有恶心、呕吐（反射性）、腹泻等胃肠道症状，严重的可出现发热、寒战等感染中毒症状。

④ 体征上以麦氏点周围固定压痛为最常见的重要体征，伴有腹膜刺激征提示发展至化脓性阶段，其余叩诊，结肠充气征，腰大肌征，闭孔肌征亦为辅助手段。

⑤ 实验室检查。白细胞水平升高（10～20）×10^9/L，中性粒比例升高。

例20　右半及左半结肠癌的临床表现、病理及伴梗阻时处理有何不同？

【参考答案】

右半以肿块型为主，以全身症状、贫血、腹部肿块为主；左半以浸润型为主，以肠梗阻、便秘、腹泻、便血（大便习惯或性状改变）为主。梗阻时：右半结肠癌一般做右半结肠切除一期回结肠吻合术；左半结肠癌一般作梗阻部位的近侧作结肠造口，在肠道充分准备的情况下，再二期手术行根治性切除。

例21　门脉高压症发生后的侧支循环有哪些？

【参考答案】

① 胃底、食管下段交通支。

② 直肠下端、肛管交通支。

③ 前腹壁交通支。

④ 腹膜后交通支。

例22　腰椎间盘突出症的重要体征有哪些?

【参考答案】

① 腰椎侧凸。

② 腰部活动受限。

③ 压痛及骶棘肌痉挛。

④ 直腿抬高试验或加强试验阳性。

⑤ 双下肢感觉异常及肌力下降。

⑥ 踝反射减弱或消失表示骶神经受压。

⑦ 可伴马尾神经受压症状。

例23　骨折功能复位的标准是什么?

【参考答案】

① 骨折部位的旋转移位、分离移位必须完全矫正。

② 缩短移位在成人下肢骨折不超过1厘米,儿童在2厘米以内。

③ 成角移位。下肢若向侧方移位,与关节活动方向垂直,必须完全矫正;上肢骨折,前臂双骨折要求对位、对线均好。

④ 长骨干横性骨折。骨折端对位至少达1/3,干骺端骨折至少应达到对位3/4。

例24　骨折临床愈合标准?

【参考答案】

① 局部无压痛及纵向叩击痛。

② 局部无异常活动。

③ X线片示骨折处连续性骨痂,骨折线已模糊。

④ 拆除外固定后,上肢能向前平举1千克重物持续达1分钟;下肢不扶拐平地连续步行1分钟,并不少于30步;连续观察2周骨折处不变形。

例25　尿道损伤治疗原则有哪些?

【参考答案】

① 引流尿液,解除尿潴留。

② 多个皮肤切口,引流尿外渗部位。

③ 恢复尿道的连续性。

④ 防止尿道狭窄及尿瘘。

⑤ 防治休克。

例26　双侧上尿路结石的手术治疗原则是什么?

【参考答案】

① 双侧输尿管结石时,先处理梗阻严重侧。

② 一侧肾结石,另一侧输尿管结石时先处理输尿管结石。

③ 双侧肾结石时,在尽可能保留肾的前提下,先处理容易一侧,肾功能极差时宜先行经皮肾造瘘术。

④ 孤立肾上尿路结石或双侧上尿路梗阻引起急性完全性梗阻无尿时及时施行手术。全身情况不允许时应置管引流或经皮肾造瘘术。

例27　简述内痔分期。

【参考答案】

内痔分为以下四期。

① 第一期。只在排便时出血,痔块不脱出于肛门外。

② 第二期。排便时痔块脱出肛门外,排便后自行还纳。

③ 第三期。痔脱出于肛门外需用手辅助才可还纳。

④ 第四期。痔块长期在肛门外，不能还纳或还纳后又立即脱出。

例28 急性胰腺炎非手术治疗方法有哪些？

【参考答案】

① 禁食，胃肠减压。

② 补液，防治休克。

③ 镇痛解痉。

④ 抑制胰腺分泌。

⑤ 营养支持。

⑥ 抗生素使用。

⑦ 中药。

⑧ 腹腔灌洗。

例29 简述行胆囊切除术时，胆总管探查术的指征是什么？

【参考答案】

① 有梗阻性黄疸性，此次发作有明显黄疸者。

② 手术中扪到胆总管内有结石，蛔虫者。

③ 术中胆道造影显示有胆管结石者。

④ 术中发现胆总管扩张，直径大于1.0厘米。

⑤ 术中胆总管穿刺抽出脓血者。

例30 简述活动性胸腔出血的明显征象有哪些。

【参考答案】

① 休克。

② 闭式引流每小时200毫升，持续3小时。

③ 血红蛋白持续下降。

④ 胸穿不凝血液，X线胸腔阴影增大。

例31 试述肠梗阻上段肠管表现。

【参考答案】

① 梗阻上段肠蠕动增强，如梗阻不解除，肠蠕动则由强变弱，出现麻痹。

② 梗阻上段肠腔膨胀，积气积液，70%是吞下的气体，部分来自发酵和血液内气弥散。梗阻后肠壁不再吸收肠内消化液。

③ 肠壁充血水肿，通透性增加，肠腔内压力增高，静脉回流障碍，加上组织缺氧，如压力进一步增加，动脉梗阻肠管坏死。

例32 细菌性肝脓肿的感染途径及主要治疗方式有哪些？

【参考答案】

① 感染途径。胆道；肝动脉；门静脉；其他如肝临近感染病灶循淋巴系统侵入。

② 治疗方式。经皮肝穿刺脓肿置管引流或切开引流。

例33 门静脉高压合并食管胃底静脉曲张破裂出血的手术治疗方式及其优缺点有哪些？

【参考答案】

① 门体分流。非选择性，止血效果好，但肝性脑病发生率高，日后肝移植困难；选择性，优点是肝性脑病发生率低。

② 断流术。优点急诊出血首选，对肝功能影响小；缺点易复发。

例34 胆囊结石的主要临床表现、并发症是什么？有哪些术式选择？

【参考答案】

① 临床表现。胆绞痛是典型表现，Mirizzi综合征，胆囊积液。

② 并发症。继发胆总管结石；胆原性胰腺炎；胆石性肠梗阻；胆囊癌变。

③ 术式选择。胆囊开腹切除术；胆囊造瘘术；腹腔镜胆囊切除术。

例35　试述腹腔穿刺的适应证和禁忌证。

【参考答案】

① 适应证。抽液做检查；大量腹水引起严重胸闷、气促者；腹腔内注射药物；诊断性穿刺，明确腔内有无积脓、积血。

② 禁忌证。严重胀气；妊娠；腹腔内广泛粘连者；不合作者或干性脑病先兆。

例36　试述胸腔穿刺的主要并发症及处理要点。

【参考答案】

① 并发症。胸膜反应、血胸、气胸、穿刺口出血、空气栓塞等。

② 处理要点。a. 胸膜反应。立即停止操作、患者平卧、观察脉搏、血压；必要时皮下注射1：1000肾上腺素0.3～0.5ml。b. 发现抽出血液。观察脉搏、血压变化。c. 气胸。可由于胶管未加闭，漏入空气所致，不必处理；明显者多由于刺破脏层胸膜所致，可按气胸处理。d. 穿刺口出血。可用消毒棉球按压处理。e. 空气栓塞。多见于人工气胸治疗时，病情危重，可引起死亡，应及时给予高压氧治疗。

例37　管型尿的临床意义是什么？

【参考答案】

红细胞管型见于急性肾小球肾炎，白细胞管型对肾盂肾炎或间质性肾炎的诊断有重要价值，颗粒管型常见于各种肾小球疾病和肾小管损伤，上皮细胞管型可见于急性肾小管坏死或活动性肾小球肾炎，蜡样管型常见于慢性肾小球肾炎。

例38　试述风湿性二尖瓣狭窄易出现的并发症。

【参考答案】

① 充血性心力衰竭。

② 急性肺水肿。

③ 心律失常，如心房颤动、房性心动过速。

④ 栓塞。

⑤ 亚急性感染性心内膜炎。

例39　恶性高血压的临床特点是什么？

【参考答案】

① 发病急骤，多见于中年、青年。

② 血压显著升高，舒张压持续≥130mmHg。

③ 头痛、视物模糊，眼底出血、渗出和视盘水肿。

④ 肾脏损害突出，出现持续蛋白尿、血尿、管型尿，并可伴肾功能不全。

⑤ 进展迅速，如不给予治疗，预后不佳。

例40　试述肝性脑病的诱发因素。

【参考答案】

① 引起低甲性碱中毒的因素，如利尿、腹泻等。

② 高蛋白摄入。

③ 低血容量和缺氧。

④ 感染。

⑤ 便秘。

⑥ 使用镇静药。

例41　试述糖皮质激素的绝对禁忌证。

【参考答案】

① 严重精神病史。

② 显性糖尿病。

③ 骨质疏松。

④ 妊娠第一期。

⑤ 严重高血压。

⑥ 青光眼。

⑦ 皮质醇增多症。

⑧ 严重低血钾。

例42 试述破伤风的治疗原则。

【参考答案】

① 中和毒素，应用破伤风抗毒素（TAT）2万～5万单位，加入5%葡萄糖注射液500～1000ml内静脉滴注，每天1次，3～5天。

② 彻底清创，敞开伤口引流。

③ 控制痉挛，应用镇静药。

④ 防止并发症，应用青霉素。

例43 感染性休克如何治疗？

【参考答案】

① 补充有效血容量。

② 适当使用血管活性药物。

③ 积极控制感染。

④ 早期应用糖皮质激素。

⑤ 纠正水、电解质和酸碱紊乱。

⑥ 防止并发症及支持治疗。

例44 急性中毒的救治方法有哪些？

【参考答案】

① 现场急救。应使患者迅速脱离中毒环境，脱出污染衣物，维持基本生命体征。

② 清除毒物。清除体表污染毒物，以清洗为主，要求彻底；清除肠道毒物，使用催吐、洗胃、导泻和灌肠等方法使毒素排出，防止吸收。吞服强酸、强碱等腐蚀性药物，禁忌洗胃，以免造成穿孔。可给予物理对抗剂，如牛奶、豆浆、蛋清等以保护胃黏膜。

③ 已吸收的毒物处理。大量饮水或静脉输液以降低血中毒物的浓度，使用利尿药促进毒物排泄。

④ 合理使用解毒剂。如已确定毒物性质，应选择适当的特异性解毒剂。

⑤ 对症及支持治疗。包括抗休克、抗惊厥、保护重要脏器功能等。

例45 心脏停搏的临床表现有哪些？

【参考答案】

① 心音消失。

② 大动脉脉搏触不到、血压测不到。

③ 意识突然丧失或伴有短阵抽搐，抽搐常为全身性，持续时间长短不一，可达数分钟。

④ 呼吸断续，叹息样，继之呼吸停止。

⑤ 瞳孔散大。

例46 试述高压氧治疗的机制。

【参考答案】

① 提高血氧分压、氧含量，增加血氧弥散距离。

② 收缩血管，减少渗出，防止水肿。

③ 抑制厌氧菌生长。

④ 增加肿瘤细胞对化学治疗、放射治疗的敏感性。

⑤ 加速组织内气泡的溶解和吸收。

例47　试述神经性头痛的临床特点。

【参考答案】

① 头痛的部位不固定，或弥漫性整个头部，性质多样化，多为胀痛、晕痛。

② 头痛常年存在，头痛的轻重常受患者情绪影响，紧张、疲劳、失眠、气候变化时头痛加重。

③ 患者常合并大脑皮质功能减弱症状，如头晕、睡眠障碍、记忆力减退、注意力不集中、焦虑等症状，也可伴有心悸、手颤、多汗等自主神经功能紊乱症状。

④ 常见于神经症、脑震荡后遗症及更年期综合征等患者。

例48　甲状腺术前准备的要求是什么？

【参考答案】

① 患者原有的甲状腺功能亢进症状，如消瘦、易出汗、适量过多、情绪易激动、失眠等均得到缓解。

② 脉率小于90次/分，而且比较稳定。

③ 基础代谢率小于30%。

④ 甲状腺充血程度明显改善，局部血管杂音明显减弱或消失。

⑤ 其他有碍手术的疾病已好转。

例49　试述十二指肠溃疡的手术适应证。

【参考答案】

① 十二指肠溃疡产生严重并发症，如急性穿孔、大出血或瘢痕性幽门梗阻。

② 内科治疗无效的顽固性溃疡。

例50　简述食道癌的临床表现。

【参考答案】

① 早期四种表现：大口进硬食时有轻微哽咽感，吞咽时食管内疼痛，吞咽时胸骨后闷胀不适感，吞咽后食管内异物。

② 中期主要表现为吞咽困难、呕吐、胸骨疼痛和体重减轻。

③ 晚期主要是呼吸系统症状，神经麻痹症状、癌转移现象和恶病质为主要表现。

例51　试述大量放腹水可诱发肝性脑病的原因。

【参考答案】

① 引起腹内压突然下降，使氨和其他含毒物质由肠道吸收增多。

② 引起门脉血管床扩张，导致脑和肾脏血液灌流量减少。

③ 引起低钾血症和脱水，促进肝性脑病发生。

例52　试述色素痣恶变主要征象有哪些。

【参考答案】

① 以前静止的痣体积突然增大。

② 颜色变得更黑。

③ 表面出现溃烂、渗出、出血、溃疡、红肿。

④ 自觉疼痛或瘙痒。

⑤ 痣周围出现卫星状损害。

例53　何为呼吸衰竭？引起呼吸衰竭常见的原因有哪些？

【参考答案】

呼吸衰竭是指由于外呼吸功能严重障碍，以致在静息时动脉血氧分压低于正常范围，伴或不伴有二氧化碳分压增高的病理过程。其原因如下。

① 肺通气功能障碍，限制性通气不足、阻塞性通气不足。

② 气体交换障碍，气体弥散障碍、肺泡通气与血流比例失调。

例54 试述甲状腺危象有哪些临床表现。

【参考答案】

① 突起高热，常超过39℃，有时可达到40℃以上。

② 烦躁不安、恐惧、谵妄甚至昏迷。

③ 心率常在140次/分，可伴心房颤动或心房扑动。

④ 呼吸急促，大汗淋漓，常有恶心、呕吐、腹泻及代谢紊乱，重者可致休克。

⑤ 可出现心力衰竭及肺水肿等。

例55 房颤的听诊有何特点?

【参考答案】

① 第一心音强弱不等。

② 心律绝对不规则。

③ 心率大于脉率。

例56 试述心脏瓣膜听诊区的部位。

【参考答案】

① 二尖瓣区。心尖部，胸骨左缘第五肋间向内0.5～1.0cm处。

② 肺动脉瓣听诊区。胸骨左缘第二肋间。

③ 主动脉瓣听诊区。胸骨右缘第二肋间和胸骨左缘第三四肋间。

④ 三尖瓣听诊区。胸骨左缘第四五肋间。

例57 试述语音震颤的检查方法。

【参考答案】

检查者将左右手掌的尺侧缘轻放于两侧胸部的对称部位，然后嘱被检查者用同等的强度重复发"yi"长音，自上至下，由内到外比较两侧相应部位语音震颤的异常，注意有无增强或减弱。

例58 试述甲状腺侧叶后面触诊。

【参考答案】

患者取坐位，检查者站在患者后面，以后示中指施压于一侧甲状腺软骨，将气管推向对侧，另一手指拇指在对侧胸锁乳突肌后缘向前推挤甲状腺，示中指在其前缘触诊甲状腺，再配合吞咽动作，重复检查。

例59 如何进行脾脏触诊?

【参考答案】

检查者左手绕过腹前方，手掌置于左腰部第七至第十肋处，试其将脾从后向前托起，右手掌平放于上腹部，指端与左肋弓大致成垂直方向，配合呼吸，以手指弯曲的力量下压腹壁，自脐部自下向上滑行触诊，直至触及脾缘或左肋缘。

例60 试述液波震颤的检查方法。

【参考答案】

腹腔内有大量游离液体时，如用手触击腹部，可感到液波震颤。患者平卧，医师以手掌贴于患者一侧腹壁，另一手四指并拢屈曲，以指端叩击对侧腹壁，如有大量液体，则贴于腹壁的手掌常有被液体波冲击的感觉。为防止腹壁本身的震动传至对侧，可让另一人将手掌尺缘侧压于腹部脐中线上，即可阻之，需要3000～4000ml以上液体才能查出。

例61 如何进行周围血管征的检查?

【参考答案】

① 颈动脉搏动触诊。检查者以拇指置于颈动脉搏动处触之并比较两侧颈动脉搏动。

② 毛细血管搏动征。用手指轻压被检查者指甲末端或以玻片轻压口唇黏膜，可使局部发白，当心脏收缩和舒张时则发白的局部边缘发生有规律的红、白交替改变。

③ 水冲脉。检查者握紧被检查者手腕掌面，示指、中指、环指指腹触于桡动脉处，将其头臂高举过头部，有水冲脉者可时检查者明显感知犹如水冲的脉搏。

④ 在外周较大动脉表面，放听诊器科可闻及与心跳一致短促如射枪的声音。

⑤ Duroziez 双重杂音。以听诊器膜型体件稍加压于股动脉可闻及收缩期和舒张期双期吹风样杂音。

例62 如何进行克氏征检查?

【参考答案】

被检者仰卧，一侧下肢伸直。另一侧下肢屈髋屈膝各90°。操作者一手扶其膝，保持大腿与床面垂直位置不变，另一手握踝部将小腿逐渐上抬，正常人可将膝关节伸达135°以上。若小腿上抬达不到上述角度，上抬时检查者有抵抗感受，患者有沿坐骨神经发生的疼痛，或对侧下肢不自主屈曲，为阳性。

例63 高渗性缺水的病因有哪些?

【参考答案】

① 摄入过少。如食管癌患者吞咽困难、危重病人给予水不足、给予高浓度肠内营养液等。

② 丧失过多。如高热、大量流汗、大面积烧伤暴露疗法、大量排尿等。

例64 简述钾的生理功能。

【参考答案】

① 参与细胞内糖和蛋白质的代谢。

② 维持细胞内的渗透压和调节酸碱平衡。

③ 参与静息电位的形成。

④ 维持神经肌肉的兴奋性。

⑤ 维持正常心肌舒缩运动的协调。

例65 低钾血症的临床表现有哪些?

【参考答案】

最早的临床表现是肌无力，先是四肢软弱无力，以后延及躯干和呼吸肌，可致呼吸困难；可有软瘫、腱反射消失或减退；厌食、恶心、呕吐和腹胀等肠麻痹表现；心律异常，典型的心电图表现为T波降低、低平甚至倒置，及U波出现。

例66 试述高钾血症的原因。

【参考答案】

① 摄入钾过多，如口服或静脉输入氧化钾，使用含钾药物，以及大量输入保存期较久的库血等。

② 肾排钾功能减退，如急性及慢性肾衰竭；应用保钾利尿剂，如螺内酯；以及盐皮质激素不足。

③ 细胞内钾的移出：如溶血、组织损伤，以及酸中毒。

例67 高钾血症的处理措施有哪些?

【参考答案】

① 促使钾离子转入细胞内。静脉输注葡萄糖溶液及胰岛素；静脉滴注碳酸氢钠溶液。

② 口服阳离子交换树脂。

③ 透析疗法。腹膜透析和血液透析。

例68 简述破伤风的临床表现及并发症有哪些?

【参考答案】

① 前驱症状。全身乏力，头晕、头痛，咀嚼无力，局部肌肉发紧，反射亢进。

② 典型症状。牙关紧闭、颈项强直、角弓反张、苦笑面容。

③ 轻微刺激可诱发肌肉痉挛，发作时表情痛苦。

④ 并发症。骨折、尿潴留、膈肌痉挛呼吸困难、肺炎肺不张。

例69　医院感染包括哪些情况？

【参考答案】

① 无明确潜伏期的感染。

② 本次感染直接与上次住院有关。

③ 在原有感染的基础上出现其他部位的感染。

④ 新生儿在分娩过程中及产后获得的感染。

⑤ 诊疗措施激活的潜在性感染。

⑥ 医务人员在工作期间获得的感染。

例70　医务人员被HBsAg阳性血污染的针头刺伤后应如何处理？

【参考答案】

① 用碘伏棉球消毒处理伤口。

② 肌内注射高效价乙型肝炎免疫球蛋白，成人500单位，免疫力可维持21天。

③ 可联合乙型肝炎疫苗。

④ 定期进行乙型肝炎血清学检查半年至1年。

例71　试述颅内压增高的治疗原则。

【参考答案】

① 一般处理，如生命体征检测、吸氧等。

② 病因治疗。

③ 降低颅内压，常用甘露醇。

④ 激素应用。

⑤ 冬眠低温疗法。

⑥ 脑脊液体外引流。

⑦ 巴比妥类治疗。

⑧ 抗生素应用。

⑨ 其他症状对症治疗。

例72　枕骨大孔疝的临床表现有哪些？

【参考答案】

① 剧烈头痛、频繁呕吐。

② 颈项强直、强迫头位。

③ 生命体征紊乱。

④ 意识障碍。

⑤ 瞳孔改变，忽大忽小。

⑥ 可突发呼吸、心跳骤停。

例73　急性硬膜外血肿的临床表现有哪些？

【参考答案】

① 头痛、呕吐。

② 锥体束征。对侧肢体瘫痪、肌张力增高、腱反射亢进、晚期去大脑强直。

③ 生命体征改变。进行性血压升高，呼吸和脉搏减慢。

④ 意识障碍。

⑤ 瞳孔改变。早期患侧瞳孔缩小，光反应迟钝；随后患侧瞳孔进行性散大，光反应消失。

例74　试述进行性血胸的诊断标准。

【参考答案】

① 持续脉搏加快、血压降低，或虽经补充血容量血压仍不稳定。

② 闭式胸腔引流每小时超过200ml，持续3h。

③ 血红蛋白量、红细胞计数和红细胞压积进行性降低，引流胸腔积血的血红蛋白量和红细胞计数与周围血象接近，且迅速凝固。

例75　什么是张力性气胸？

【参考答案】

张力性气胸是指较大的肺泡破裂或较大较深的肺裂伤或支气管破裂，裂口与胸膜腔相通，且形成单向活瓣，又称高压性气胸。吸气时空气从裂口进入胸膜腔内，而呼气时活瓣关闭，腔内空气不能排出，致胸膜腔内压力不断升高，压迫肺使之逐渐萎陷，并将纵隔推向健侧，挤压健侧肺，产生呼吸和循环功能的严重障碍。

例76　试述闭合性多根多处肋骨骨折的治疗原则。

【参考答案】

① 保持呼吸道通畅。

② 防治休克。输血，输液，给氧。

③ 控制反常呼吸，包括敷料加压包扎；肋骨牵引；手术内固定；出现呼吸衰竭时，气管插管和正压通气，呼吸机辅助呼吸。

例77　试述连枷胸（反常呼吸）的概念。

【参考答案】

多根多处肋骨骨折，受伤胸壁失去周围组织支撑，造成胸壁软化，出现反常呼吸运动（吸气时胸廓下陷，呼气时胸廓上抬）即连枷胸，使纵隔扑动、缺氧和二氧化碳潴留，发生呼吸和循环衰竭。

例78　试述剖胸探查的手术指征。

【参考答案】

① 胸膜腔内进行性出血。

② 经胸膜腔引流后，持续大量漏气，呼吸仍很困难，提示有广泛肺裂伤或支气管断裂。

③ 心脏损伤。

④ 胸腹联合伤。

⑤ 胸内存在较大异物。

例79　什么是伤口的一期愈合、二期愈合和三期愈合？

【参考答案】

① 一期愈合。主要是指伤后直接以手术缝合没有感染等并发症的伤口愈合。

② 二期愈合。指伤口感染后逐渐达到的瘢痕组织修复。

③ 三期愈合。对于污染较重或可能感染的伤口，清创后暂用引流，观察3～5日，作延期缝合。

例80　影响创伤修复的主要因素有哪些？

【参考答案】

① 感染。

② 异物存留或失活组织过多。

③ 血流循环障碍。

④ 局部制动不够。

⑤ 全身性因素。营养不良、药物抑制、免疫功能低下。

例81　试述杜加征的检测方法。

【参考答案】

在正常情况下将手搭到对侧肩部，其肘部可以贴近胸壁。肩关节脱位时，将患侧肘部紧贴胸壁时，手掌搭不到健侧肩部；或手掌搭在健侧肩部时，肘部无法贴近胸壁，称为杜加征阳性。杜加征还可用来判断肩脱位复位是否成功。

例82　何为骨筋膜室综合征？

【参考答案】

为肢体创伤后发生在四肢特定的筋膜间隙的进行性病变，即由于间隙内容物的增加，压力增高，致间隙内容物主要是肌肉与神经干发生进行性缺血坏死。骨筋膜室综合征以小腿和前臂最为常见。常见的原因有：肢体的挤压伤、肢体血管损伤、肢体骨折内出血、石膏和夹板固定不当等。

例83　食管癌的临床表现及主要检查手段有哪些？

【参考答案】

① 早期症状。进食哽咽感，胸骨后烧灼痛、针刺样疼痛，食管内异物感。

② 中晚期典型症状。进行性吞咽困难、呕吐、疼痛、消瘦。

③ 检查手段。纤维胃镜病理活检；上消化道钡餐；胸部CT。

例84　已出现吞咽困难的患者，消化道钡餐（GI）显示不规则狭窄和充盈缺损，管壁僵硬，梗阻；应与哪些疾病相鉴别？

【参考答案】

① 贲门失迟缓症。GI示食管下段光滑，呈鸟嘴征。

② 食管良性狭窄。GI示食管不规则细样狭窄。

③ 食管良性肿瘤。GI示食管腔外压迫，黏膜光滑、完整。

例85　试述前列腺癌的病理分期。

【参考答案】

① Ⅰ期。前列腺癌增生标本中的偶发病灶。

② Ⅱ期。局限在前列腺包膜以内。

③ Ⅲ期。前列腺癌已穿破包膜，可浸润膀胱周围、精囊和尿。

④ Ⅳ期。有转移，局部淋巴结或远处转移。

例86　试述胰岛素瘤的临床表现。

【参考答案】

① 低血糖表现。一般在清晨空腹、劳累或情绪激动时发作，病程可达数年。典型者有Whipple三联症：阵发性低血糖昏迷；发作时血糖低于2.8mmol/L；口服或静脉注射葡萄糖后症状立即消失。

② 临床表现分为两类。低血糖诱发儿茶酚胺释放症，表现为心慌、发抖、手足颤软、面色苍白、出汗冷、饥饿等；神经性低血糖症，因低血糖造成脑组织缺乏葡萄糖而引起人格改变、精神错乱、癫痫发作和昏迷等。

例87　试述甲状腺功能亢进手术的适应证。

【参考答案】

① 中度以上甲状腺功能亢进。

② 内科治疗无效或复发者。

③ 腺体较大有压迫症状者，或胸骨后甲状腺。

④ 高功能腺瘤，继发性甲状腺功能亢进。

⑤ 有并发症存在，如妊娠期甲状腺功能亢进、甲状腺功能亢进性心脏病。

例88 试述精索静脉曲张多发于左侧的原因。

【参考答案】

① 左肾精索静脉行程长，以90°垂直进入左肾静脉。肾静脉的压力明显大于下腔静脉压力，这样左精索静脉血流阻力大于右精索静脉阻力。

② 左精索内静脉易受到前侧乙状结肠的压迫。

③ 易受到来自外部压力的影响，为淋巴结压力、肠系膜下动脉及主动脉波动时压力的影响，从而增加了左精索内静脉回流的阻力。

④ 先天性静脉瓣缺乏或瓣膜功能不全。

例89 试述Buerger试验的方法。

【参考答案】

抬高下肢70°～80°，或上肢高举过头，持续60秒，正常人肢体远端皮肤保持淡红色或稍微发白，如呈苍白色或蜡白色，提示动脉供血不足；再将下肢下垂于床沿或上肢下垂于身旁，正常人皮肤色泽可在10秒内恢复，如时间超过45秒，且色泽不均匀者，进一步提示动脉供血障碍。肢体持续下垂，正常人至多轻度潮红，凡出现明显潮红或发绀者，提示静脉逆流或回流障碍性疾病。

例90 试述血压控制的目标值。

【参考答案】

① 普通高血压患者血压＜140/90mmHg。

② 高血压合并心衰的降压目标为＜140/90mmHg。

③ 高血压合并糖尿病或肾病降压目标为＜130/80mmHg。

④ 老年收缩期高血压的降压目标为收缩压140～150mmHg，舒张压＜90mmHg，但不低于65～70mmHg。

例91 试述心衰的分级（NYHA分级）。

【参考答案】

① Ⅰ级患者患有心脏病，但活动量不受限制，平时一般活动时不引起疲乏、心悸、呼吸困难或心绞痛。

② Ⅱ级心脏病患者的体力活动受到轻度限制，休息时无自觉症状，但平时一般活动下可出现疲乏、心悸、呼吸困难或心绞痛。

③ Ⅲ级心脏病患者体力活动明显受限，小于平时一般活动即引起上述症状。

④ Ⅳ级心脏病患者不能从事任何体力活动，休息状态下也出现心衰症状，体力活动后加重。

例92 试述心衰的分期。

【参考答案】

① A期。心力衰竭高危期，尚无器质性心脏（心肌）病或心力衰竭症状，如患者有高血压、心绞痛、代谢综合征，使用心肌毒性药物等，可发展为心脏病的高危因素。

② B期。已有器质性心脏病变，如左室肥厚，LVEF降低，但无心力衰竭症状。

③ C期。器质性心脏病，既往或目前有心力衰竭症状。

④ D期。需要特殊干预治疗的难治性心力衰竭。

例93 试述判断脑死亡的标准。

【参考答案】

① 自主呼吸停止。

② 不可逆性的深度昏迷。

③ 脑干神经反射消失。

④ 脑电波消失。

⑤ 脑血液循环完全停止。

例94　心搏骤停时，复苏抢救的有效指征是什么？

【参考答案】

① 能触到周围大动脉的搏动。

② 自主呼吸恢复。

③ 瞳孔缩小，出现对光反射。

④ 颜面、口唇、甲床及皮肤发绀减轻。

⑤ 上肢收缩压在60mmHg以上。

例95　简述消化性溃疡的临床特点？

【参考答案】

① 慢性过程，病史可达数年至数十年。周期性发作，发作与自发缓解相交替，发作常有季节性，多在秋冬或冬春之交发病。

② 发作时上腹痛成节律性，腹痛多可为进食或服用抑酸药缓解。

例96　引起急性上消化道出血的常见原因有哪些？

【参考答案】

① 溃疡病。

② 急性胃黏膜病变。

③ 食管静脉曲张。

④ 胃贲门食道黏膜撕裂综合征。

⑤ 胃癌。

例97　毒血症与败血症的鉴别要点是什么？

【参考答案】

① 毒血症是细菌仍局限于局部感染病灶，而有大量毒素进入血循环，产生临床症状，血培养为阴性。

② 败血症则为细菌进入血液循环，并迅速繁殖产生临床症状，血培养为阳性。

例98　营养不良如何来分度？

【参考答案】

① Ⅰ度营养不良。其测量方法是在腹部脐旁乳线上，以拇指和食指相距3厘米和与皮肤表面垂直在90°，将皮脂层捏起，其厚度在0.8～0.4厘米，此时腹部、躯干和臀部的脂肪变薄，内脏功能无改变。体重低于正常15%～25%。

② Ⅱ度营养不良。腹壁皮下脂肪厚度在0.4厘米以下，胸背、四肢、臀部脂肪消失，面颊变薄，消瘦明显，内脏功能降低，患儿烦躁，免疫功能降低，易感染疾病。体重低于正常25%～40%。

③ Ⅲ度营养不良。全身皮下脂肪层几乎消失，消瘦更甚，内脏功能减退明显，出现精神不安，胃肠功能紊乱等症状。易发生各种疾患，体重低于正常40%以上。

例99　肠外营养的适应证是什么？

【参考答案】

凡不能或不宜经口摄食超过5～7天的患者都是肠外营养的适应证。

① 不能从胃进食，如高流量消化道瘘、食管胃肠道先天性畸形、短肠综合征、回肠造口、急性坏死性胰腺炎。

② 消化道需要休息或消化不良，如肠道炎性疾病、长期腹泻时。

③ 严重感染与脓毒症、大面积烧伤、肝肾功能衰竭等特殊疾病。

例100　肠外营养的代谢并发症有哪些？

【参考答案】

① 高血糖和高渗性非酮性昏迷。

② 低血糖。

③ 脂肪代谢异常。

④ 氨基酸代谢异常。

⑤ 肝功能异常。

⑥ 肠黏膜屏障衰竭和淤胆。

第二节 护理专业面试题100题

例1 南丁格尔的生日是哪一天？为什么把南丁格尔的生日定为护士节？

【参考答案】

① 5月12日。

② 1854—1856年，在英法联军与沙俄发生激战的克里米亚战场上，南丁格尔带领38名护士奔走前线护理伤员，她不怕困难与危险，被称为"提灯女神"，她改善护理质量，使伤病员死亡率从50%降低了2.2%；1860年，她在英国圣托马斯医院创办了世界上第一所护士学校；她编写的《医院札记》《护理札记》以及100多篇论文，成为医院管理、护士教育的重要文献，为护理事业的科学发展奠定了基础。

③ 鉴于南丁格尔高尚的情操与对护理事业的杰出贡献，因此被誉为近代护理创始人。在南丁格尔逝世后两年，国际护士理事会把她的生日5月12日定为"国际护士节"。

例2 举办"5.12"国际护士节有何意义？

【参考答案】

① "5.12"国际护士节是全世界护士的共同节日，是近代护理创始人"提灯女神"南丁格尔的生日。举办护士节，让我们重温南丁格尔为护理事业而奉献青春和热血的动人事迹，旨在激励广大护士继承和发扬护理前辈的光荣传统，学习她们的高尚情操和杰出的贡献。

② 护士节有时还会举办表彰优秀护士、理论或技能竞赛为主题的活动，旨在鼓励大家要以南丁格尔和优秀护士为榜样，爱岗敬业，积极向上，不断提升理论知识和操作水平，以强烈的事业心和高度的责任感全心全意为患者服务。以"爱心、耐心、细心、责任心"对待每一位患者，做好治病救人的护理工作，充分发扬救死扶伤的人道主义精神。

例3 试述南丁格尔誓言的内容。

【参考答案】

① 南丁格尔誓言是南丁格尔为护士所立的誓约。

② 余谨以至诚，于上帝及会众面前宣誓：终身纯洁，忠贞职守，尽力提高护理之标准，勿为有损之事，勿取服或故用有害之药，慎守患者家务及秘密，竭诚协助医生之诊治，勿谋病者之福利。谨誓！

例4 新护士在授帽后，要接过护理前辈手中的蜡烛，并宣读南丁格尔誓言，请结合护士节主题，谈谈对蜡烛的认识。

【参考答案】

① 俗话说，蜡烛是燃烧自己，照亮别人，它是光明的象征，也是爱心和奉献的象征。

② 接过蜡烛，就像接过南丁格尔的那盏提灯一样，薪火相传，让自己成为一个光明使者，永远给患者带来生命和健康的希望。蜡烛是光，可以让我们牢记白衣天使神圣的职责，不怕困难，在救死扶伤的道路上努力前行。

③ 授帽仪式是护生成为护士的庄严时刻，洁白的燕帽象征着天使的圣洁；宣读南丁格尔誓言可以让我们谨记护士的职责和使命。护士节举办这样的活动，可以激励广大护士继承和发扬南丁格尔的光荣传统，认真履行救死扶伤人道主义精神，用爱心、细心、耐心和责任心对待每一位患者，为护理事业奋斗终生。

例5 你认为护士应该具备哪些素质？（你认为怎样才是一个优秀的护士？）

【参考答案】

① 具有良好的思想品德和职业素养，爱岗敬业，有奉献精神和慎独精神，把患者的生命和健康放在第一位，积极主动地为患者服务，及时解除患者的痛苦。

② 有丰富的理论知识和熟练的操作技能，具备敏锐的观察力，能及时发现患者的病情变化，熟练掌握急救技术和医疗设备的应用。

③ 具有高度的责任心，严格遵守操作规程和执行三查九对制度，杜绝差错事故的发生。

④ 具有较强的沟通能力、协调能力，能赢得患者的信任，护患关系融洽。

⑤ 具有良好的心理素质和健康的体魄。

⑥ 学习能力强，知识面广，有丰富的内涵，能及时处理好各种复杂的问题及应对各种挑战。

⑦ 出色的护士也应该是医生的好助手，及时向医生反映病情，熟练配合医生完成危重患者的抢救工作，与同事之间团结协作，关系融洽。

例6 你认为内科护士应该具备哪些素质？

【参考答案】

内科护士除了应具备例1所述素质外，还应具备以下专业知识。

有丰富的内科专业理论知识和娴熟的操作技能，对内科常见疾病能及时提出护理诊断和采取正确的护理措施，健康教育措施得当。

例7 你认为外科护士应该具备哪些素质？

【参考答案】

外科护士除应具备例1所述素质外，还应具备以下专业素质。

① 具有丰富的外科专业理论知识和娴熟的操作技能，能熟练配合医生完成患者的抢救工作，做好患者的手术前、手术后护理工作。

② 由于外科系统急症多、手术多，劳动强度大，这不仅需要护士具有敏锐的洞察力、较强的判断能力、应急能力，还需要有健康的体魄、乐观的性格和沉着冷静的处事态度。

例8 你认为急诊科护士需要具备哪些素质？

【参考答案】

急诊科是医院的重要科室，就诊的患者病种复杂多样，多数患者还具有发病急、病情重的特点。一名优秀的急诊科护士，首先要具有良好的心理素质，观察病情要敏锐、细心；应对突发状况要沉着、机智、果断；操作要做到稳、准、快，尽量为患者抢救成功争取更多的时间。急诊科护士还要有丰富的全科护理知识、娴熟的操作技能，对患者的状况能及时做出正确的判断，帮助患者及时得到诊治。另外，急诊科护士还要有健康的体魄、处理各种复杂问题以及应对各种挑战的能力。

例9 你认为重症监护病房（ICU）护士需要具备哪些素质？

【参考答案】

ICU是一个集中救治危重患者的特殊场所，ICU患者具有病情复杂、发展凶险的特点，这需要护士在短时间内投入大量精力做出正确的判断，分秒必争地进行抢救。ICU护士不仅要有内科护士敏锐的观察力和严谨的思维模式，还需要具有外科护士较强的应急能力，沉着、冷静、果断的处事态度。在ICU，通宵达旦地抢救也是经常性的工作，这需要护士能熟练地使用各种大型抢救器械和配合医生进行抢救，具备吃苦耐劳、顽强拼搏的精神。ICU患者病情复杂，并发症多，死亡率高，患者容易出现心理障碍，与患者及家属的沟通更为复杂，这需要护士具有丰富的心理知识、良好的沟通技巧以及处理复杂问题的能力。护士的情绪，尤其是面部表情，对患者及家属都有着直接的影响。护士的情感要保持相对稳定，要有良好的工作心态，不能把喜怒无常，更不能把个人、生活、家庭中的烦恼带到工作中来，ICU护士尤应如此。同时ICU护士还要善于自我调节，使自己的心境在紧张疲劳的工作中保持最佳状态，用积极的情绪去感染和影响患者，使患者达到最佳心理状态，帮助患者树立战胜疾病的信心。

例10　你认为儿科护士应该具备哪些素质？

【参考答案】

患儿具有病情变化快、反应差、不易表达等特点，另外儿科的一些护理技术操作难度大、要求精确率高。所以儿科护士应该具备良好的思想品德和职业素养，爱岗敬业，热爱儿童，富有爱心、细心和耐心，具有较强的观察力，有丰富的儿科专业理论知识和高超的操作技能，还要具备较强的沟通能力和应对各种问题的能力。

例11　护理工作又脏又累，你为何要选择护理这个职业？

【参考答案】

最初是家人帮助我选择的这个职业，他们认为女孩子学这个职业容易找工作。通过四年的专业学习，我知道了提灯女神南丁格尔，知道了护理人员所肩负的神圣使命，知道了护士这个职业的辛苦。每当我穿上圣洁的白衣走进病房的时候，我油然而生出骄傲与自豪，我也感受到肩上的责任，我热爱护理这个职业。

护理工作很平凡，又脏又累，但是护士承担着救死扶伤、为患者解除病痛的重任。把护士称为白衣天使，是每位患者和家属给予护士的极高荣誉和殷切希望。我愿意用娴熟的技术和优质的服务为患者驱走病魔、解除病痛。我选择护士这个职业我无怨无悔，能为患者维护生命、带来健康我很快乐。

例12　工作一年后，你被评为最美护士，你是如何做到的？

【参考答案】

① 热爱医院，遵纪守法，听从领导，服从安排，爱岗敬业，积极奉献。

② 严于律己，宽以待人，工作积极主动，多学习别人的长处，多向同事请教，真诚地关心和帮助同事，具有团队合作精神，能营造良好的工作氛围。

③ 加强学习，认真钻研，将理论与实践相结合，不断提高自己的理论知识和操作水平，工作能力强，能处理好工作中各种复杂的问题，充分发挥骨干和模范带头作用。

④ 始终坚持"以患者为中心"的服务理念，对待患者热情、细心、耐心，主动为患者服务，经常与患者沟通交流，给予心理护理，与患者交朋友，建立良好的护患关系，为患者提供最优质的服务质量。

例13　你是如何理解护患关系的？准备如何处理护患关系？

【参考答案】

护患关系是在护理过程中护士与患者之间产生和发展的一种工作性、专业性的人际关系，也是护理与被护理的关系。护理工作的目的是最大限度地帮助患者恢复健康、减轻痛苦。患者为了医治疾病出于对医护人员的信任，将自己的疾病及隐私毫无保留地告诉护理人员。良好的护患关系首先要建立起两者的信任、互相的尊重，护患关系是护理工作中一项非常重要的内容。

我认为建立良好的护患关系，护士不仅要有良好的职业素养，扎实的理论知识，熟练的操作技能，还要具备良好的沟通能力，丰富的心理、社会文化知识，与患者在不同的时间进行恰当的沟通，解答患者疑问，以增加患者的信任感，对缓解护患矛盾、减少护患纠纷的发生起着关键的作用。护士应该以患者为中心，真正地关心患者，积极主动地为患者提供优质服务，才能赢得患者的信任和尊重，才能减少或避免护患纠纷的发生。作为患者也应该尊重、信任、配合护士，这样才能构建良好的护患关系。

例14　请你谈谈护士护理操作水平与护患纠纷的关系。

【参考答案】

护理技术水平的高低是衡量护士工作能力的一个重要标志，较高的护理操作水平可以为患者减轻痛苦，增加患者对护士的信任，营造和谐的医疗氛围，可以促进患者早日恢复健康。如果护士操作水平较低，会给患者带来痛苦甚至影响危害身体健康，会导致患者的不满意和护患纠纷的发生。

在临床护理工作中，护士熟练地进行各项操作技能，对提高护理服务质量、改善护患关系有着重要的作用。护理人员应秉承患者至上的服务理念，不断提升自身素养，在工作中刻苦钻研，不断提高各项操作水平，用最精湛的技术为患者服务，构建良好的护患关系，为患者提供优质护理质量，不断提高患者的满意度。

例15　你认为怎样才能提高静脉穿刺成功率？

【参考答案】

① 护理人员在日常工作中应加强学习和钻研，掌握静脉的解剖位置和各种穿刺技巧，练好基本功，具有较高的静脉穿刺成功率。

② 要有良好的心理素质，保持认真、耐心的工作态度，每一次穿刺都要认真选择合适的静脉，细心为患者穿刺，避免盲目进针以造成失败。

③ 在光线充足的环境下，选择较直、弹性好、清晰的浅表静脉，选择型号合适、无勾、无弯曲的锐利针头。如遇到血管滑动较难穿刺时，应先用手指在血管的两端进行固定，再进行穿刺以提高穿刺成功率。

④ 有计划地选择注射部位以保护血管，长期输液的患者，尽可能地使用静脉留置针。

⑤ 静脉条件差的患者要对症处理。静脉硬化，对失去弹性型静脉穿刺时应压迫静脉下端固定于静脉上方成30°斜角直接进针，不能用力过猛，以免弹力过大针头脱出而造成失败。血管脆性高的患者，可选择粗直而明显的血管（最好是无肌肉附着的血管）穿刺，必要时选择斜面小的针头进行穿刺。对塌陷的血管，扎止血带后在该血管处用手拍击数次，或给予热敷使之充盈，采用挑起进针法，针刺入皮肤后沿血管由浅入深进行穿刺。腔小静脉患者，应选择与血管直径相符的针头进行穿刺，见回血后轻轻向前滑行刺入血管。给水肿患者进行穿刺时，应先按压局部，使组织内的渗液暂行消退，待静脉显示清楚后再进行穿刺。对四肢末梢循环不良造成的静脉穿刺困难者，可通过局部热敷、饮热水等保暖措施促进血管扩张，操作时小心进针，如感觉针头进入血管不见回血时，可折压头皮针近端的输液管，可很快有回血，以防进针过度刺穿血管壁。

例16　你给患者穿刺两次才输液成功，你刚要离开，患者突发心搏骤停，家属很恼火，情绪激动，你怎么做？

【参考答案】

① 我工作细心认真，护理操作技术娴熟，有较强的沟通能力强，应该不会发生这种情况。

② 假如出现了这样的情况，我会立即对患者做出判断，即刻进行心肺复苏，并启动紧急抢救方案，请人协助抢救患者，争分夺秒，全力以赴抢救患者。

③ 等患者病情稳定后，向护士长说明情况，积极查找病人突发心搏骤停的原因，反思自己的不足，积极与患者沟通，安抚患者的情绪。

④ 细节虽小，却关乎大局。在以后的工作中，我会严格要求自己，认真遵守无菌操作原则和各项查对制度，用丰富的知识、精湛的技术、良好的沟通为患者提供高品质的服务。

例17　谈一谈你同学在实习时出现的差错，对你有何启示？

【参考答案】

跟我在一起实习的一个同学因为粗心大意，给患者打错针导致患者过敏，引起了患者的强烈不满。这件事让我深刻地认识到，做护士必须细心、认真，严格遵守操作规程和三查九对制度，不能出现任何的差错事故。在临床工作中，我也认识到我们所从事的护理工作直接关系到患者的生命健康，责任重大。不管在任何时候，我都会认真工作、用心去做，不断提升自己各方面的能力，在护理这个岗位上做出自己的最大贡献。

例18 如果你打错针、输错液或发错药时该怎么处理？

【参考答案】

我是一个工作细心、做事认真的人，我会严格遵守操作规程和查对制度，应该不会发生这样的事情。假如发生了这样的事情，我会做以下处理。

① 在第一时间内纠正错误，尽量减少对患者的伤害和影响，对此事不能故意隐瞒，向患者道歉，取得谅解。如果此药对患者影响不大或无害，应及时向患者解释，安慰患者。

② 及时报告护士长及值班医生，商讨补救方法和应对措施，争取把伤害降到最低，积极与患者沟通，减少矛盾。

③ 对此事进行反思和总结，找出原因和防范措施，避免以后再犯此类错误。

例19 手术后护士发现只剩下七块纱布，而她记得明明是八块，医生却说就是七块，请谈谈你的看法。

【参考答案】

首先应该肯定，手术护士这种认真负责的态度是正确的，如果一块纱布真的遗忘在患者体内，后果将是不堪设想的。

对患者高度负责是医生应该具备的基本医德。对于医生来说，在自己没有十分把握的情况下，要本着为患者负责的态度，保证自己所说事情的正确性。医生和护士是合作者的关系，对于出现的医疗性问题，医生不能凭自己的看法而决定一件事的结果，应对护士提出的疑问认真分析，找出正确答案。

护士应该坚持自己的观点，要求重新再检查一遍，做到万无一失，避免造成不良后果。

例20 一天，张护士长和刘护士长每人交给你一项任务，但是你忙了一天，只完成了张护士长的任务，刘护士长把你批评了一通，你怎么想？怎么做？

【参考答案】

只要是领导交给我的任务，我都会想尽办法克服一切困难来完成，应该不会出现这种情况。如果工作太忙碌，没有及时完成领导安排的任务，我也会及时跟领导说明和汇报，并加班加点，争取完成领导交给的任务。如果自己工作不利，挨批评是正常的，我会虚心接受，诚恳地承认错误。我会思考自己工作中的不足，并向领导请教更好的工作方法。我会不断学习、思考和请教，进一步提高自己的工作能力，努力改变领导对自己的不良印象，争取把工作做得又快又好，能高效率、高水平地工作。

例21 你在值班时，手里已经有很多工作很忙碌了，护士长又交给你一件重要的事情，你怎么办？

【参考答案】

护理工作很忙碌，作为护士难免会遇到这种情况，这就要求我们想方设法，克服困难按时保质保量地完成领导交给的任务。

也许是护士长一时疏忽，也许没有其他合适的人选，也许是护士长认为我能力强才交给我的，无论是哪种情况，我都会正确看待，不会心存怨言。

如果任务非常艰巨，加班加点也不能完成，我会向领导说明情况，请同事协助或者承担部分工作。如果这件重要的事情我做最合适，那就请护士长协调，将我手头上的其他事务交给其他同事。如果我能在规定时间内完成这些工作，我会按轻重缓急的原则进行合理安排，加班加点把工作干好。我认为年轻人只有经过更多的锻炼和付出，才能成长得更快，才能在以后的工作中担当重任，才能实现自己的人生价值。

例22 你怎么理解"患者的事无小事"这句话？

【参考答案】

患者的意识状况、反应程度、进食饮水情况、睡眠情况、大小便情况、伤口疼痛情况等，在有的人眼里也许是小事，但是对于患者来说，关系到患者的病情变化和治疗护理，直接影响到患者的生命和健康，所以都是大事，不能忽视。患者不仅身体上的痛苦，还时常情绪焦虑，不了解自己的疾病，希望得到医护人员很好地治疗、护理和解释。护士的一句话、一个眼神、一个动作都直接影响到患者的情绪。所以护士应该认真工作、细心观察、及时询问、耐心开导，从患者细微的变化中发现问题，及时为治疗提供可靠的理论依据，合理开导患者增加饮食营养，指导患者进行合理的功能锻炼，促进患者早日恢复健康。尽管护士每天都重复着一样的工作，但我会把患者的每一件事情，哪怕是非常小的一件事情都当作大事来对待，让患者保持愉快的心情以配合治疗，以帮助患者早日恢复健康。

例23　恩格斯说："从一些小事，可以看出一个人的优良品质。"请结合护理岗位特点谈谈你的理解。

【参考答案】

我想这句话还可以衍生为"一些小事可以看出一个人的不良品质"。品质是一个抽象名词，是由无数的小事汇聚在一起得出的综合结论，以小见大是非常有道理的。对护士来说，小事的确很重要，一切都要从小事做起，事无巨细，关乎大局。对于一个刚开始工作的人，更是如此。或许我们做的一些事情看起来是小事，但对于患者来说也许就是大事。因为工作中任何的疏忽和不慎，都有可能对患者的生命和健康造成很大的影响。俗话说"三分治疗，七分护理"，护理工作虽然很琐碎，但是很重要。所以我们必须事事认真、用心去做，才能更好地为患者服务，让患者信任和满意

例24　你认为在护理工作中心理护理重要吗？为什么？

【参考答案】

我认为心理护理在护理工作中很重要。首先人的心理因素与全身生理活动有密切的联系，情绪能影响免疫系统。例如，恐惧、紧张可使机体的"免疫监视"作用减弱；反之，良好的心理因素具有治疗价值。

多数患者发病后会出现焦虑猜疑、孤独无助、伤心绝望等不良情绪和退化性行为，心理护理的目的就是要通过美好的语言、愉快的情绪、友善的态度等使患者紧张的心理状态得到松弛，增强机体抗病的能力。

做好患者的心理护理是提高护理质量的重要环节，护士必须对患者的家庭环境、文化水平、生活习惯、病情变化、思想情绪等有所了解，在护理过程中采取疏泄、劝导、安慰、暗示等不同方法来帮助患者，并要因人而异、因势利导、有的放矢，进行恰当的心理护理。

护士应该注重自身的修养素质，通过语言、表情、态度、行为来影响患者的感受和情绪，使之感到温暖，增强信心，减少顾虑，振奋精神，从而帮助患者在治疗过程中保持最佳的心理状态，以促进患者早日恢复健康。

例25　有一个癌症晚期患者，自己拿着盐酸哌替啶（杜冷丁）让你注射，你会如何处理？

【参考答案】

我是不会给他注射的，护士必须严格遵守操作规程，正确执行医生的医嘱，不能私自给患者用药。我可以为他联系大夫给他看病，让大夫决定是否需要注射。除了紧急抢救特殊情况外，我都会按照医嘱来执行的。

例26　在你上夜班的时候，患者因对你不满意要打你，你如何应对？

【参考答案】

首先我要用心工作，尽量做到让患者满意，如果患者不满意，情绪激动要打我，我会先暂时回避患者，找大夫或者患者家属帮助，给保安人员打电话，以保护自己。等患者的情绪稳定后再和患者沟通，了解患者打人的原因。我还会将此事如实地跟护士长反应，听取领导的见解，并从这次事件中找寻不足，总结教训，以求把工作做得更好。

例27　你今天是器械护士，在手术的过程中，突然感到头晕，你该怎么办？

【参考答案】

突然头晕可能是身体出现了低血糖反应及其他问题，我会立即告知巡回护士，让她做好接替我的准备。我会认真查找头晕的原因，积极治疗。在日常生活中，我会注意合理休息，增加营养，积极锻炼，保持良好的心态和健康的身体。

例28　遇到抢救患者时抢救器械坏了，你如何处理？

【参考答案】

① 首先检查抢救器械通电是否良好，如果通电良好，说明是机械性能有问题，立即更换器械。

② 如果本科室没有多余机器，立即联系其他科室或医院总值班请求支援，尽量不要惊动患者和家属，避免给他们造成心理负担，避免引起医疗纠纷。

③ 快速思考，使用其他方法抢救患者，以免耽误抢救。

④ 将情况反映给护士长，进一步做好抢救器械的维修和保养，确保抢救器械处于完备状态。

例29　你在病房上夜班时，突然出现停电，你如何处理？

【参考答案】

首先要冷静，快速找出手电筒或蜡烛进行照明，先去巡视和安慰重症患者，立即打电话通知值班室，请有关部门协助解决。以后也要做好停电准备，把手电筒、火柴、蜡烛等放在护士站固定地方备用，并做好交接班，以备以后急用。

例30　在你一个人值班时，患者说发现他的钱包没有了，你怎么做？

【参考答案】

首先安慰患者，避免患者情绪激动影响其他患者。及时询问患者钱包丢失的地点及时间，如果是在病房，立即查看走廊可疑人员以及这段时间的监控录像。立即通知医院保安，及时向公安部门报案。对新入院患者做好入院介绍，及时提醒患者保管好钱包及贵重物品，防止被盗。

例31　医生正在为患者查房，患者的家属坚决要求进入病室探视，你怎么处理？

【参考答案】

我会把家属叫到一旁，告诉他主管医生正在为患者查房，查房期间谢绝探视，请他遵守医院的规定。我会向他解释查房的重要性，以取得家属的理解与配合，请他稍等一下再进病房。总之，我会尽力说服家属，让他服从安排。另外，我还会将患者病情相关问题向家属做好解释，告知家属如有不明白的地方及时向患者的主管医生咨询，尽量做到让患者家属满意。

例32　你在巡视病房时发现一个患者家属偷偷使用大功率电器，你怎么做？

【参考答案】

我会耐心跟患者家属解释，告诉他医院有规定不能使用这种大功率的电器，如果其他患者看见了也会跟他一样使用，请他一定配合。同时我还会向他解释，使用大功率电器可能造成的严重后果，比如大功率电器会导致线路发生故障，会导致停电，还会影响大型医疗器械的使用从而耽误危重患者的抢救等。相信经过我和颜悦色的解释和好言相劝，患者家属一定会停止使用大功率电器的。

例33　住院病房大楼张贴着禁止吸烟的标志，但是有一部分患者及家属仍在病房内吸烟，并引起其他患者的不满，护士长让你去协调，你怎么办？

【参考答案】

病房大楼内严禁吸烟，患者及家属还在病房内吸烟，这种行为违反了医院规定，破坏了公共环境，危害了患者的健康，应及时制止。

我会选择一个适当的时机，采用良好的沟通技巧，向患者及家属详细说明吸烟对人们尤其是对患者的危害，劝导他们不要吸烟，共同维护和保持良好的病房环境。对不听劝说的个别吸烟者寻找一个合适的角落吸烟，避免造成对他人的影响。举办讲座，大力宣传吸烟的危害，倡导患者及家属戒烟。

例34 病房大厅物业人员正在为地面打蜡，正好有一位哮喘患者来住院，你应该如何处理？

【参考答案】

哮喘很重要的一个诱发因素是吸入变应源。打蜡会产生刺激性的气味，可能会诱发哮喘加重，所以我会及时向患者表示歉意和说明。我会告知患者尽量不要在大厅走动，让一切活动在病房内进行，同时打开病室窗户，保持通风。告知患者如有胸闷、憋气等情况立刻通知医生或护理人员，以便得到及时处理。及时巡视患者，观察病情变化。

例35 你在门诊一楼遇到一来看病的患者，他向你咨询去哪个科看病，你应该怎么办？

【参考答案】

首先我会询问他是感到哪里不舒服，以确定他应该去哪个科就诊。如果我不能确定，我会带他去一站式服务台帮助咨询。确定去哪个科室就诊后，我会带他到挂号的地方，并且和他说明在几楼看病，怎么去。如果患者年龄很大，行动不便，我会尽自己所能将患者送至到相应诊室。

例36 一位患者刚入院，作为一名责任护士，你应该怎样为他做入院健康教育？

【参考答案】

① 首先做自我介绍，请患者跟从自己进病房，向患者介绍病床、主管医生、护士长、科室主任。

② 介绍病房环境，包括护士站、医生办公室、开水间、卫生间、呼叫器的使用、床档餐板的使用及医院餐堂的位置等。

③ 规章制度宣教，包括查房时间、请假制度；物品摆放、陪护、探视、禁用电器等。

④ 安全问题。严禁在病区和病房内吸烟、喝酒；严禁使用电饭煲、电暖气等家用电器；保持病室内外环境整洁；不要将病室及卫生间的门反锁、拴死；将个人的贵重物品及证件随身携带以免丢失；走路时注意小心，防止滑倒、摔伤；请勿将12岁以下儿童带入病区。

⑤ 住院期间请穿病员服，佩戴腕带（身份及信息识别标识也是住院后的临时身份证），出院时才可以取下。

⑥ 为了用药安全，请按时服用口服药。

⑦ 指导患者正确留取标本。

⑧ 告知患者目前的饮食要求及其他特殊注意事项。

例37 你一个人值夜班的时候，一个急症患者突然晕倒在你面前，你将如何处理？

【参考答案】

作为一名护士，在工作中遇到各种突发状况是正常的，我应该保持沉着冷静，做到以下几点。

① 立刻给患者吸氧，建立静脉通道，连接心电监护，监测患者的生命体征，并且将患者情况告知值班医生。

② 若患者的病情稳定，我将和值班医生一起对患者的情况做出对症处理。

③ 若患者的病情严重，情况危急，我在抢救的同时，还会想办法通知科室主任和护士长请求协助抢救。

④ 在治疗的过程中，不能擅离职守，协助患者做好各项检查，及时将检查结果告知主管医生。

⑤ 做好心理护理，认真观察病情变化，做好各种记录。

例38 一位住院患者今天要出院，他说有一项检查没有做但是费用却收了，你应该如何处理？

【参考答案】

我会仔细查看一遍他的费用清单，看是哪一项检查以及收费情况。查看他的病例中是否有报告单，查看检查单的开具时间。从电脑计费处查看收费时间，询问有关科室是否有记错账的现象，如果是记错账，立即给这位患者退费。代替有关科室人员向患者表示道歉。

例39 简述臀大肌内注射的定位法。

【参考答案】

① 十字定位法。从臀裂顶点向左或向右划一水平线，然后从髂嵴最高点上作一垂线，将一侧臀部分为四个象限，其外上象限（避开内角）为注射区。

② 连线定位法。从髂前上棘至尾骨做一连线，其外上1/3处为注射部位。

例40 简述青霉素皮肤过敏试验结果的判断方法有哪些？

【参考答案】

① 阴性。局部皮丘大小无改变，周围无红肿，无红晕。无自觉症状，无不适表现。

② 阳性。局部皮丘隆起增大，出现红晕，直径大于1厘米，周围有伪足拌局部有痒感。可有头晕、心慌、恶心，甚至发生过敏性休克。

例41 你给一位患者做了青霉素皮试，刚过一会儿，家属告诉你患者感到不舒服，你该怎么做？

【参考答案】

① 立即停药，观察患者是否发生青霉素过敏，如果是应立即通知医生，就地进行抢救，注意保暖。

② 根据医嘱立即皮下注射0.1%的盐酸肾上腺素1ml，儿童酌减。症状如果不缓解，可每隔半小时皮下或静脉注射盐酸肾上腺素0.5ml，直至脱离危险期。

③ 给予氧气吸入，改善缺氧症状。呼吸受抑制时，应立即进行口对口人工呼吸，并肌内注射尼可刹米、洛贝林等呼吸兴奋剂。有条件者可插入气管导管，借助人工呼吸机辅助呼吸。喉头水肿导致窒息者时，应尽快实行气管切开。

④ 根据医嘱静脉注射地塞米松5～10mg或将氢化可的松200～400mg 5%～10%葡萄糖溶液500ml内静脉滴注；应用抗组胺类药物，如肌内注射盐酸异丙嗪25～50mg或苯海拉明40mg。

⑤ 静脉滴注10%葡萄糖溶液或平衡盐溶液扩充血容量。如血压仍不回升，可按医嘱加入多巴胺或去甲盐酸肾上腺素静脉滴注。

⑥ 如发生呼吸心搏骤停，立即进行复苏抢救。

⑦ 密切观察病情，记录患者生命体征、神志和尿量等病情变化；不断评估治疗与护理的效果，为进一步治疗提供依据。

例42 当患者出现青霉素过敏性休克时应立即采取哪些抢救措施？

【参考答案】

① 立即停药，协助患者平卧，报告医生，就地抢救。

② 立即皮下注射0.1%盐酸肾上腺素1ml，小儿剂量酌减。症状如不缓解，可每隔半小时皮下注射或静脉注射该药0.5ml，直至脱离危险期。

③ 给予氧气吸入，改善缺氧状况。呼吸受抑制时，应立即进行口对口人工呼吸，并肌内注射尼可刹米、洛贝林等呼吸兴奋剂。有条件者可插入气管导管，借助人工呼吸机辅助或控制呼吸。喉头水肿导致窒息时，应尽快实行气管切开。

④ 根据医嘱静脉注射地塞米松5～10mg或将琥珀钠氢考的松200～400mg加入

5% ~ 10%葡萄糖溶液500ml内静脉滴注；应用抗组胺类药物，如肌内注射盐酸异丙嗪25 ~ 50mg或苯海拉明40mg。

⑤ 静脉滴注10%葡萄糖溶液或平衡溶液扩充血容量。如血压仍不回升，可按医嘱加入多巴胺或去甲肾上腺素静脉滴注。

⑥ 若发生呼吸心搏骤停，立即进行心肺复苏抢救。如施行体外心脏按压，气管内插管或人工呼吸等急救措施。

⑦ 密切观察病情，记录患者生命体征、神志和尿量等病情变化；不断评价治疗与护理的效果，为进一步处置提供依据。

例43 简述常见的输液反应有哪些？

【参考答案】

① 发热反应。

② 循环负荷过重反应。

③ 静脉炎。

④ 空气栓塞。

例44 输液过程中出现发热反应时应如何处理？

【参考答案】

① 发热反应轻者，应立即减慢滴速或停止输液，并及时通知医生。

② 发热反应严重者，应立即停止输液，并保留剩余溶液和输液器，必要时送检验科做细菌培养，以查找发热反应的原因。

③ 对高热患者，应给予物理降温，严格观察生命体征的变化，必要时遵医嘱给予抗过敏药物或激素治疗。

例45 输液过程中出现空气栓塞应如何处理？

【参考答案】

① 应立即将患者置于左侧卧位，并保持头低足高位。该体位有助于气体浮向右心室尖部，避免阻塞肺动脉入口。随着心脏的舒缩，空气被血液打成泡沫，可分次小量进入肺动脉内，最后逐渐被吸收。

② 给予高流量氧气吸入，以提高患者的血氧浓度，纠正缺氧状态。

③ 有条件时可使用中心静脉导管抽出空气。

④ 严密观察患者病情变化，如有异常及时对症处理。

例46 发生急性肺水肿的原因和临床表现是什么？

【参考答案】

① 原因。输液速度过快，短时间内输入过多液体，使循环血容量急剧增加，心脏负荷过重引起；患者原有心肺功能不良，尤其多见于急性左心功能不全患者。

② 临床表现。患者突然出现呼吸困难、胸闷、咳嗽、咳粉红色泡沫样痰，严重时痰液可从口、鼻腔涌出。听诊肺部布满湿啰音，心率快且节律不齐。

例47 患者突然发生急性肺水肿，你应该采取哪些急救措施？

【参考答案】

① 立即停止输液并迅速通知医生，进行紧急处理。如果病情允许，可协助患者取端坐位，双腿下垂，以减少下肢静脉回流，减轻心脏负担，同时安慰患者以减轻其紧张心理。

② 给予高流量氧气吸入，一般氧流量为6 ~ 8L/min，以提高肺泡内压力，减少肺泡内毛细血管渗出液的产生。同时，湿化瓶内加入20% ~ 30%的乙醇溶液，以减低肺泡内泡沫表面的张力，使泡沫消散，改善气体交换，减轻缺氧症状。

③ 遵医嘱给予镇静、平喘、强心、利尿和扩张血管药物，以稳定患者紧张情绪，扩张周围血管，加速液体排出，减少回心血量，减轻心脏负荷。

④ 必要时进行四肢轮扎。用橡胶止血带或血压计袖带加压四肢以阻断静脉血流，但动脉血仍可通过。每5～10min轮流放松一个肢体上的止血带，可有效地减少回心血量。待症状缓解后，逐渐解除止血带。

⑤ 此外，静脉放血200～300ml也是一种有效减少回心血量的最直接的方法，但应慎用，贫血者应禁忌采用。

⑥ 做好心理护理，密切观察患者病情变化。

例48　试述输血的目的。

【参考答案】

① 补充血容量。

② 纠正贫血。

③ 补充血浆蛋白，补充各种凝血因子和血小板。补充抗体补齐等血液成分，排出有害物质。

例49　输血有哪些注意事项？

【参考答案】

① 在取血和输血过程中，要严格执行无菌操作及查对制度。在输血前，一定要有两名护士根据需查对的项目再次进行查对，避免差错事故的发生。

② 输血前后及两袋血之间需要滴注少量生理盐水，以防发生不良反应。

③ 血液内不可随意加入其他药品，如钙剂、酸性及碱性药品，高渗或低渗液体，以防血液凝集或溶解。

④ 输血过程中，一定要加强巡视，观察有无输血反应的征象，并询问患者有无任何不良反应，一旦出现输血反应，应立刻停止输血，并按输血反应进行处理。

⑤ 严格掌握输血速度，对年老体弱、严重贫血、心衰患者应谨慎，滴速宜慢。

⑥ 输完的血袋送回输血科保留24小时，以备患者在输血后发生输液反应时检查分析原因。

例50　常见输血反应有哪些？

【参考答案】

① 发热反应。

② 过敏反应。

③ 溶血反应。

④ 与大量输血有关的反应。

例51　输入异型血出现溶血反应时应如何处理？

【参考答案】

① 应立即停止输血，并报告医生。

② 给予氧气吸入，建立静脉通道，遵医嘱给予升压药和其他药物治疗。

③ 将剩余血、患者血标本和尿标本送化验室进行检验。

④ 双侧腰部封闭，并用热水袋热敷双侧肾区，解除肾小管痉挛，保护肾脏。

⑤ 碱化尿液。静脉注射碳酸氢钠，增加血红蛋白在尿液中的溶解度，减少沉淀，避免堵塞肾小管。

⑥ 严密观察生命体征和尿量，插入倒尿管，检测每小时尿量并做好记录。若发生肾衰竭行腹膜透析或血液透析治疗。

⑦ 若出现休克症状，应进行抗休克治疗。

⑧ 心理护理。安慰患者，消除其紧张、恐惧心理。

例52　简述什么是无菌技术？

【参考答案】

无菌技术是指在医疗、护理操作中，防止一切微生物侵入人体和防止无菌物品、无菌区域被污染的技术。

例 53　简述无菌技术的操作原则。

【参考答案】

① 操作环境整洁且宽敞。操作室应清洁、宽敞、定期消毒；无菌操作前半小时停止清扫、减少走动，避免尘埃飞扬。操作台清洁、干燥、平坦，物品布局合理。

② 工作人员仪表符合要求。无菌操作前，工作人员应着装整洁、修剪指甲、洗手、戴口罩，必要时穿无菌衣、戴无菌手套。

③ 无菌物品管理有序规范。a. 存放环境。室内温度低于24℃，相对湿度＜70%，机械通风换气4～10次/h；无菌物品应存放于无菌包或无菌容器内；标识清楚，无菌包或无菌容器外需表明物品名称、灭菌日期；无菌物品必须与非无菌物品分开放置，并且有明显标志。b. 使用有序。无菌物品通常按失效期先后顺序摆放取用；必须在有效期内使用，可疑污染、污染或过期应重新灭菌。c. 储藏有效期。如符合存放环境要求，使用纺织品材料包装的无菌物品有效期为14天，否则一般为7天；医用一次性纸袋包装的无菌物品，有效期宜为一个月；使用一次性医用皱纹纸、一次性塑袋、医用无纺布或硬质容器包装的无菌物品，有效期为6个月；由医疗器械生产厂家提供的一次性使用无菌物品遵循包装上标注的有效期。

④ 操作过程中加强无菌观念。明确无菌区、非无菌区、无菌物品、非无菌物品，非无菌物品应远离无菌区；操作者身体应与无菌区保持一定距离；取放无菌物品时应面向无菌区；取用无菌物品时应使用无菌持物钳；无菌物品一经取出，即使未用，也不可放回无菌容器内；手臂应保持在腰部以上或治疗台面以上，不可跨越无菌区域，手不可接触无菌物品；避免面对无菌区谈笑、咳嗽、打喷嚏；如无菌物品疑有污染或已被污染，即不可使用，应予更换；一套无菌物品只供一位患者一次使用。

例 54　穿脱隔离衣的注意事项有哪些？

【参考答案】

① 穿隔离衣前应准备好操作中所需的物品。

② 隔离衣长短合适，需完全遮盖内面的工作服，并完好无损。

③ 穿隔离衣后，只限在规定区域内活动，不得进入清洁区。

④ 系领口时，勿使衣袖触及面部、衣领及工作帽。

⑤ 洗手时，隔离衣不得污染洗手设备。

⑥ 隔离衣应每日更换，如有潮湿或被污染，应立即更换。

⑦ 挂隔离衣时，若在半污染区，不得露出污染面；若在污染区，不得露出清洁面。

例 55　病原微生物传播的途径有哪些？

【参考答案】

① 接触传播。

② 空气传播。

③ 飞沫传播。

例 56　简述使用紫外线灯管消毒时的注意事项是什么？

【参考答案】

① 保持灯管清洁。每周2次用无水乙醇棉球轻轻擦拭以除去灰尘和污垢。

② 消毒条件。温度20～40℃，湿度40%～60%。

③ 消毒时间。从灯亮5～7min后开始计时。

④ 做好记录。

⑤ 加强防护。照射时人应离开房间，必要时戴防护镜、穿防护衣。

⑥ 定期检测灭菌效果，保证灯管照射强度不低于70μW/cm²。

例57　我国脑死亡的标准有哪些?

【参考答案】

① 自主呼吸停止,需要不停地进行人工呼吸。

② 不可逆性深昏迷。

③ 脑干神经反射消失。

④ 脑电图呈平直线。

⑤ 脑血液循环完全停止。

例58　心肺复苏的概念是什么?

【参考答案】

是对由于外伤、疾病、中毒、意外低温、淹溺和电击等各种原因,导致呼吸、心搏骤停,必须紧急采取重建和促进心脏、呼吸有效功能恢复的一系列措施。

例59　胸外按压术有效指征有哪些?

【参考答案】

① 能扪及大动脉搏动,肱动脉收缩压大于60mmHg以上。

② 口唇、面色、甲床、皮肤等处颜色由发绀转为红润。

③ 散大的瞳孔缩小,吸气时可听到肺泡呼吸音或有自主呼吸,呼吸功能改善。

④ 意识逐渐恢复,昏迷变浅,可出现反射或挣扎。

⑤ 有小便出现。

⑥ ECG检查有波形改变。

例60　抢救器械和药品的五定制度是什么?

【参考答案】

① 定数量。

② 定点安置。

③ 定专人管理。

④ 定期消毒灭菌。

⑤ 定期检查维修。

例61　试述高血压的定义与分类。

【参考答案】

① 指在未使用降压药物的情况下,18岁以上成年人收缩压≥140mmHg和(或)舒张压≥90mmHg。

② 根据引起高血压的原因不同,将高血压分为原发性高血压与继发性高血压。95%患者的高血压的病因不明称为原发性高血压,5%患者血压升高是其某种疾病的一种临床表现,称为继发性高血压。

例62　特级护理适用于哪些患者?

【参考答案】

① 病情危重,随时可能发生病情变化需要抢救的患者。

② 重症监护患者。

③ 各种复杂或者大手术后患者。

④ 使用呼吸机辅助呼吸,并需要严密监护病情的患者。

⑤ 实施连续性肾脏替代治疗,并需要严密监护生命体征的患者。

⑥ 其他有生命危险,并需要严密监护生命体征的患者。

例63　特级护理的护理要点有哪些?

【参考答案】

① 严密观察患者病情变化,监测生命体征。

②根据医嘱，正确实施治疗、给药措施。

③根据医嘱，准确测量出入量。

④根据患者病情，正确实施基础护理和专科护理，如口腔护理、压疮护理、气道护理及管路护理等，实施安全措施。

⑤保持患者的舒适和功能体位。

⑥实施床旁交接班。

例64　一级护理适用于哪些患者？

【参考答案】

①病情趋向稳定的重症患者。

②手术后或者治疗期间需要严格卧床的患者。

③生活完全不能自理且病情不稳定的患者。

④生活部分自理，病情随时可能发生变化的患者。

例65　一级护理的护理要点有哪些？

【参考答案】

①每小时巡视患者，观察患者病情变化。

②根据患者病情，测量生命体征。

③根据医嘱，正确实施治疗、给药措施。

④根据患者病情，正确实施基础护理和专科护理，如口腔护理、压疮护理、气道护理及管路护理等，实施安全措施。

⑤提供护理相关的健康指导。

例66　二级护理适用于哪些患者？

【参考答案】

①二级护理，病情稳定仍需卧床的患者。

②生活部分自理的患者。

例67　二级护理的护理要点有哪些？

【参考答案】

①每两小时巡视患者，观察患者病情变化。

②根据患者病情，监测生命体征。

③根据遗嘱，正确实施治疗、给药措施。

④提供护理相关的健康指导。

例68　三级护理适用于哪些患者？

【参考答案】

①生活完全自理且病情稳定的患者。

②生活完全自理且处于康复期的患者。

例69　三级护理的护理要点有哪些？

【参考答案】

①每三小时巡视患者，观察患者病情变化。

②根据患者病情，监测生命体征。

③根据遗嘱，正确实施治疗、给药措施。

④提供护理相关的健康指导。

例70　简述半坐卧位的适用范围及目的。

【参考答案】

①某些面部及颈部手术后的患者。采取半坐卧位可减少局部出血。

②心肺疾病引起呼吸困难的患者。采取半坐卧位时，一方面由于重力作用，使膈肌位

置下降，胸腔容量扩大，同时腹腔内脏器对心肺的压力也减轻，肺活量增加；另一方面，半坐卧位可使部分血液滞留在下肢和盆腔，回心血量减少，从而减轻肺部瘀血和心脏负担，改善呼吸困难。

③ 胸、腹、盆腔手术后或有炎症的患者。采取半坐卧位，可使腹腔渗出液流入盆腔，限制感染扩张。因盆腔腹膜抗感染性较强，而吸收性能较弱，这样可以达到限制炎症扩散和毒素吸收的作用，减轻中毒反应；同时又可防止感染向上蔓延引起膈下脓肿。

④ 腹部手术后患者。采取半坐卧位，可减轻腹部切口缝合处的张力，缓解疼痛，促进舒适，有利于伤口愈合。

⑤ 疾病恢复期体质虚弱的患者。使其逐渐适应体位改变，有利于向站立过渡。

例71　简述压疮发生的原因。

【参考答案】

① 力学因素。垂直压力、摩擦力、剪切力。

② 局部潮湿或排泄物刺激。

③ 营养状况。

④ 年龄。

⑤ 体温升高。

⑥ 矫形形器械使用不当。

⑦ 机体活动和（或）感觉障碍。

⑧ 急性应激因素。

例72　试述易发生压疮的高危人群。

【参考答案】

① 神经系统疾病患者。如昏迷、瘫痪者，其自主活动能力丧失及感觉障碍，长期卧床导致身体局部组织长期受压。

② 老年患者。老年人皮肤抵抗力下降，对外界环境反应迟钝，皮肤易损性增加。

③ 肥胖患者。过重的机体使承重部位压力增加。

④ 身体衰弱、营养不良患者。受压处缺乏肌肉、脂肪组织保护。

⑤ 水肿患者。水肿降低皮肤抵抗力，并增加承重部位压力。

⑥ 疼痛患者。为避免疼痛而处于强迫体位，机体活动减少。

⑦ 使用矫形器械患者。比如石膏固定、牵引及应用夹板患者翻身、活动受限。

⑧ 大、小便失禁患者。皮肤经常受到污物、潮湿的刺激。

⑨ 发热患者。体温升高致排汗增多，汗液可刺激皮肤。

⑩ 使用镇静剂患者。自主活动减少。

例73　试述压疮的好发部位。

【参考答案】

压疮多发生于长期受压及缺乏脂肪组织保护、无肌肉包裹或肌层较薄的骨隆突处。卧位不同，受压点不同，好发部位也不同。

① 仰卧位。好发于枕骨粗隆、肩胛部、肘部、脊椎体隆突处、骶尾部及足跟部。

② 侧卧位。好发于耳廓、肩峰、肋骨、髋部、膝关节内外侧及内外踝处。

③ 俯卧位。好发于面颊部、耳廓、肩部、女性乳房、男性生殖器、髂嵴、膝部及足尖处。

④ 坐位。好发于坐骨结节处。

例74　怎样预防长期卧床患者发生压疮？

【参考答案】

① 评估。积极评估是预防压疮的关键。评估内容包括压疮发生的危险因素和易患部位。

② 避免局部组织长期受压。经常变换卧位，间歇性解除局部组织承受的压力，经常翻身是长期卧床患者最简单而有效地解除压力的方法。一般每两小时翻身一次，必要时每30分钟翻身一次。保护骨隆突处和支持身体空隙处。对使用石膏、绷带、夹板或牵引器等固定的患者，应随时观察局部皮肤情况及肢端血运情况。根据患者的实际情况选择减压敷料数于压疮好发部位以局部减压。根据患者的具体情况及时恰当地使用气垫床、水床等全身减压设备。

③ 避免或减少摩擦力和剪切力的作用。为避免剪切力的产生，患者需采取有效体位保护皮肤。翻身时，避免拖、拉、推等动作，避免摩擦而损伤皮肤。

④ 保护患者皮肤，避免局部不良刺激。保持患者皮肤和床单的清洁干燥，避免不良刺激，是预防压疮的重要措施。

⑤ 促进皮肤血液循环。对长期卧床患者应每日进行主动或被动的全范围关节运动练习，一以维持关节活动性和肌肉张力，促进肢体有效循环驾驶，减少压疮发生。

⑥ 改善机体营养状况。合理膳食是改善患者营养状况、促进创面愈合的重要措施。

⑦ 鼓励患者活动。尽可能避免给患者使用约束带和应用镇静剂。

⑧ 实施健康教育，确保患者和家属的知情权，使其了解自身皮肤状况及压疮的危害，指导其掌握预防压疮的知识与技能。

例75　试述压疮的病理分期及临床表现。

【参考答案】

① Ⅰ期。淤血红润期，此期为压疮初期。身体局部组织受压，血液循环障碍，皮肤出现红、肿、热、痛或麻木，解除压力30分钟后，皮肤颜色不能恢复正常。此期皮肤完整性未被破坏，仅出现暂时性血液循环障碍，为可逆性改变，如及时去除治病原因，可阻止压疮进一步发展。

② Ⅱ期。炎性浸润期，红肿部位继续受压，血液循环得不到改善，静脉回流受阻，局部静脉淤血，皮肤的表皮层、真皮层和二者发生损伤和坏死，受压部位成紫红色，皮下产生硬结。皮肤因水肿而变薄，常有水疱形成，且极易破溃。水疱破溃后表皮脱落显露潮湿、红润的创面，患者有疼痛感。此期若及时解除受压，改善血液循环，清除创面，仍可防止压疮进一步发展。

③ Ⅲ期。浅度溃疡期，全层皮肤破坏，可深及皮下组织和深层组织。表皮水疱逐渐扩大、破溃，真皮层创面有黄色渗出液，感染后表皮有脓液覆盖，致使浅层组织坏死，形成溃疡，疼痛感加重。

④ Ⅳ期。坏死溃疡期，为压疮严重期。坏死组织侵入真皮下层和肌肉层，感染向周边及深部扩展，可深达骨面。坏死组织发黑，脓性分泌物增多，有臭味。严重者细菌入血，可引起脓毒败血症，造成全身感染，甚至危及生命。

例76　述压疮的治疗与护理措施有哪些？

【参考答案】

压疮采取以局部治疗为主、全身治疗为辅的综合性治疗措施。

① 全身治疗。积极治疗原发病，补充营养和进行全身抗感染治疗等。良好的营养是创面愈合的重要条件，因此应给予平衡饮食，增加蛋白质、维生素及微量元素的摄入。

② 局部治疗与护理。评估、测量并记录压疮的部位、大小、创面、组织形态、渗出液、有无潜行和窦道、伤口边缘及周围皮肤状况等，对压疮的发展进行动态监测，根据压疮分期的不同和伤口情况，采取针对性的治疗和护理措施。

a. 淤血红润期。此期护理的重点是去除致病原因，防止压疮继续发展。除加强压疮预防措施外，局部可使用半透明膜敷料或水胶体敷料加以保护。由于此时皮肤已破损，故不提倡局部皮肤按摩，防止造成进一步伤害。

b. 炎性浸润期。此期护理的重点是保护皮肤，预防感染。除继续加强上述措施以避免损伤继续发展外，应注意对出现水疱的皮肤进行护理。未破的小水疱应尽量减少摩擦，防止水疱破裂、感染，使其自行吸收。大水疱可在无菌操作下用无菌注射器抽出疱内液体，不必剪去表皮，局部消毒后再用无菌敷料包扎。若水疱已破溃并露出创面，需消毒创面及创周皮肤，并根据创面类型选择合适的伤口辅料。

c. 浅度溃疡期。此期护理的重点为清洁伤口，清除坏死组织，处理伤口渗出液，促进肉芽组织生长，并预防和控制感染。根据伤口类型选择伤口清洗液与清创方式。另外，为控制感染和增加局部营养供给，可于局部创面采用药物治疗，如碘伏、胰岛素、碱性成纤维因子等，或采用具有清热解毒、活血化瘀、去腐生肌的中草药治疗。

d. 坏死溃疡期。此期除继续加强浅度溃疡期的治疗和护理措施外，采取清创术清除焦痂和腐肉，处理伤口潜行和窦道以减少无效腔，并保护暴露的骨骼、肌腱和肌肉。对深达骨质、保守治疗不佳或久治不愈的压疮可采用外科手术治疗。

例77 口服铁剂时的不良反应与注意事项是什么?

【参考答案】

① 口服铁剂常见的不良反应有恶心、呕吐、胃部不适和排黑便等胃肠道反应。

② 注意事项。为减轻胃肠道反应，应嘱患者饭后或餐中服用，反应过于强烈者应减少剂量或从小剂量开始；避免与牛奶、茶、咖啡同时服用，可与维生素C、乳酸或稀盐酸等酸性食物同时服用，以促进铁的吸收；口服铁剂时需使用吸管，避免染黑牙齿；服用铁剂期间，粪便会变成黑色，应做好解释，以消除患者顾虑；强调要按剂量、按疗程服药，定期复查相关实验室检查。

例78 简述补钾的原则。

【参考答案】

① 补钾前应注意肾功能，要求尿量超过40ml/h方可补钾。

② 剂量不宜过多，每天补充3 ~ 6g。

③ 浓度不宜过高，每升输液中钾含量不超过40mmol/ml，即1000ml液体中氯化钾不超过3g。

④ 速度不宜过快，不超过20 ~ 40mmol/h。

⑤ 尽量口服，不可静脉推注。

例79 简述什么是治疗饮食?

【参考答案】

在基本饮食的基础上，根据病情的需要，适当调整总热能和某些营养素，以达到治疗或辅助治疗的目的。

例80 简述哪些患者应给予口腔护理?

【参考答案】

对于高热、昏迷、危重、禁食、鼻饲、口腔疾病、术后、生活不能自理者，护士应给予特殊口腔护理。

例81 确认胃管在胃内有哪几种方法?

【参考答案】

① 在胃管末端连接注射器进行抽吸，能抽出胃液。

② 置听诊器于患者胃部，快速经胃管向胃内注入10ml空气，听到气过水声。

③ 将胃管末端置于盛水的治疗碗中，无气泡逸出。

例82 鼻饲时的注意事项有哪些?

【参考答案】

① 有的患者接触液状石蜡油会发生恶心症状，可用生理盐水润滑。

② 插管时动作轻柔，避免损伤食管黏膜；插入不畅时检查胃管是否盘曲在口咽部，此

时可将胃管拔出少许，再小心插入。

③ 插管过程中若患者出现呛咳、呼吸困难、发绀等，表明胃管误入气管，应立即拔出。

④ 每次鼻饲前应证实胃管在胃内且通畅，并用少量温水冲管后再进行喂食，鼻饲完后再次灌入温水，以冲净胃管，避免鼻饲液凝结。

⑤ 鼻饲液温度保持在38～40℃，不可过冷过热。新鲜果汁与奶液应分别灌入，防止产生凝块；药片应研碎、溶解后灌入。

⑥ 长期鼻饲者，每天进行2次口腔护理，并定期更换胃管，普通胃管每周更换1次，硅胶管每月更换1次。

⑦ 食管静脉曲张、食管梗阻的患者禁止使用鼻饲法。

例83　吸痰法的注意事项有哪些？

【参考答案】

① 吸痰前，检查电动吸引器性能是否良好，连接是否正确。

② 严格无菌操作，每次吸痰应更换吸痰管。

③ 每次吸痰时间＜15秒，以免造成缺氧。

④ 吸痰动作轻稳，防止呼吸道损伤。

⑤ 痰液黏稠时，可配合叩击、蒸气吸入、雾化吸入，提高吸痰效果。

⑥ 电动吸引器连续使用时间不宜过久；储液瓶内液体达2/3满时，应及时倾倒。以免液体过多吸入马达内损坏仪器。储液瓶内应放少量消毒液，使吸出液不致黏附在瓶底，便于清洗消毒。

例84　导尿术的注意事项有哪些？

【参考答案】

① 严格执行查对制度和无菌操作技术原则。

② 在操作过程中注意保护患者的隐私，并采取适当的保暖措施防止着凉。

③ 对膀胱高度膨胀且极度虚弱的患者，第一次放尿不得超过 1000ml。大量放尿可使腹内压急剧下降，血液大量滞留在腹腔内，导致血压下降而虚脱；另外膀胱内压突然降低，可导致膀胱黏膜急剧充血，发生血尿。

④ 老年女性尿道口回缩，插管时应仔细观察、辨认，避免误入阴道。

⑤ 为女患者插尿管时，如导尿管误入阴道，应另换无菌导尿管重新插管。

⑥ 为避免损伤和导致泌尿系统的感染，必须掌握男性和女性尿道的解剖特点。

例85　胸腔闭式引流的注意事项有哪些？

【参考答案】

① 术后患者若血压平稳，应取半卧位以利引流。

② 水封瓶应位于胸部以下，不可倒转，维持引流系统密闭，接头牢固固定。

③ 保持引流管长度适宜，翻身活动时防止受压、打折、扭曲、脱出。

④ 保持引流管通畅，注意观察引流液的量、颜色、性质，并做好记录。如引流量增多，即时通知医生。

⑤ 更换引流瓶时，应用止血钳夹闭引流管防止空气进入。注意保证引流管与引流瓶连接得紧密牢固，切勿漏气。操作时严格无菌操作。

⑥ 搬动患者时，应注意保持引流瓶低于胸膜腔。

⑦ 拔除引流管后，24h 内要密切观察患者有无胸闷、憋气、呼吸困难、气胸、皮下气肿等。观察局部有无渗血、渗液，如有变化，及时报告医生处理。

例86　简述T形管引流的护理措施有哪些？

【参考答案】

① 妥善固定。

② 保持有效引流。

③ 观察记录引流液的颜色、性质和量。

④ 严格无菌操作。

⑤ 拔管指征：术后10日左右，试行夹管1～2天，患者若无发热、腹痛、黄疸等症状，可经T形管胆道造影，如造影无异常，在持续开放T形管24小时充分引流造影剂后，再夹管2～3天，患者无不适可拔管。

例87　如何判断上消化道出血量?

【参考答案】

① 粪便隐血试验阳性提示每天出血量大于5～10ml。

② 出现黑粪表示出血量在50～70ml以上。

③ 胃内积血量达250～300ml时，可引起呕血。

④ 出血量超过400～500ml，可出现头晕、心悸、乏力等症状。

⑤ 出血量超过1000ml，临床即出现急性周围循环衰竭的表现，严重者引起失血性休克。

例88　试述大量不保留灌肠的注意事项。

【参考答案】

① 妊娠、急腹症、严重心血管疾病等患者禁忌灌肠。

② 伤寒患者灌肠时溶液不得超过500ml，压力要低（液面不得超过30cm）。

③ 为肝昏迷患者灌肠时，禁用肥皂水，以减少氨的产生和吸收；充血性心力衰竭和水钠潴留患者禁用0.9%氯化钠溶液灌肠。

④ 准确掌握灌肠溶液的温度、浓度、流速、压力和溶液的量。

⑤ 灌肠时患者如有腹胀或便意时，应嘱患者做深呼吸，以减轻不适。

⑥ 灌肠过程中应随时注意观察患者的病情变化，如发现脉速、面色苍白、出冷汗、剧烈腹痛、心慌气急时，应立即停止灌肠并及时与医生联系，采取急救措施。

例89　简述测量血压的注意事项有哪些?

【参考答案】

① 定期检查、校对血压计。

② 对需要密切观察血压者，应做到"四定"，即定时间、定部位、定体位、定血压计。

③ 发现血压听不清或异常，应重测。重测时，待水银柱降至"0"点，稍等片刻后再重测。必要时，做双侧对照。

④ 注意测压装置（血压计、听诊器）、测量者、受检者、测量环境等因素引起血压测量的误差，以保证测量血压的准确性。

⑤ 一侧肢体有疾病时，应在健侧手臂上测量，若上肢有大面积烧伤、脉管炎、血管畸形者，应测量下肢血压。

例90　简述常见的热型有哪些?

【参考答案】

① 稽留热。

② 弛张热。

③ 间歇热。

④ 不规则热。

例91　简述发热患者的护理措施有哪些?

【参考答案】

① 降低体温。可选用物理降温或药物降温方法。体温超过39℃，选用局部冷疗；体温超过39.5℃，选用全身冷疗和药物降温。

② 加强病情观察。观察生命体征，定时测体温，一般每日测4次，高热时每4小时测量

一次。注意发热类型、程度及经过，及时注意呼吸、脉搏和血压的变化。观察是否出现寒战，淋巴结肿大，出血，肝、脾大，结膜充血，单纯疱疹，关节肿痛及意识障碍等伴随症状。观察发热的原因及诱因是否消除，观察治疗效果，观察饮水量、饮食摄取量、尿量及体重变化。

③ 补充营养和水分。给予蛋白质、高热量、高维生素、易消化的流质或半流质饮食；鼓励多饮水，每日 3000ml 为宜。

④ 促进患者舒适。高热者卧床休息，低热者酌情活动。注意口腔护理和皮肤护理。

⑤ 心理护理。注意患者的心理状态，对体温的变化给予合理的解释，以缓解患者紧张和焦虑的情绪。

例92　简述应用胰岛素常见的不良反应有哪些？

【参考答案】

① 低血糖反应。肌肉颤抖、心悸、出汗、软弱无力，紧张、焦虑、性格改变，严重时发生抽搐、昏迷。

② 过敏反应。表现为注射部位瘙痒，继而出现荨麻疹样皮疹。

③ 注射部位皮下脂肪萎缩或增生。

例93　简述糖尿病现代治疗的五个方面是什么？

【参考答案】

① 健康教育。坚持治疗，会自我注射胰岛素等。

② 饮食治疗是基础。按时进食；控制的关键在于控制总热量；严格限制各种甜食；患者进行体育锻炼时不宜空腹，应补充少量食物，防止发生低血糖；每周测量体重一次，衣服重量要相同，且用同一磅秤。

③ 运动疗法。有利于减轻体重，提高胰岛素敏感性。

④ 药物治疗。包括口服药物和胰岛素治疗。

⑤ 自我检测。监测血、尿糖的变化。

例94　如何给糖尿病患者做饮食指导？

【参考答案】

① 控制总热能是糖尿病患者饮食的首要原则。摄入的热量能够维持正常体重或略低于理想体重为宜。肥胖者必须减少热能摄入，消瘦者可适当增加热量以增加体重.

② 三大营养物质比例要合理。摄入总热量中，各营养物质比例为：脂肪30%（25% ～ 35%），蛋白质16%（10% ～ 20%），糖类55% ～ 60%。高蛋白质饮食可引起患者肾小球滤过压增高，可使滤过压增高的患者发生糖尿病肾病，因此，我们建议糖尿病患者每日蛋白质摄入量限制在每千克体重0.8g。对发育成长期的青少年、孕妇、乳母和老年人则要适当放宽对蛋白质的限制。

③ 脂肪和胆固醇的限制。每日脂肪数量不能超过每日总热量的30%，以不饱和脂肪酸为主，每日胆固醇的入量不能超过300mg。无论年轻、年老的糖尿病患者都不要选择高胆固醇食物，如蛋黄、黄油、甲壳类鱼和动物内脏（特别是心、肾、肝、肠、脑）。室温下为固体的油，像牛、猪、羊油含饱和脂肪酸多，应少吃；不饱和脂肪酸更适合糖尿病患者，包括植物油、坚果和禽类脂肪。

④ 限制钠盐的摄入。糖尿病患者要避免进盐过多，钠盐摄入过多容易引起高血压，建议每日钠盐的摄入不超过3g。如有高血压，钠盐应每日少于2g。目前我国居民包括糖尿病患者大多进盐过多（平均每日10g左右），因此对糖尿病患者特别是已合并高血压者应严格限制盐量。

⑤ 忌食容易吸收的糖，多吃高纤维食品。蔗糖、蜜糖、糖果、甜点心、饼干、冰淇淋、软饮料等，因为吸收快，造成血糖高峰明显，对糖尿病患者不利。而豆类、块根类、绿色蔬

菜、谷物（稻米、大麦、小麦、燕麦、黑麦、玉米）和生果等高纤维素食品中的纤维素能明显改善高血糖，减少胰岛素和口服药剂量，减慢糖的吸收，增强胰岛素的敏感性。

⑥ 少食多餐，增加餐次：这样可降低餐后的血糖高峰值，对高血糖控制极为有利。有时用单纯药物调整效果不佳者，通过分餐即可控制病情。

例95　如何给高血压患者做饮食指导？

【参考答案】

① 首先是每日三餐，三餐饮食都要少量多餐，不要吃得过饱。高血压患者通常一般都比较肥胖，所以必须注意吃低热能的食物，降低热量的摄入。每天主食150～250g，动物性蛋白和植物性蛋白各占50%，没有患肾病的高血压患者，可以多吃大豆、花生、黑木耳及水果。晚餐应该吃得少点并且也要清淡，过于油腻的食物会诱发卒中。食用油最好用含维生素E和亚油酸的素油。尽量不要吃甜的食物，要多吃高纤维素的食物，如冬瓜、茄子、笋、青菜、大白菜、番茄、豆芽、海带、洋葱等，少量鱼、虾、肉、脱脂奶粉也还是能吃的，但一定要少量。

② 低盐饮食。患者每人每天的吃盐量必须严格控制在2～5g，大约一小匙。烹调用的酱油每3ml中所含的钠相当于1g盐，所以也要少食用。咸（酱）菜、虾米、腐乳、咸肉（蛋）、皮蛋、腌制品、蛤贝类含钠量均较高，也应尽量少吃或不吃。

③ 多食高钾食物。富含钾的食物进入人体后可以对抗钠所引起的升压和血管损伤作用，所以高血压患者可以多食用富含钾的食物。这类食物包括豆类、黑枣、杏仁、核桃、花生、土豆、竹笋、瘦肉、鱼、禽肉类，根茎类蔬菜如苋菜、油菜及大葱等，水果如香蕉、枣、桃、橘子等。

④ 不管是哪种症状的高血压患者，都可以多吃鱼，因为有调查发现，每周吃一次鱼的高血压患者比不吃鱼的患者，死亡于心脏病的概率明显低。

⑤ 每天人体需要摄入维生素B和维生素C，可以通过多吃新鲜的蔬菜和水果来满足人体维生素的摄入。有人提倡每天吃1～2只苹果，有益于健康，水果还可补充钙，钾、铁、镁等人体所需的元素。

⑥ 要注意补钙，高血压患者每天最好服1g钙，一段时间后会发现血压下降。因此应该多吃一些富含钙物质的食品，如黄豆、葵花子、核桃、牛奶、花生、鱼虾、红枣、蒜苗、紫菜等。

⑦ 要注意补铁，老年高血压患者血浆铁低于正常人的血浆铁，因此要多吃豌豆、木耳等富含铁的食物，不但可以降血压，还可预防老年贫血。

⑧ 高血压患者也要注意饮水，天然矿泉水中含锂、锶、锌、硒、碘等人体必需的微量元素，煮沸后的水因产生沉淀，对人体有益的钙、镁、铁、锌等会明显减少，因此对符合标准的饮用水宜生喝。茶叶内含茶多酚，且绿茶中的含量比红茶高，它可防止维生素C氧化，有助于维生素C在体内的利用，并可排除有害的铬离子。此外还含钾、钙、镁、锌、氟等微量元素。因此每天用4～6g茶叶（相当于2～3杯袋泡茶）冲泡，长期服用，对人体有益。

例96　肝硬化患者的健康教育有哪些内容？

【参考答案】

① 帮助患者和家属掌握本病有关知识和自我护理方法，分析和消除不利于个人和家庭应对的各种因素，树立治病信心，保持愉快心情。

② 保持身心两方面的休息，增强活动耐力。

③ 注意保暖和个人卫生，预防感染。

④ 应向患者及家属说明饮食治疗的意义及原则，切实遵循饮食治疗原则和计划。

⑤ 按医师处方用药，加强药物需征得医师同意，以免服药不当而加重肝脏负担和肝功能损害。

⑥ 家属应理解和关心患者，给予精神支持和生活照顾。

例97　简述洋地黄中毒的临床表现有哪些？

【参考答案】

① 胃肠道症状最常见，表现为厌食、恶心、呕吐。

② 神经精神症状，常见有头痛、疲乏、烦躁、易激动。

③ 视觉异常，常表现为视物模糊、黄视、绿视症。

④ 心脏表现主要有心律失常，常见室性期前收缩呈二联律或三联律、房性期前收缩心动过速、心房颤动、房室传导阻滞。

例98　简述洋地黄中毒的处理要点有哪些？

【参考答案】

① 立即停用洋地黄是治疗洋地黄中毒的首要措施。

② 可口服或静脉补充氯化钾、门冬氨酸钾镁，停用排钾利尿药。

③ 若有快速性心律失常，可用利多卡因或苯妥英钠。

④ 如发生室颤，则行电除颤。

⑤ 若心动过缓可用阿托品或临时起搏器。

例99　手术患者手术前一日应该做什么准备？

【参考答案】

① 遵医嘱完善术前检查，做好患者的心理护理，讲解有关疾病的知识，术前、术后的注意事项。

② 皮肤准备。先清洁手术区域皮肤，为患者剃除腹部及会阴部的毛发。注意清洁脐部，做好护理记录。

③ 胃肠道准备。晚餐照常进行，但以清淡易消化流质为宜。午夜12点以后不可饮水及吃饭，直至手术。（根据具体情况回答，比如食管癌的患者手术前一天禁食，并且清洁灌肠等）

④ 遵医嘱给予安神镇静药物，保证充足的睡眠。

⑤ 根据患者的情况，做有关药物的过敏试验，询问患者是否有药物及食品等方面的过敏史。

⑥ 必要时抽取血标本，以备术中用血。

⑦ 签订手术前后护理宣教单。

例100　手术当日早晨应该为患者做哪些准备？

【参考答案】

① 手术当日早晨请患者洗漱完毕后更换病号服，检查是否佩戴腕带。

② 帮助患者取下义齿首饰以及带有钢圈的文胸等交由家属保管。

③ 必要时遵医嘱给予患者清洁灌肠，阴道灌洗，肌内注射苯巴比妥、阿托品。为患者测量血压、体温，导尿并留置尿管。

④ 准备患者去手术室需要带去的药物及其他用物。

⑤ 必要时护送患者去手术室。

第三节　助产专业面试题100题

例1　子宫内膜有何特点？

【参考答案】

青春期以后，子宫内膜受卵巢性激素影响，其表面2/3包括致密层和海绵层两层能发生周期性变化，统称为功能层。靠近子宫肌层的1/3内膜无周期性变化称为基底层。功能层内膜周期性脱落出血，则是月经。

例2　宫颈分为哪两部分？宫颈阴道部有何特点？

【参考答案】

宫颈以阴道附着部为界，分为宫颈阴道上部和宫颈阴道部。宫颈阴道部由复层鳞状上皮覆盖，表面光滑。

例3　宫颈外口有何临床意义？

【参考答案】

宫颈外口柱状上皮与鳞状上皮交界处，是宫颈癌的好发部位。未产妇宫颈外口呈圆形，经产妇宫颈外口受分娩影响形成横裂分为前后两唇。

例4　根据形状，骨盆分为几种类型？哪几种类型常见？

【参考答案】

根据骨盆形状，分为4种类型：女型骨盆最常见，扁平骨盆较常见，类人猿型骨盆列第三位，男型骨盆最少见。

例5　骨盆底有哪几层组织？

【参考答案】

骨盆底由外向内分为3层。外层在会阴浅筋膜下有球海绵体肌、坐骨海绵体肌、会阴浅横肌和肛门外括约肌；中层即泌尿生殖膈，在上下两层筋膜间有会阴深横肌和尿道括约肌；内层即盆膈，由肛提肌及其筋膜组成。

例6　试述会阴的组成和女性生殖器的邻近器官。

【参考答案】

会阴是指阴道口与肛门之间的软组织，厚3～4cm，由外向内逐渐变窄呈楔形，表面为皮肤及皮下脂肪，内层为会阴中心腱，又称会阴体。

女性生殖器的邻近器官主要有：位于阴道前面的尿道，位于子宫前面的膀胱，位于宫颈旁的输尿管和位于阴道及子宫后面的直肠，阑尾下端有时与右侧输卵管与卵巢贴近

例7　何谓围绝经期？

【参考答案】

1994年世界卫生组织推荐"围绝经期"，废除"更年期"名称。围绝经期是指从卵巢功能开始衰退直至绝经后1年的时期。

例8　正常宫缩具有什么特点？

【参考答案】

① 节律性。正常宫缩是宫体肌不随意、有规律的阵发性收缩。每次宫缩由弱到强（进行期），维持一定时间（极期），再逐渐减弱（退行期），直至消失（间歇期），如此反复，直至分娩结束。

② 对称性和极性。正常宫缩起自两侧宫角部（受起搏点控制），以微波形式迅速向宫底中线集中，左右对称，然后向子宫下段扩散，约15s均匀协调地遍及整个子宫，此为子宫收缩力的对称性。宫缩以宫底部最强、最持久，向下逐渐减弱，宫底部收缩力的强度几乎是子宫下段的两倍，此为子宫收缩力的极性。

③ 缩复作用。宫缩时，宫体部平滑肌纤维缩短变宽，收缩后肌纤维虽重新松弛，但不能完全恢复到原来的长度，经过反复收缩，肌纤维越来越短，这种现象称为缩复作用。

例9　简述月经初潮、月经周期、经期、经量的定义。

【参考答案】

月经初潮是指女性月经第一次来潮。月经周期是指两次月经第1日的间隔时间，平均为28～30日。经期是月经持续日数，平均3～5日。经量指一次月经总失血量，正常失血量为30～50ml，不超过80ml，以月经第2、3日出血量最多。

例10 为什么月经血不凝固？

【参考答案】

月经血刚离开血循环时是凝固的，由于剥脱的子宫内膜含有大量纤维蛋白溶酶，使已凝固的纤维蛋白裂解为流动的降解产物，故月经血不凝。

例11 卵巢有哪些功能？卵巢的周期性变化过程是什么？

【参考答案】

卵巢为女性性腺，具有两大功能：生殖功能，即排卵；内分泌功能，即合成并分泌类固醇激素（雌激素、孕激素、少量雄激素）和多肽激素（抑制素、激活素以及生长因子）。卵巢的周期性变化包括卵泡的发育及成熟、排卵、黄体形成和退化。

例12 试述雌激素对子宫的生理作用。

【参考答案】

雌激素能促使子宫发育，肌层变厚，血运增加，有使子宫收缩力增强和增加子宫平滑肌对催产素的敏感性；使子宫内膜增生；使宫颈口松弛，宫颈黏液分泌增多，变稀薄，易拉成丝状。

例13 试述孕激素对子宫的生理作用。

【参考答案】

孕激素在雌激素作用的基础上发挥效应，能降低子宫平滑肌兴奋性和降低妊娠子宫对催产素的敏感性，有利于胚胎及胎儿在宫腔内生长发育。

例14 雌、孕激素在生理作用上有哪些协同作用？

【参考答案】

雌激素使子宫内膜呈增生期改变，孕激素使增生期内膜转化为分泌期变化；雌激素使乳腺腺管增生，孕激素在雌激素影响的基础上，促进乳腺腺泡发育。

例15 试述子宫内膜组织学的周期性变化。

【参考答案】

在卵泡期雌激素作用下，子宫内膜腺体和间质细胞呈增生状态为增生期，在月经周期的第5～14日。在黄体形成后孕激素作用下，子宫内膜呈分泌反应成为分泌期内膜，在月经周期的第15～28日。此后雌、孕激素水平骤降，子宫内膜剥脱出血为月经期，在月经周期的第1～4日。

例16 试述胎盘的构成。

【参考答案】

胎盘是由羊膜（最内层，构成胎盘的胎儿部分）、叶状绒毛膜（是妊娠足月胎盘的主要部分，构成胎盘的胎儿部分）和底蜕膜（占胎盘很小部分，构成胎盘的母体部分）3部分组成。

例17 胎盘有哪些功能？

【参考答案】

① 气体交换。供给胎儿生命最重要的O_2并排出CO_2。

② 供给营养。胎儿通过母血摄取各种营养物质，以保证其生长发育的需要。

③ 排泄废物。胎儿的代谢产物如尿酸、肌酐、肌酸等，经胎盘渗入母血而排出。

④ 防御功能。胎盘的屏障作用有限，却能使血中免疫抗体IgG通过胎盘。

⑤ 合成功能。能合成蛋白激素如HCG、人胎盘生乳素、妊娠特异性β_1糖蛋白、人绒毛膜促甲状腺激素和留体激素如雌激素、孕激素以及缩宫素酶和耐热性碱性磷酸酶等。

例18 试述胎膜的组成和功用。

【参考答案】

胎膜是由绒毛膜（在胎膜外层，发育过程缺乏营养供应渐退化萎缩形成平滑绒毛膜）和羊膜（在胎膜内层，与覆盖胎盘、脐带的羊膜相连）组成。胎膜含有类固醇激素代谢所需的多种酶，故与类固醇激素代谢有关。胎膜含前列腺素前身物质花生四烯酸的磷脂，且含有能催化磷脂生成游离花生四烯酸的溶酶体，使胎膜在分娩发动上有一定作用。

例19　羊水有哪些功能？

【参考答案】

① 保护胎儿。胎儿不致受到挤压，防止胎体畸形及胎儿肢体粘连，保持羊膜腔内恒温，避免压迫脐带造成胎儿窘迫，临产后避免因宫缩致胎儿局部受压。

② 保护孕产妇。减少胎动的不适感，临产后前羊水囊扩张宫口及阴道，破膜后羊水冲洗阴道减少感染。

例20　试述胎儿循环系统的解剖学特点。

【参考答案】

① 一条脐静脉，来自胎盘的血液经脐静脉进入胎肝及下腔静脉，生后脐静脉闭锁成肝圆韧带。

② 两条脐动脉，来自胎儿的血液经脐动脉注入胎盘与母血进行物质交换，生后脐动脉闭锁成腹下韧带。

③ 动脉导管位于肺动脉与主动脉弓之间，生后肺循环建立后，动脉导管闭锁成动脉韧带。

④ 卵圆孔位于左右心房之间，生后数分钟卵圆孔开始关闭，多在生后6～8周完全关闭。

例21　何谓分娩？试述早产、足月产及过期产的概念。

【参考答案】

妊娠满28周（196日）及以后的胎儿及其附属物，从临产发动至从母体全部娩出的过程称为分娩。妊娠满28周至不满37足周（196～258日）期间分娩为早产；妊娠满37周至不满42足周（259～293日）期间分娩为足月产；妊娠满42周及其后（294日及294日以上）期间分娩为过期产。

例22　试述分娩动因中的机械性理论。

【参考答案】

分娩动因中的机械性理论认为子宫容积、伸展力及张力增加，子宫肌壁和蜕膜明显受压，肌壁的机械感受器受刺激，加之胎先露部压迫子宫下段及宫颈发生扩张的机械作用，使神经垂体释放催产素引起子宫收缩。

例23　影响分娩的因素有哪些？

【参考答案】

① 产力。将胎儿及其附属物从子宫内逼出的力量称产力，产力包括子宫收缩力、腹肌及膈肌收缩力（统称腹压）和肛提肌收缩力。

② 产道。是胎儿娩出的通道，包括骨产道和软产道。

③ 胎儿。取决于胎儿的大小、胎位以及有无胎儿畸形。

④ 精神心理因素。

例24　妊娠期糖尿病对胎儿及新生儿的影响有哪些？

【参考答案】

（1）对胎儿的影响

① 巨大儿发生率高。葡萄糖可通过胎盘进入胎儿血液循环，胎儿长期处于高血糖状态，使胎儿全身脂肪聚集，导致巨大胎儿，手术产率增高。

② 畸形胎儿发生率高。发生率为正常孕妇的3倍。

③ 胎儿生长受限、胎儿窘迫、死胎发生率高。糖尿病伴有严重的血管病变或产科并发

症影响了胎儿供血。

（2）对新生儿的影响

① 新生儿低血糖发生率高。胎儿娩出后，母体血糖供应中断出现反应性低血糖。

② 新生儿呼吸窘迫综合征发病率高。糖尿病孕妇的胎儿成熟晚，及时足月也易出现呼吸窘迫综合征。

③ 因易出现早产、胎儿窘迫、胎儿发育受限、感染等，增加了新生儿的死亡率。

例25　试述骨盆入口前后径、中骨盆横径及骨盆出口横径及其正常值。

【参考答案】

骨盆入口前后径也称真结合径，是耻骨联合上缘中点至骶岬前缘正中间的距离，正常值约为11cm。中骨盆横径也称坐骨棘间径，是两坐骨棘间的距离，正常值约为10cm。骨盆出口横径也称坐骨结节间径，是两坐骨结节间的距离，正常值约为9cm。

例26　试述胎盘剥离的征象。

【参考答案】

① 子宫体变硬呈球形，子宫体升高达脐上。

② 剥离的胎盘降至子宫体下段，阴道口外露的脐带自行延长。

③ 阴道有少量的流血。

④ 在产妇耻骨联合上方按压子宫下段时，宫体上升而脐带不回缩。

例27　何谓骨盆轴？

【参考答案】

骨盆轴为连接骨盆各平面中点的假想曲线，骨盆轴上段向下向后，中段向下，下段向下向前，胎儿沿此轴娩出。

例28　何谓生理缩复环？

【参考答案】

临产后，由于子宫肌纤维缩复作用，子宫上段肌壁越来越厚，子宫下段肌壁被牵拉越来越薄，子宫上下段肌壁厚薄不同，在两者间的子宫内面形成一环状隆起，就是生理缩复环。

例29　如何测量胎头双顶径、枕下前囟径和枕额径？其在妊娠足月时的平均值分别是多少？

【参考答案】

胎头双顶径是胎头最大横径，为两顶骨隆突间的距离，妊娠足月时平均值约为9.3cm。胎头枕下前囟径为前囟中央至枕骨隆突下方相连处之间的距离，妊娠足月时平均值约为9.5cm。胎头枕额径为鼻根上方至枕骨隆突间的距离，妊娠足月时平均值约为11.3cm。

例30　何谓分娩机制？试述枕左前位的分娩机制的实际顺序。

【参考答案】

胎儿先露部随骨盆各平面的不同形态，被动地进行一连串适应性转动，以其最小径线通过产道的全过程，称为分娩机制。枕左前位的分娩机制顺序为衔接、下降、俯屈、内旋转、仰伸、复位及外旋转、胎儿娩出。

例31　产科四步触诊法的步骤是怎样的？

【参考答案】

① 第一步。检查者双手置于子宫底部，了解子宫外形并摸清子宫高度，估计胎儿大小与妊娠月份是否相符，然后以双手指腹相互轻推，判断子宫底部的胎儿部分。

② 第二步。检查者两手分别置于腹壁左右两侧，一手固定，另一手向对侧轻推，两手交替，分辨胎背及胎儿四肢的位置。

③ 第三步。检查者右手置于耻骨联合上方，拇指与其余4指分开，握住胎先露部，进一

步查清胎先露是胎头或胎臀，并左右推动以判断胎先露是否衔接。

④ 第四步。检查者两手分别置于胎先露部的两侧，向骨盆入口方向深压，再次判断胎先露部的诊断是否正确，并确定先露部入盆的程度。

例32　试述临产开始的诊断标准。

【参考答案】

临产开始的标志为：有规律且逐渐增强的宫缩，持续30s或以上，间歇5～6min，同时伴随进行性宫颈管消失、宫口扩张和胎先露部下降。

例33　何谓总产程？临床分为几个产程？

【参考答案】

总产程是指分娩全过程，即从开始出现规律宫缩直到胎儿胎盘娩出。临床分为以下3个产程。

① 第一产程又称宫颈扩张期，从开始出现规律宫缩至宫口开全，初产妇需11～12h，经产妇需6～8h。

② 第二产程又称胎儿娩出期，从宫口开全至胎儿娩出。初产妇需1～2h，经产妇多在数分钟完成。

③ 第三产程又称胎盘娩出期，从胎儿娩出至胎盘娩出，需5～15min，不应超过30min。

例34　临产后何时应行温肥皂水灌肠？哪些情况禁忌灌肠？

【参考答案】

初产妇宫口扩张不足4cm、经产妇宫口扩张不足2cm时，应行温肥皂水灌肠，既能清除粪便避免分娩时排便造成污染，又能通过反射作用刺激宫缩加速产程进展。胎膜早破、阴道流血、胎头未衔接、胎位异常、有剖宫产史、宫缩强估计1h内即将分娩、患严重心脏病等情况，均应禁忌灌肠。

例35　何谓胎头拔露和胎头着冠？

【参考答案】

在第二产程期间，胎头于宫缩时露出于阴道口，露出部分不断扩大，于宫缩间歇期胎头又缩回阴道内，称为胎头拔露。当胎头双顶径越过骨盆出口，胎头于宫缩间歇期也不再缩回阴道内，称为胎头着冠。

例36　新生儿阿普加评分依据有哪几项体征？得分如何计算？

【参考答案】

阿普加评分是以新生儿在出生后1min内的心率、呼吸、肌张力、喉反射和皮肤颜色5项体征为依据。每项正常为2分，满分为10分，属正常新生儿。

例37　试述异位妊娠的临床表现。

【参考答案】

① 停经史。除输卵管间质部妊娠停经时间较长外，多数患者停经6～8周，少数没有停经或延迟数天。

② 腹痛。是异位妊娠的主要症状。输卵管妊娠发生或破裂流产之前，由于胚胎在输卵管内逐渐增大，输卵管膨胀常表现为一侧下腹部隐痛或者酸胀感。

③ 阴道流血。多为不规则点滴出血，量少。偶见多量阴道流血，类似月经。

④ 昏厥与休克。其发生与内出血速度和出血量成正比。患者常感头昏眼花，恶心呕吐，心慌，出冷汗，并出现面色苍白，严重贫血，脉搏快而弱，血压下降，甚至昏厥。

⑤ 腹部检查。腹部多有明显的压痛和反跳痛，以下腹部病侧为著。且叩诊有移动性浊音。

⑥ 妇科检查。子宫颈呈紫蓝色、变软、有明显的摇摆痛或抬举痛，后穹隆饱满、触痛，子宫有漂浮感，子宫不对称。

例38　何谓流产？流产的主要症状和临床表现有哪些？

【参考答案】

妊娠不足28周、胎儿体重不足1000g而终止者称流产。在妊娠12周前终止者称早期流产，在妊娠12周至不足28周终止者称晚期流产。流产的主要症状为停经后出现阴道流血和腹痛，其临床表现如下。

① 早期自然流产的全过程为先出现阴道流血，而后出现腹痛。妊娠8周前的早期流产，此时妊娠物可以完全排出，出血不多。妊娠8～12周时的流产，妊娠物往往不易完全排出而部分滞留在宫腔内，影响子宫收缩，致使出血量多。

② 晚期流产的全过程为先出现腹痛，然后排出胎儿、胎盘并出现阴道流血。

例39　简述不全流产与完全流产的鉴别要点。

【参考答案】

鉴别要点：出血量、下腹痛、宫颈口情况、B型超声检查。

阴道出血量少或无，无下腹痛，宫颈口闭，子宫大小接近正常，B型超声检查宫腔内无异常回声，为完全流产；否则为不全流产

例40　简述不全流产治疗原则。

【参考答案】

不完全流产的治疗原则为尽快清除宫内残留物，积极控制感染。

① 若阴道流血不多，应用广谱抗生素2～3日，待控制感染后再行刮宫。

② 若阴道流血量多，静脉滴注抗生素及输血的同时，用卵圆钳将宫腔内残留组织夹出，使出血减少，切不可用刮匙全面搔刮宫腔，以免造成感染扩散。术后应继续给予广谱抗生素，待感染控制后再行彻底刮宫。

③ 若已合并感染性休克者，应积极抢救休克；若感染严重或腹腔、盆腔内有脓肿形成，应行手术引流，必要时切除子宫。

例41　简述早产的处理。

【参考答案】

孕妇若出现早产征象，若胎儿存活，胎膜未破，应行期待疗法，尽量抑制宫缩，促使妊娠继续；若胎膜已破，早产已不可避免，应尽量使胎儿存活。

① 卧床休息。

② 抑制宫缩。

③ 镇静药不能抑制宫缩，且对胎儿不利，故对高度紧张者可为辅助用药，已临产者不用，以防抑制新生儿呼吸。

④ 预防新生儿呼吸窘迫综合征。产前给孕妇服地塞米松每日10mg，2～3日，促进胎肺成熟。

⑤ 宫缩无法抑制发展为临产或出现胎儿窘迫，应立即停止宫缩抑制药。

⑥ 终止妊娠。a. 阴道分娩：因胎儿小，大多可以经阴道分娩。产程中避免使用吗啡、哌替啶等抑制新生儿呼吸中枢的药物，充分给氧；第二产程常规行会阴切开术以缩短产程、防止早产儿颅内出血发生。b. 剖宫产：对于胎龄虽小、胎肺已成熟、估计有存活希望的珍贵儿，为减少阴道分娩所致颅内损伤，可考虑剖宫产，但应充分向家属交代预后。

⑦ 分娩后早产儿应转到有条件的新生儿病房进行救治和护理。

例42　判断胎盘功能常用方法有哪些？

【参考答案】

① 胎动计数。让孕妇自数胎动。胎动计数少于每12h10次或逐日下降超过50%，应视为胎盘功能减退，提示胎儿在宫内明显缺氧。

② 测孕妇单次尿雌三醇与肌酐（E/C）比值。E/C比值大于15为正常值，E/C比值小于

10表明胎盘功能减退。

③ 胎儿电子监护仪检测。无应激试验（NST）每周两次，无反应型需做催产素激惹试验（OCT），反复出现胎心晚期减速提示胎盘功能减退，胎儿明显缺氧。

④ B型超声监测。每周1～2次，观察胎动、胎儿肌张力、胎儿呼吸运动及羊水量等。

⑤ 羊膜镜检查。观察羊水颜色，若已破膜，可直接观察到羊水流出及其性状。

例43　简述过期妊娠时剖宫产指征。

【参考答案】

过期妊娠时剖宫产指征有：引产失败；产程长，胎先露部下降不满意；产程中出现胎儿窘迫征象；头盆不称；巨大儿；臀先露伴骨盆轻度狭窄；高龄初产妇；破膜后，羊水少、黏稠、粪染；同时存在妊娠合并症，如糖尿病、慢性肾炎等。

例44　试述妊娠高血压综合征的高危因素。

【参考答案】

初孕妇年龄大于40岁，多胎妊娠慢性高血压，抗磷脂综合征，糖尿病，血管紧张素基因T235阳性，营养不良，低社会经济状况等，与妊娠高血压综合征发病风险增加密切相关。

例45　妊娠高血压综合征的基本病理变化是什么？与临床两大症状的关系如何？

【参考答案】

基本病理变化是全身小动脉痉挛。由于小动脉痉挛造成管腔狭窄，周围阻力加大，血管内皮细胞损伤，通透性增加，体液及蛋白质渗漏，表现为高血压、蛋白尿两大主要症状。

例46　试述重度妊娠高血压综合征的治疗原则。

【参考答案】

① 解痉。给予硫酸镁，总量25～30g/d。应用硫酸镁时应注意以下事项：每次用药要检查膝反射能否引出；呼吸大于16次/分；尿量超过25ml/h；10%葡萄糖酸钙10ml备用。

② 扩容。指征如下：红细胞压积≥35；全血黏度≥3.6mPa·s，血浆黏度≥1.6mPa·s；尿比重＞1.020。常用扩容药物是低分子右旋糖酐500～1000ml/d。

③ 镇静。常用地西泮（安定）10mg或苯巴比妥（鲁米那）0.1g肌内注射。

④ 降压。适用于血压过高，特别是舒张压＞14.7kPa（110mmHg）可应用降压药物。常见药物有：肼苯达嗪；硝苯地平缓释片（心痛定）；酚妥拉明。

⑤ 适时终止妊娠。指征如下：先兆子痫孕妇经积极治疗24～48h无明显好转者；先兆子痫孕妇胎龄超过36周，经治疗好转者；先兆子痫孕妇胎龄不足36周，但胎盘功能减退，胎儿成熟度检查提示胎儿成熟者；子痫孕妇控制抽搐后6～12h。

⑥ 剖宫产指征。有产科指征者；宫颈条件不成熟，不能在短期内经阴道分娩者；引产失败者；胎盘功能明显减退或有胎儿窘迫表现者。

例47　试述妊娠期高血压的处理。

【参考答案】

① 保证充足的睡眠，取侧卧位。

② 密切监护母儿的状况。

③ 间断吸氧改善全身主要脏器和胎盘的供氧。

④ 终止妊娠。病情不加重，胎儿已成熟，可在37周后考虑终止妊娠。

例48　试述HELLP综合征孕妇终止妊娠的时机及分娩方式。

【参考答案】

HELLP综合征孕妇终止妊娠的时机：孕龄≥32周或胎肺已成熟，胎儿窘迫，肝先兆破裂以及病情恶化者应立即终止妊娠；病情稳定，孕龄＜32周，胎肺不成熟及胎儿良好者，应对症处理，延长孕周，一般期待治疗4日内终止妊娠。HELLP综合征不是剖宫产指征，分娩方式依产科因素而定。

例49　试述妊娠肝内胆汁淤积症的产科处理。

【参考答案】

如出现以下状况，均应及时终止妊娠：孕妇出现黄疸，胎龄已达36周；无黄疸，妊娠已足月或胎肺已成熟；胎盘功能减退；胎儿窘迫。以剖宫产为好，若经阴道分娩会加重胎儿缺氧，甚至死亡。

例50　试述妊娠晚期出现阴道流血的常见疾病名称。

【参考答案】

妊娠晚期出现阴道流血的常见疾病，主要是胎盘早剥（正常位置的胎盘在胎儿娩出前，部分或全部从子宫壁分离）及前置胎盘（胎盘附着于子宫下段，其下缘达到或覆盖宫颈内口处，其位置低于胎儿先露部）。

例51　胎盘早剥的发病与哪些因素有关？

【参考答案】

最常见的因素为孕妇血管病变（重度子痫前期、子痫、慢性高血压、慢性肾脏疾病）使底蜕膜螺旋小动脉痉挛或硬化，引起远端毛细血管缺血坏死致使破裂出血，血液流到底蜕膜层形成血肿，导致胎盘自子宫壁剥离。此外，外伤、双胎第一儿娩出过快、羊水过多致人工破膜时羊水流出过快、子宫静脉压突然升高，均是胎盘早剥的发病因素。

例52　胎盘早剥有几种类型？

【参考答案】

胎盘早剥的主要病理变化是底蜕膜出血形成血肿，使胎盘自附着处剥离。按病理类型，胎盘早剥分为3种类型，即显性剥离、隐性剥离及混合性出血。

① 若剥离面大，出血并形成胎盘后血肿，血液冲开胎盘边缘并沿胎膜与子宫壁之间，经宫颈管向外流出为显性剥离。

② 若胎盘后血肿渐大，但胎盘边缘仍附着于子宫壁上，或胎膜与子宫壁未分离，或胎先露部已衔接于骨盆入口，均使胎盘后的血液不能外流，积聚于胎盘与子宫壁之间为隐性剥离。

③ 若血液不能外流，血液在胎盘后越积越多，血液仍可冲开胎盘边缘经宫颈管向外流出为混合性出血。

例53　何谓子宫胎盘卒中？应如何处理？

【参考答案】

胎盘早剥发生胎盘后血肿，血液积聚在胎盘与子宫壁之间，由于局部压力逐渐增大，血液侵入子宫肌层，致使子宫肌纤维发生分离、变性、断裂，甚至波及子宫浆膜层使子宫表面呈紫蓝色瘀斑，称为子宫胎盘卒中。在剖宫产时发现子宫胎盘卒中，在取出胎儿胎盘后，立即行宫体肌内注射催产素，按摩子宫，子宫收缩多见好转而控制出血。若子宫仍不收缩，则应输入新鲜血的同时行子宫切除术。

例54　根据病情严重程度，胎盘早剥如何分类？

【参考答案】

Sher（1985）将胎盘早剥分为3度。Ⅰ度多见于分娩期，胎盘剥离面积小，患者无腹痛或腹痛轻微。Ⅱ度胎盘剥离面1/3左右，突然发生持续性腹痛，其程度与胎盘后积血量呈正比。Ⅲ度胎盘剥离面超过胎盘面积1/2，出现恶心、呕吐、面色苍白、四肢湿冷、脉搏细弱、血压下降等休克症状，子宫板状硬，胎心消失。

例55　羊水栓塞的处理原则有哪些？

【参考答案】

① 纠正呼吸循环衰竭。加压给氧，取半坐位或抬高肩部卧式，必要时行气管插管或气管切开，以保证供氧，减轻肺水肿，改善脑缺氧；纠正肺动脉高压，为阻断迷走神经反射引

起的肺血管痉挛及支气管痉挛，应立即应用解痉药；防止心力衰竭；抗休克。

② 抗过敏。应早期应用抗过敏药物肾上腺皮质激素，稳定溶酶体膜，保护细胞，抗过敏，同时亦有解除痉挛作用。

③ 纠正酸中毒。纠正酸中毒有利于纠正休克和电解质紊乱。

④ 纠正弥散性血管内凝血（DIC）及继发性纤溶。一旦发生羊水栓塞，只有去除病因（终止妊娠），解除促凝因素的作用，才能控制病情的进一步发展。

⑤ 产科处理。原则上应先改善产妇的呼吸循环衰竭，待病情好转后再处理分娩。终止妊娠的方法根据具体情况而定。在第一产程可考虑行剖宫产结束分娩，在第二产程可根据情况产钳助产或剖宫产。对严重产后出血，应用催产素、止血药后短时间内不能控制时，应在患者能承受手术的情况下行子宫切除术。

⑥ 保护肾脏防止肾功能衰竭。羊水栓塞患者经抢救度过了肺动脉高压及右心衰竭、凝血功能障碍等几个阶段后，常常导致肾功能障碍，故在抢救过程中应随时观察尿量，使每小时尿量不少于30ml，24h尿量不少于400ml。若血容量补足，可应用利尿药。出现肾功衰按肾功能衰竭原则处理。

例56 试述胎盘早剥的处理措施。

【参考答案】

① 纠正休克。输液、输血、补充血容量。

② 及时终止妊娠。根据胎盘早剥的严重程度、产程进展情况及胎儿宫内状况决定分娩的方式。a. 阴道分娩。产妇一般情况好，宫口已开大，估计短时间内可结束分娩，尤其对于胎儿死于宫内者，可行人工破膜、催产素静脉点滴让其从阴道分娩，但必须严密观察母体的情况。b. 剖宫产。Ⅰ度胎盘早剥，出现胎儿窘迫者；Ⅱ度胎盘早剥，特别是初产妇，不能在短期内结束分娩者；Ⅲ度胎盘早剥，产妇病情恶化，胎儿已死，不能立即终止妊娠者；破膜后产程无进展者。

③ 预防产后出血。按摩子宫、注射催产素，子宫收缩多可恢复。如确实无效，应行子宫切除术。

④ 凝血功能障碍。补充凝血因子：输新鲜血或血浆、纤维蛋白原；肝素：DIC高凝阶段应及早应用肝素；抗纤溶药物：在肝素化和补充凝血因子的基础上应用。

例57 试述前置胎盘的分类。

【参考答案】

根据胎盘下缘与宫颈内口的关系，将前置胎盘分为3种类型，即完全性前置胎盘（也称中央性前置胎盘，宫颈内口全部为胎盘组织覆盖）、部分性前置胎盘（宫颈内口部分为胎盘组织覆盖）和边缘性前置胎盘（胎盘附着于子宫下段，其边缘不超越宫颈内口）。

例58 试述前置胎盘对母儿的影响。

【参考答案】

前置胎盘对母儿的影响有产后出血（附着在子宫下段的胎盘剥离后血窦不易闭合）、植入性胎盘（胎盘植入子宫下段肌层使胎盘剥离不全）、产褥感染（接近宫颈外口，病菌易从阴道上行侵入胎盘剥离面）以及早产、胎儿窘迫、新生儿窒息和围生儿死亡率高。

例59 如何检查头盆相称程度?

【参考答案】

产妇已临产，但胎头仍未入盆，应检查头盆相称程度。头盆相称是指检查者的手放在耻骨联合上方向骨盆腔方向推压浮动的胎头，胎头能低于耻骨联合前表面；头盆可能不称是指胎头与耻骨联合前表面在同一平面；头盆不称是指胎头高于耻骨联合前表面。检查头盆相称程度也称胎头跨耻征，头盆相称称为胎头跨耻征阴性，头盆可能不称称为胎头跨耻征可疑阳性，头盆不称称为胎头跨耻征阳性。

例60　狭窄骨盆分娩时应如何正确处理？

【参考答案】

① 一般处理。在分娩过程中，安慰产妇，保证营养及水分的摄入，必要时补液。监测宫缩强弱，勤听胎心，检查胎先露部下降及宫口扩张程度。

② 骨盆入口平面狭窄的处理。明显头盆不称：骶耻外径不超过16.0cm，骨盆入口前后径不超过8.0cm，胎头跨耻征阳性者，足月活胎不能入盆，不能经阴道分娩，临产后行剖宫产术结束分娩。轻度头盆不称：骶耻外径为16.5～17.5cm，骨盆入口前后径为8.5～9.5cm，胎头跨耻征可疑阳性，足月活胎体重不足3000g，胎心率正常，应在严密监护下试产。

③ 中骨盆及骨盆出口平面狭窄的处理。中骨盆及骨盆出口平面狭窄易发生持续性枕横位或枕后位。产妇多表现活跃期或第二产程延长及停滞、继发性宫缩乏力等。若宫口开全，胎头双顶径达坐骨棘水平或更低，可经阴道助产。若胎头双顶径未达坐骨棘水平，或出现胎儿窘迫征象，应行剖宫产术结束分娩。诊断为骨盆出口狭窄，不应进行试产。临床上常用出口横径与出口后矢状径之和估计出口大小。若两者之和大于15cm时，可经阴道分娩，有时需用胎头吸引术或产钳术助产，应做较大的会阴侧斜切开；若两者之和小于15cm，足月胎儿不易经阴道分娩，应行剖宫产术结束分娩。

④ 骨盆三个平面狭窄的处理。主要是均小骨盆。若胎儿不大，胎位正常，头盆相称，宫缩好，可以试产；若胎儿较大，有明显头盆不称，胎儿不能通过产道，应尽早行剖宫产术。

⑤ 畸形骨盆的处理。畸形严重、明显头盆不称者，应及时行剖宫产术。

例61　简述妊娠期糖尿病和糖尿病合并妊娠的区别。

【参考答案】

妊娠期糖尿病指在妊娠期首次发现或发生的糖尿病，糖尿病合并妊娠指在原有的糖尿病的基础上合并妊娠，或妊娠前为隐性糖尿病，妊娠后发展为显性糖尿病。

例62　简述糖尿病对孕妇影响。

【参考答案】

① 妊娠期高面压疾病的发病率高。糖尿病引起动脉粥样硬化、血管腔狭窄。

② 感染发病率高。糖尿病患者孕期及产时易发生感染，常见的有外阴阴道假丝酵母菌病、产褥感染等，严重者出现败血症。而感染易引起酮症酸中毒。

③ 产科其他并发症。糖尿病患者胎儿血糖高，高渗性利尿致胎尿排出增多，使羊水过多的发病率可高达8%～30%。由于羊水过多及羊膜感染等，极易发生胎膜早破。

④ 产后出血率高。因糖利用不足，能量缺乏，易出现宫缩乏力，导致产程延长、产后大出血等。

例63　何谓假临产？其特点是什么？

【参考答案】

① 定义。临产前1～2周子宫较敏感，常有不规则收缩称为"假临产"。

② 特点。宫缩常在夜间出现而于清晨消失；持续时间短（<30秒），而不恒定，间歇时间长且不规律，宫缩强度并不逐渐增强；宫颈管不缩短，宫口不扩张；给予强镇静药物能抑制宫缩。

例64　何谓见红？

【参考答案】

见红是分娩即将开始的比较可靠的征象。分娩开始前24～48小时内，因宫颈内口附近的胎膜与宫壁分离，导致毛细血管破裂，有少量血液与宫颈管内的黏液一起排出阴道，称为见红。

例65　何谓先兆流产?

【参考答案】

有停经以及早孕反应,阴道流血常比月经量少,腹部有轻微胀痛和腰酸。妇科检查时宫颈口未开,子宫增大与停经月份相符,尿妊娠试验阳性,超声检查孕囊大小、胎心、胎动情况与妊娠月份相符,有期望继续妊娠。

例66　如何预防早产?

【参考答案】

① 加强营养,避免精神创伤,保持身心健康,妊娠晚期禁止性交。

② 注意休息,宜侧卧位,一般采取左侧卧位,可减少子宫自发性收缩,并增加子宫胎盘血流量。改善胎儿氧气和营养供给。

③ 加强对高危妊娠的管理,积极治疗妊娠并发症。

④ 加强产前保健,及早诊断和治疗产道感染。

⑤ 减少人工流产和宫腔操作的次数,进行宫腔操作时,也要通免对宫颈内口的损伤。

例67　何谓胎产式、胎方位、胎先露?

【参考答案】

① 胎产式。胎体纵轴与母体纵轴的关系。

② 胎先露。最先进入骨盆入口的胎儿部分。

③ 胎方位。胎儿先露部的指示点。

例68　简述子宫复旧的含义及主要变化。

【参考答案】

① 胎盘娩出后的子宫,逐渐恢复至未孕状态的过程称为子宫复旧。

② 主要变化是宫体及纤维缩复和子宫内膜再生。

例69　试述恶露的含义。

【参考答案】

恶露指产后伴随子宫蜕膜的脱落,含有血液和坏死蜕膜等组织经阴道排出为恶露。

例70　试述恶露有哪些种类。

① 血性恶露含有大量血液,颜色鲜红,量多,有时有小血块,镜下见多量红细胞、少量坏死脱毛及少量胎膜。一般持续3～4日。

② 浆液性恶露含有少量血液,颜色淡红,浆液较多,有较多的坏死蜕膜组织、少量红细胞、白细胞以及宫颈黏液,且有细菌。浆液性恶露持续10日左右,变为白色恶露。

③ 白色恶露含有大量白细胞,色泽较白,质稠,含有大量白细胞、坏死蜕膜组织、表皮细胞以及细菌等。持续3周干净。

例71　简述输卵管妊娠的临床表现。

【参考答案】

停经史、腹痛、阴道流血、昏厥与休克、腹部有压痛或者反跳痛,宫颈有少量血液流出并且有摇摆痛和抬举痛。

例72　简述过期妊娠的定义。

【参考答案】

凡平时月经周期规律,妊娠达到或超过42周尚未分娩者,称为过期妊娠。

例73　简述羊水过少的定义及病因。

【参考答案】

① 羊水过少。妊娠晚期羊水量少于300ml。

② 病因。胎儿畸形、胎盘功能不良、羊膜病变、胎膜早破、产妇脱水等。

例74　简述羊水过多的定义及病因。

【参考答案】

① 羊水过多。在妊娠任何时期羊水量超过2000ml。

② 病因。胎儿畸形、多胎妊娠、胎盘脐带病变、孕妇或胎儿出现疾病。

例75　简述羊水过多的处理措施。

【参考答案】

① 症状较轻者可继续妊娠，低盐饮食，注意休息，给适当的镇静药及利尿药。

② 压迫状显著、妊娠不足37周应放羊水。

③ 妊娠已近37周，在确定胎儿已成熟的情况下，行人工破膜，终止妊娠。羊水过多合并胎儿畸形者一经确诊胎儿畸形、染色体异常，应及时终止妊娠。

例76　简述死胎的病因。

【参考答案】

死胎原因分为两大类：一是外界不利因素使胎儿在宫内缺氧；二是染色体结构异常和遗传基因畸变。

① 胎儿因素。如严重胎儿畸形、胎儿宫内发育受限、胎儿宫内感染、遗传性疾病、母儿血型不合等。

② 孕妇因素。合并有妊娠期高血压疾病、糖尿病、慢性肾炎、心血管疾病、全身和腹腔感染、各种原因引起休克等。

③ 其他因素。分娩之前胎盘提早局部或全部剥落、出血；早期破水；胎盘功能减退；脐带打结、脐带过短、脱垂；难产、婴儿受创伤等。

例77　简述巨大儿的病因。

【参考答案】

① 孕妇糖尿病。巨大儿是孕妇糖尿病最常见的并发症，孕妇糖尿病的病情程度及血糖高低与巨大儿的发生率显著相关。

② 孕前孕妇高危因素。肥胖及孕期营养过剩使体重增加过快，巨大儿发生率明显增过期妊娠、孕妇高龄、经产妇，巨大儿的发生率也增加。

③ 遗传因素。遗传基因是决定胎儿生长的前提条件，它控制了细胞的生长和组织分化，决定特定胎儿大小。

例78　简述分娩期对心脏的影响。

【参考答案】

分娩期是孕妇血流动力学变化最明显的阶段，加之机体能量及氧的消耗增加，是心脏负担最重的时期。

① 第一产程。由于子宫收缩，回心血量增加，心排血量增加，每次子宫收缩也使右心房压力增高，加重了心功能负担。

② 第二产程。在子宫收缩强度加大的同时，取肌和肛提肌收第循环阻力加，周围循环阻力加大，产妇用力使高增加压血液通的心脏，更容易发生心力衰竭。

③ 第三产程。胎儿娩出后，胎盘血循环停止，子宫收缩，子宫血窦中的大量血液回流循环，回心血量明显减少，极易发生心力衰竭。

例79　简述产后出血的病因。

【参考答案】

① 子宫收缩乏力。

② 胎盘剥离不全、胎盘嵌顿、胎盘黏连、胎盘植入、胎盘胎膜残留。

③ 软产道裂伤。

④ 凝血功能障碍，重型胎盘早剥，妊高征、死胎、羊水栓塞。

例80　简述子宫收缩乏力对母儿影响。

【参考答案】

① 对产妇的影响。由于产程长，产妇疲乏无力、肠胀气、排尿困难，影响宫缩，严重时脱水、酸中毒、低钾血症。第二产程延长，膀胱受压形成尿漏，易引起产后出血。

② 对胎儿的影响。协调性宫缩乏力使产程延长，增加手术机会，对胎儿不利；不协调性宫缩乏力不能使宫壁完全放松，易发生胎儿窘迫。胎膜早破易造成脐带受压或脱垂，出现胎儿窘迫甚至胎死宫内。

例81　简述产程曲线异常的八种情况。

【参考答案】

① 潜伏期延长。从规律宫缩至宫口扩张3cm。初产妇约需8小时，最大时限16小时，大于16小时称潜伏期延长。

② 活跃期延长。从宫口扩张大3cm至宫口开全。初产妇约需4小时，最大时限8小时，大于8小时称活跃期延长。

③ 活跃期停滞。进入活跃期后，宫口不再扩张2小时以上。

④ 第二产程延长。初产妇超过2小时，经产妇超过1小时尚未分娩。

⑤ 第二产程停滞。第二产程达1小时胎头下降无进展。

⑥ 胎头下降延缓。活跃晚期至宫口开大9～10cm，胎头下降速度小于1cm/小时。

⑦ 胎头下降停滞。胎头停留在原处不下降1小时以上。

⑧ 滞产。总产程超过24小时。

例82　简述臀先露的临床分类。

【参考答案】

① 单臀先露或腿直臀先露。胎儿双髋关节屈曲，双膝关节伸直，以胎臀为先露。

② 完全臀先露或混合臀先露。胎儿双髋关节及双膝关节均屈曲，以胎臀和双足为露，较多见。

③ 不完全臀先露。以一足或双足，一膝或双膝或一足一膝为先露，较少见。

例83　简述肩难产的处理措施。

【参考答案】

① 屈大腿法。让产妇双腿向上尽可能屈曲紧贴腹部，双手抱膝，减小骨盆倾斜度，使前肩自然松解适当用力向下牵拉胎头，前肩即娩出。

② 压前肩法。在产妇耻骨联合上方向胎儿前肩加压，有助于嵌顿的前肩娩出。

③ 旋肩法。助产者以示、中两指伸入阴道紧贴胎儿后肩，并将后肩向侧上旋转，助手协助将胎头同向旋转，当后肩逐渐旋转至前肩位置时娩出。

④ 先牵出后臂娩出后肩法。助产者的手顺骶骨进入阴道握住胎儿后上肢及手臂，沿胎儿胸面部滑出阴道而娩出胎儿后肩及后上肢，后肩娩出后，将胎肩旋转至骨盆斜径上，再牵拉胎头使前肩入盆后即可娩出。

以上方法无效时，剪断胎儿锁骨，娩出后缝合软组织，锁骨便能自行愈合。

例84　简述抬头吸引术的适应证。

【参考答案】

① 宫缩乏力，第二产程延长。

② 母婴合并症需缩短第二产程者，如妊娠高血压综合征、心脏病、胎儿窘迫、子宫瘢痕等。

③ 持续性枕横位或枕后位需协助胎头娩出者或需行产钳助产，在产钳术前协助胎头旋转至枕前位者。

例85 何谓会阴切开术？

【参考答案】

会阴切开术是主要用于胎儿经阴道分娩时，切开会阴，减少会阴阻力以防止会阴严重裂伤，有利于胎儿晚出的手术，临床常用会阴侧斜切及正中切开两种方法。

例86 简述会阴切开术的适应证。

【参考答案】

① 分娩时可能引起会阴严重裂伤者，如会阴过紧，会阴体长、胎儿过大等。

② 初产妇需阴道助产者，如产钳术、胎头吸引术、臀位牵引术。

③ 第二产程延长或为缩短第二产程，如有高血压综合征，孕妇合并心脏病、胎儿窘迫等情况。

④ 预防早产儿颅内出血。

例87 简述胎膜早破对母儿的影响。

【参考答案】

① 对母体影响。若破膜超过24小时以上，感染率增加5～10倍。若突然破膜有时可引起胎盘早剥。羊膜腔感染易发生产后出血。有时常合并胎位异常与头盆不称。

② 对胎儿影响。胎膜早破时常诱发早产，早产儿易发生呼吸窘迫综合征。出生后易发生新生儿吸入性肺炎。脐带脱垂、胎儿宫内窘迫、胎儿及新生儿颅内出血及感染，严重者可导败血症危及胎儿和新生儿生命。

例88 简述胎膜破裂时的有哪些注意事项。

【参考答案】

① 立即听胎心，观察羊水性状、颜色、流出量，并记录破膜时间。

② 若先露羊水黄绿色，表示胎儿窘迫，并给予紧急处理。

③ 若胎头浮未入盆，需卧床防止脐带脱垂。

④ 若破膜时间超过24小时尚未分娩者，酌情给予抗生素，预防感染。

例89 简述胎儿窘迫的病因。

【参考答案】

① 母体因素。母体血液含氧量不足是重要原因，轻度缺氧时母体多无明显症状，但对胎儿有影响。有微小动脉供血不足。

② 胎儿因素。胎儿心血管系统功能障碍，如严重的先天性心血管病造成的颅内出血、母儿血型不合、胎儿畸形等。

③ 脐带、胎盘因素。如脐带缠绕、过短、打结、扭转等血运受阻；胎盘功能低下、过期妊娠、胎盘发育障碍、胎盘形状异常和胎盘感染等。

例90 简述急性胎儿窘迫的处理措施。

【参考答案】

① 一般处理。左侧卧位，面罩高浓度间断吸氧。

② 病因治疗。针对病因治疗，如缩宫素使用不当应停用缩宫素，必要时给予缩宫素抑制剂，若仰卧位低血压综合征者，应立即指导患者取左侧卧位。

③ 早纠正酸中毒。

④ 尽快终止妊娠。

例91 简述子宫破裂的定义和分类。

【参考答案】

① 定义。是指妊娠晚期或分娩期子宫体部或子宫下段发生破裂。

② 分类。按破裂原因分自然破裂与创伤性破裂；按破裂部位分子宫体破裂与子宫下段破裂；按发生时间分妊娠期破裂与分娩期破裂；按破裂程度分完全破裂与不完全破裂。

例92　简述滴虫阴道炎的临床表现。

【参考答案】

① 尿道分泌物增多，外阴瘙痒，外阴灼热有性交痛。

② 分泌物稀薄脓性、泡沫状，有臭味。

③ 有尿频、尿急、尿痛，甚至血尿。

④ 可能引起不孕。

例93　简述子宫脱垂的临床分度。

【参考答案】

① Ⅰ度。a. 轻型。宫颈外口距处女膜缘小于4cm，但未达处女膜缘。b. 重型。宫颈外口已达处女缘，但未超出该缘，于阴道口见到宫颈。

② Ⅱ度。a. 轻型。宫颈已脱至阴道口外，但宫体仍在阴道内。b. 重型。宫颈及部分宫体体已至阴道口外。

③ Ⅲ度。宫颈及宫体全部脱至阴道口外。

例94　简述宫肌瘤的分类。

【参考答案】

① 肌壁间肌瘤。

② 浆膜下肌瘤。

③ 黏膜下肌瘤。

例95　子宫肌瘤的临床症状是什么？

【参考答案】

① 月经改变，出现周期缩短或延长，经量增多，不规则阴道出血。

② 盆腔包块，形态不规则。

③ 有压迫症状。

④ 下腹疼痛或腰背酸痛。

⑤ 阴道分泌物增多。

⑥ 不孕或流产。

⑦ 出现贫血，严重时出现全身乏力，面色苍白，气促。

例96　简述宫颈癌的临床表现。

【参考答案】

① 早期无症状或少量接触性出血。

② 阴道流血。

③ 阴道排液量增多，白色或者血性，有腥臭。

④ 晚期癌症症状尿频尿急、肛门坠胀感、大便秘结，后期患者表现消瘦、发热、全身衰竭。

例97　简述葡萄胎的定义及分类。

【参考答案】

① 定义。是妊娠后胎盘绒毛滋养细胞增生，间质水肿，终末绒毛变成大小不等的水疱，水疱之间有细蒂连成串，形如葡萄。

② 分类。完全性葡萄胎、部分性葡萄胎。

例98　简述功能失调性子宫出血的定义。

【参考答案】

是由于调节生殖的神经分泌机制失常引起的异常子宫出血，而全身检查及生殖器官检查均未发现明显的器质性疾病。

例99 简述乳汁的特点。

【参考答案】

① 初乳。淡黄色，质稠，有较多蛋白质及矿物质和多种抗体。

② 过渡乳。蛋白质含量逐渐减少，脂肪和乳糖含量逐渐增加。

③ 成熟乳。产后14天所分泌的乳汁呈白色。

例100 简述儿童各年龄阶段是如何划分的。

【参考答案】

① 胎儿期。从受孕到分娩共280天。

② 新生儿期。从出生到28天。

③ 婴儿期。生后28天到1岁。

④ 幼儿期。1—3岁。

⑤ 学龄前期。3—7岁。

⑥ 学龄期。7—14岁。

第四节 药剂专业面试题60题

一、西药部分

例1 处方的概念以及原则是什么？

【参考答案】

处方是指由注册的执业医师或者执业助理医师在诊疗过程中为患者开具的、由取得药学专业技术职务资格的药学专业技术人员审核、调配、核对，并作为患者的用药凭证的医疗文书。

处方的原则为安全、有效、经济。

例2 处方调剂的"四查十对"是什么？

【参考答案】

查处方，对科别、姓名、年龄；查药品，对药名、剂型、规格、数量；查配伍禁忌，对药品性状、用法用量；查用药合理，对临床诊断。

例3 各类处方的保存期限是多长时间？

【参考答案】

① 普通处方、急诊处方、儿科处方保存期限为一年。

② 医疗用毒性药品、第二类精神药品处方保存期限为两年。

③ 麻醉药品和第一类精神药品处方保存期限为三年。

例4 医院麻醉药品的管理的"五专"都包括哪些？

【参考答案】

医院麻醉药品"五专"管理是指专人负责、专柜加锁、专用账册、专用处方、专册登记。

例5 抗心律失常类药物分为哪几类？每类举出一种代表药物。

【参考答案】

① 第Ⅰ类抗心律失常药物。钠通道阻滞药：分ⅠA、ⅠB及ⅠC等三个亚类。ⅠA类：奎尼丁；ⅠB类：利多卡因；ⅠC类：氟卡尼；

② 第Ⅱ类抗心律失常药。β-受体阻药：普萘洛尔。

③ 第Ⅲ类抗心律失常药。延长动作电位时间（APD）药物：胺碘酮。

④ 第Ⅳ类抗心律失常药。为钙拮抗药：维拉帕米。

⑤ 其他类。腺苷。

例6　简述头孢菌素类的抗菌活性及临床应用，各类试举一例。

【参考答案】

头孢菌素类具有抗菌谱广、杀菌能力强、过敏反应较青霉素类少见等优点。该类药可破坏细菌细胞壁，并在繁殖期杀菌。

按抗菌作用的特点，一般将该类药分为以下四代。

① 第一代头孢菌素如头孢噻吩。对革兰阳性菌作用很强，对革兰阴性菌作用很弱，对β-内酰胺酶不稳定，有较强的肾毒性。

② 第二代头孢菌素类如头孢呋辛。对革兰阳性菌作用不如第一代头孢菌素，对革兰阴性菌作用强于第一代，对β-内酰胺酶较稳定，肾毒性较第一代小。

③ 第三代头孢菌素如头孢克肟。对革兰阳性菌作用较弱，对革兰阴性菌作用很强且具有抗铜绿假单胞菌的作用，对β-内酰胺酶高度稳定，基本没有肾毒性。

④ 第四代头孢菌素类如头孢吡肟。对革兰阳性及阴性菌作用都很强，但是对耐甲氧西林的金黄色葡萄球菌无效，对β-内酰胺酶稳定，没有肾毒性。

例7　简述阿司匹林的药理作用、临床用途和不良反应。

【参考答案】

① 本品属于非甾体抗炎药，药理作用为：镇痛，抗炎，解热，抗风湿，抑制血小板聚集作用。

② 临床用途。适用于感冒发热、肌肉痛等引起的轻、中度疼痛；用于治疗风湿性关节炎，是急性风湿热的诊断依据；治疗缺血性心脏病、心肌梗死和预防栓塞；其他：长期服用预防结肠癌和阿尔茨海默病等。

③ 不良反应。胃肠道反应；凝血障碍；水杨酸反应；过敏反应；阿司匹林哮喘；瑞夷综合征。

例8　简述治疗慢性心功能不全的药物并列举代表药物。

【参考答案】

① 肾素-血管紧张素-醛固酮系统抑制药。血管紧张素Ⅰ转化酶抑制药：卡托普利；血管紧张素Ⅱ受体拮抗药：氯沙坦。醛固酮拮抗药：螺内酯。

② 利尿药。氢氯噻嗪、呋塞米。

③ β-受体阻断药。美托洛尔。

④ 强心苷类。地高辛。

⑤ 扩血管药。硝普钠、肼屈嗪。

⑥ 非强心苷类正性肌力药。米力农。

例9　简述肾上腺皮质激素的药理作用及临床用途。

【参考答案】

① 药理作用。抗炎作用；免疫抑制作用；抗休克作用；允许作用；对血液与造血系统的作用；提高中枢神经系统的兴奋性；其他：对骨骼和骨骼肌的作用，促进胃酸和胃蛋白酶的分泌，抑制松果体褪黑激素的分泌等。

② 临床用途。替代疗法；急性严重感染；自身免疫性疾病和过敏性疾病；解除炎症症状及抑制瘢痕的形成；血液病：用于粒细胞减少症等；皮肤病；眼部疾病；脑水肿；急性脊髓损伤。

例10　为什么青霉素G不能口服？为什么其钠盐或钾盐必须做成粉针剂？

【参考答案】

由于青霉素在酸性条件下不稳定，易发生重排而失活，因此不能口服。

通常将其做成钠盐或者钾盐注射使用，但其钠盐或者钾盐的水溶液碱性较强，β-内酰胺环会发生开环生成青霉酸，失去抗菌活性。因此，必须把青霉素的钠盐或者钾盐制成粉针剂使用。

例11　试说明顺铂的注射液中加入氯化钠的作用。

【参考答案】

顺铂为金属配合物抗肿瘤药物，顺式有效，反式无效，通常以静脉注射给药。其水溶液不稳定，能逐渐水解转化成反式，生成水合物，能进一步水解成无抗肿瘤活性且有剧毒的低聚物，而低聚物在0.9%氯化钠溶液中不稳定，可以迅速完全转化为顺铂，因此在顺铂的注射剂中加入氯化钠，临床上不会导致中毒危险。

例12　为什么临床上使用的布洛芬为消旋体？

【参考答案】

布洛芬的$S(+)$体为活性体，但是在实验中发现，$R(-)$构型在体内可经代谢转化为$S(+)$构型，使用消旋体的效果与使用活性体的效果相当，所以布洛芬使用的为消旋体。

例13　试述将阿司匹林制成钙盐能否降低其胃肠道的副作用。

【参考答案】

阿司匹林的作用靶点是环氧合酶，其钙盐不改变其作用靶点，只能改变其溶解度，而胃肠道副作用产生的机制是抑制胃壁的前列腺素合成，故其钙盐不能降低该药物的胃肠道副作用。

例14　药物中杂质的来源途径有哪些？杂质包括哪些种类？

【参考答案】

药物中的杂质主要来源有两个：一是有生产过程中引入，在合成和半合成的原料药及其制剂生产过程中，原料或辅料及试剂不纯活未反应、反应的中间体与反应副产物在精制时未能完全除去而引入的杂质；二是在贮藏过程中受外界条件的影响，引起药物理化性质发生变化而产生。杂质的分类如下。

① 按其来源分为一般杂质和特殊杂质。

② 按其毒性分为毒性杂质和信号杂质。

③ 按其化学类别和特性分为无机杂质、有机杂质、残留杂质。

例15　砷盐检查的方法有哪些？

【参考答案】

① 古蔡氏法。

② 二乙基二硫代氨基甲酸银法。

③ 白田道夫法。

④ 次磷酸法。

例16　简述阿司匹林片两步滴定法的原理。

【参考答案】

两步滴定法系指测定过程分为两步进行：第一步中和制剂中的酸性水解产物和酸性稳定剂（同时中和阿司匹林中的羧基）；第二步水解与滴定，即水解后剩余量滴定法。

例17　苯乙胺类药物的鉴别试验主要有哪些？

【参考答案】

① 三氯化铁显色反应。

② 甲醛−硫酸反应。

③ 氧化反应。

④ 双缩脲反应。

例18　采用永停滴定法测定磺胺类药物含量的时候，为什么要在强酸中进行？

【参考答案】

因为胺类药物的盐酸盐溶解度较大，在盐酸的强酸性介质中，能加速重氮化反应的速度，增加产物的稳定性，并防止副产物的产生。

例19 亚硝酸钠滴定法测定芳胺类药物的原理是什么？测定中应注意哪些反应条件？

【参考答案】

测定的基本原理是芳伯氨基或水解后生成芳伯氨基的药物在酸性溶液中与亚硝酸钠定量发生重氮化反应，生成重氮盐，可用永停滴定法指示终点。

测定中应注意以下反应条件。加入适量溴化钾加快反应速度；加过量的盐酸加速反应；反应温度，一般在低温下进行；滴定速度，重氮化反应的速度相对较慢，故滴定速度不宜太快。

例20 重金属检查是以何种金属的限度表示？原因是什么？《中华人民共和国药典》（ChP）2015收载了哪几种检查方法？分别适用于哪些药物的重金属检查？

【参考答案】

重金属检查以铅的限量表示重金属的限量，因为在药品生产遇到铅的机会很多，且铅易急性中毒，故作为重金属的代表。

ChP中规定了三种金属检查的方法：硫代乙酰胺法，适用于溶于水、稀酸和乙醇的药物；炽灼后的硫代乙酰胺法，适用于含芳环、杂环以及难溶于稀酸、水、稀碱的有机药物；硫化钠法，适用于溶于碱性水溶液而难溶于稀酸或稀酸中即生成沉淀的药物，如磺胺类药等。

例21 药用规格与化学试剂规格有何不同？

【参考答案】

化学试剂不考虑杂质的生理作用，其杂质只是从可能引起的化学变化对使用的影响来限定的，对试剂的使用范围和使用目的加以规定，它不考虑杂质对生物体的生理作用及副作用；而药物纯度主要从用药安全、有效和对药物稳定性等方面考虑。化学试剂是不能代替药品来使用的。

例22 试述优良乳化剂应具备的性质。

【参考答案】

① 有较强的表面活性。

② 能迅速吸附在分散相液滴周围，形成能阻止液滴合并的界面膜。

③ 能在液滴表面形成电屏障，以保障液滴质检具有足够的静电斥力。

④ 能增加乳剂的黏度，以增加其稳定性。

⑤ 较低浓度就能发挥乳化作用。

例23 简述微粒分散体系的主要物理化学性质有哪些。

【参考答案】

微粒分散体系的主要物理化学性质包括动力学性质、光学性质和电学性质。动力学性质包括布朗运动、扩散和渗透压、沉降和沉降平衡；光学性质主要有丁达尔现象；电学性质包括电泳、双电层结构等。

例24 增加药物溶解度的方法主要有哪些？

【参考答案】

① 将弱酸性或弱碱性药物制成可溶性的盐。

② 加入增溶剂。

③ 加入助溶剂。

④ 选用潜溶剂。

例25 安瓿按照玻璃化学组成分为哪几类？各自适用性如何？

【参考答案】

安瓿的玻璃组成有：低硼硅酸盐玻璃（中性硬质玻璃）、含钡玻璃与含锆玻璃。

适用范围是：中性硬质玻璃适用于弱酸性与中性药液；含钡玻璃适用于碱性较强的药液；含锆玻璃适用于具有腐蚀性的药液。

例26　注射剂的一般质量检查要求有哪些？

【参考答案】

① 澄明度。

② 无菌。

③ 无热原。

④ 安全性。不能引起组织的刺激性及毒性反应。

⑤ 渗透压。

⑥ pH值控制在4 ~ 9范围之内。

⑦ 稳定性。

⑧ 降压物质。

例27　片剂压片中常见的问题有哪些？

【参考答案】

① 裂片和顶裂。

② 松片。

③ 黏冲。

④ 偏重差异超限。

例28　胶囊剂有哪些特点？哪些药物不宜制成胶囊剂？并说明理由。

【参考答案】

　　胶囊剂具有以下特点：能掩盖药物的不良臭味，提高药物的稳定性；药物在体内起效较快，生物利用度高于丸剂、片剂等；使液体药物固体化；可以延缓药物的释放及定位释药。

　　由于胶囊壳的主要材料是水溶性明胶，因此，以下药物不能制成胶囊剂：药物的水溶液或者稀乙醇溶液（使囊壁融化）；易风干的药物（使囊壁软化）；易潮解的药物（使囊壁脆裂）；易溶的刺激性药物（增强局部刺激）；易溶的刺激性药物（增强局部刺激）。

例29　简述包合物有哪些特点。

【参考答案】

① 增加药物的生物利用度。

② 提高药物的稳定性。

③ 调节释药速率。

④ 掩盖不良气味。

⑤ 降低刺激性。

⑥ 使液态药物粉末化。

例30　氨基糖苷类抗生素具有哪些不良反应？

【参考答案】

① 损害第八对脑神经。引起前庭功能障碍和耳蜗神经损害。

② 肾脏损害。损害肾小管上皮细胞，出现蛋白尿。

③ 变态反应。可见药物热、皮疹等过敏反应，偶见过敏性休克，仅次于青霉素类。

④ 神经肌肉阻滞。可出现四肢无力甚至呼吸抑制。

二、中药部分

例31　如何从形状上区分山参与园参？

【参考答案】

① 山参根茎细长，常弯曲，下部光滑，习称"圆芦"，中部芦碗较密，上部芦碗较稀，不定根一般粗短，两端尖细，形如枣核；园参芦头粗短，多不弯曲，芦碗稀疏排列于整个芦头上；下部无圆芦，不定根细长，不呈枣核状。

② 山参主根粗短，人字形或圆柱形，表面环纹细而深，螺旋状，皮老，黄褐色；园参主根长且直，呈圆柱形，环纹粗而浅，断续稀疏，皮嫩，白色。

③ 山参侧根2~3条，较长，互相分开，角度大；园参2~3条或更多，较短的互分叉，角度小。

④ 山参须根稀疏而细长有韧性，上有明显的疣状突起（珍珠疙瘩）。

例32　试述三七的性状鉴别特征。

【参考答案】

① 主根呈类圆锥形或圆柱形，顶端有茎痕，周围有瘤状突起。

② 表面灰褐色或灰黄色，有断续的纵皱纹、支根痕及少数皮孔。

③ 体重，质坚实，击碎后皮部与木部常分离，断面灰绿色、黄绿色或灰白色，皮部散有棕色树脂道小点，木部呈放射状排列。

④ 气微，味苦回甜。

例33　地黄的商品有哪几种？各有何重要的性状特征？

【参考答案】

地黄的商品有鲜地黄、生地黄、熟地黄三种，其性状特征分别如下。

① 鲜地黄。呈纺锤形或条状，表面浅红黄色，外皮薄，具弯曲的皱纹、芽痕、横长皮孔及不规则疤痕，肉质，易折断，断面皮部淡黄白色，可见橘红色油点，木部黄白色，有放射状纹理，气微，味微甜，味苦。

② 生地黄。呈不规则团块状或长圆形，中间膨大，两端稍细，稍扁而扭曲，表面灰黑色或灰棕色，极皱缩，具不规则横曲纹，体重，质较软而韧，不易折断，断面棕黑色或乌黑色，有光泽，具黏性，无臭，味微甜。

③ 熟地黄。呈不规则的块状，大小、厚薄不一，表面乌黑色，皱缩，有光泽，黏性大，质柔软而带黏性，不易折断，断面乌黑色，有光泽，气微，味甜。

例34　请问什么是道地药材？你知道的山东的道地药材有哪些？

【参考答案】

道地药材是指具有特定的种质、产区、生产技术和加工方法所生产的优质中药材，如广东的石牌的广藿香、四川石柱的黄连等。

山东的道地药材有金银花、大枣、全蝎、瓜蒌、蟾酥、阿胶、山楂等。

例35　请你分别解释一下什么叫菊花心、车轮纹、朱砂点、金井玉栏、云锦花纹？

【参考答案】

① 菊花心系指双子叶植物根横断面的次生构造形成的放射状结构，状似开放的菊花，如甘草。

② 车轮纹系指维管束与较宽且平直的射线所形成的稀疏整齐的放射状纹理，状如木制的车轮，如防己。

③ 朱砂点系指某些药材断面的黄棕色或红棕色的油细胞或油室，色如朱砂，如苍术。

④ 金井玉栏系指某些药材横切面上，皮部白色或黄白色，木部淡黄色或黄色，状如金玉相映，如黄芪。

⑤ 云锦花纹系指何首乌断面木栓层内方和韧皮部外侧组织中，多个类圆形的异形维管束组成的云朵状花纹，简称"云纹"。

例36　麝香、天然牛黄、熊胆常用的经验鉴别方法是什么？

【参考答案】

① 麝香。水试法：取麝香仁少量，置手掌中，加水湿润，手搓成团，轻揉即散，不应沾手、染手、顶指或结块；火试法：取麝香仁少量，置坩埚中灼烧，初则崩裂，随即融化膨胀起泡似珠，香气浓烈四溢，应无毛、肉焦臭，无火焰及火星出现，灰化后残渣呈白色或灰

白色；槽针抽查法：用特制的槽针从囊孔插入，转动槽针，撮取麝香仁，立即检视，槽内的麝香仁应有逐渐膨胀高出槽面的现象，习称"冒槽"。

② 天然牛黄。挂甲法：取本品粉末少量，加清水调和，涂于指甲上，能将指甲染成黄色；针刺法：将烧红的针刺入牛黄中，牛黄分裂，裂片呈层状，质细密酥脆，内心有白点，气清香；水试法：取本品少许投入清水中，吸水变湿而不变形，将其煮沸后静置，则全部融化，水呈黄棕色，混浊，无沉淀和杂物。

③ 熊胆。口试法：苦味回甜，有钻舌感；水试法：取胆仁粉末少许，投入盛水杯中，即在水面旋转呈现黄线下沉而不扩散；火试法：以火烧之，起泡而无腥气。

例37 请你说出冬虫夏草的别名、来源及性状分别是什么。

【参考答案】

① 别名。冬虫草，虫草。

② 来源。麦角菌科真菌冬虫夏草菌寄生在鳞翅目蝙蝠蛾科昆虫蝙蝠蛾幼虫上的子座和幼虫尸体上的复合体。

③ 性状。虫体似蚕；表面土黄至黄棕色，偶称褐色，有环纹20～30条，腹部有足八对，近头部三对，中部四对，近尾部1对，以中部四对最明显；头部黄红色，尾如蚕尾；质脆，易折断，断面略平坦，白色略发黄；子座深棕色至棕褐色，细长圆柱形，一般比虫体长，表面有细小纵向皱纹，顶部稍膨大；质柔韧，折断面纤维状，黄白色；气微腥，味淡。

例38 中药炮制的目的是什么？请你说出5点。

【参考答案】

① 保证药用剂量的准确和临床疗效，并利于贮藏和进一步炮制。

② 利于调剂和制剂，中药材只有经过炮制，才能进行调剂和制剂。

③ 增强药物的作用部位，或改变药物的作用趋向。

④ 改变或缓和药物的性能。

⑤ 降低或消除药物的毒性或副作用。

例39 试述大黄的炮制方法、炮制作用。

【参考答案】

① 炮制方法。

● 大黄。净制，淋润，切厚片，低温干燥。

● 酒大黄。加酒拌匀润透，文火炒干。

● 熟大黄。清蒸法——大黄→蒸制容器→蒸至内外黑色→取出干燥，或酒蒸法——大黄＋酒焖1～2h→蒸制容器蒸24～32h，余同上法。

● 大黄炭。武火炒至外表焦黑色。

● 醋大黄。加醋拌匀润透，文火炒干。

● 清宁片。大黄加水煮烂加30%黄酒拌成→泥状，取出，晒干，粉碎过100目筛，取细粉加75%黄酒、40%炼蜜混合成团→蒸笼→蒸透→取出，搓成条状，干燥，切片。

② 炮制作用。

● 生大黄。苦寒沉降，气味重浊，走而不守，直达下焦泻下，作用峻烈，主攻积导滞，泻火解毒。

● 酒大黄。泻下作用稍缓，减轻腹痛，增强上焦湿热。

● 熟大黄。泻下作用缓和，减轻腹痛，增强活血祛瘀作用。

● 大黄炭。泻下作用极微，有止血作用。

● 醋大黄。泻下作用稍缓，主消积化瘀。

● 清宁片。泻下作用缓和，具缓泻逐瘀之功。

例40 药材软化的方法有哪些？各适应哪些药物？

【参考答案】

① 淋法（喷淋）法。适用于气味芳香、质地疏松的全草类、叶类、果皮类及有效成分易流失的药物，如薄荷、陈皮、枇杷叶、麻黄等。

② 淘洗（抢水洗）法。适用于质地疏软、吸水性强及有效成分易溶于水的药物，如防风、五加皮、陈皮、黄柏、甘草等。

③ 泡法（浸泡法）。适用于质地坚硬、水分难于渗入的药材，如乌药、三棱、莪术、泽泻等。

④ 漂法。适用于毒性药材、盐腌制品及腥臭异常的药物，如川乌、草乌、半夏、肉苁蓉、昆布、紫河车、五谷虫。

⑤ 润法。可进一步分为以下几种方法：浸润：药物用水或其他溶液浸润后，至内外软硬度一致，切片，如郁金、枳实；伏润（闷润）：经水洗、泡或以其他溶液处理后的药材，在基本密闭条件下闷润，使之软化，如郁金、川芎、白术、山药等；露润（吸湿回润法）：将药材摊于湿润而垫有篾席上，使之自然吸潮软化，如当归、牛膝、玄参、生地黄等。

例41 中药常用炮制辅料有哪些？其主要作用是什么？

【参考答案】

① 液体辅料。

● 酒。活血通络、祛风散寒、行药势、矫味矫臭。

● 醋。引药入肝、理气止血、行水消肿、解毒散瘀、矫味矫臭。

● 蜂蜜。增强疗效、缓和药性、解毒、矫味矫臭。

● 食盐水。引药入肾、增强疗效、缓和药性。

● 生姜水。降低毒性、缓和寒性、增强疗效等。

● 甘草水。缓和药性、降低毒性。

● 黑豆汁。增效解毒。

● 米泔水。清热凉血、利尿和中、吸附油脂等。

● 胆汁。降低毒性、缓和燥性、增强疗效等。

● 食用油脂。酥脆体质、降低毒性，用于制备油炒，提高润滑性。

② 固体辅料。

● 麦麸。增效、缓和燥性、消除腥臭气味、附加判断指征。

● 灶心土。增效、降低刺激性、吸附、中间传热体等。

● 河沙。作中间传热体使药物受热均匀。

● 蛤粉。作中间传热体使药受热均匀、增效、吸附等。

● 白矾。降低毒性、防腐烂、增强疗效等。

● 稻米。增效降毒、吸附。

● 豆腐。降毒、吸附、去除污垢。

例42 试述炮制对药物性能的影响，并举例说明。

【参考答案】

① 炮制对药物四气五味的影响。a. 纠正偏性。常称"反制"，如以热制寒或以寒制热，酒炙麻黄缓和苦寒泻下作用。b. 增强性味。常称"从制"，如以寒制寒或以热制热，羊脂油制淫羊藿增强温肾补阳作用。c. 改变药性。生地制成熟地，性味由甘、微苦寒变甘温，功效由清热凉血变滋阴补血。

② 炮制对药物升降浮沉的影响。《本草纲目》中写道"升者引之以咸寒，则沉而直达下焦；沉者引之以酒，则浮而上至巅顶。"如酒炙黄芩可上行清头目之火；莱菔子生用主升，涌吐风痰，炒后主降，降气化痰，消食除胀。

③ 炮制对归经的影响。引药入经：醋制入肝经、蜜制入脾经、盐制入肾经，如知母入肺胃肾经，清肺、凉胃、泻肾火，盐制后入肾经，主滋阴降火。

④ 炮制对毒性的影响。"毒药"早期古代医药文献是指药物的总称，"毒"指药物偏性。后世的"毒"一般指药物的毒性和副作用。炮制降毒或消除副作用是中医用药的手段，如姜矾制天南星、白附子，醋制甘遂，巴豆制霜，甘草制远志等。

⑤ 炮制对药物补泻的影响。补泻是药物扶正、驱邪功能的概括，不少药物同时具有这两方面的功能。

例43　黄芩的炮制方法是什么？其遇冷水变绿的原因是什么？

【参考答案】

黄芩的炮制方法有：a. 黄芩。净制，置蒸制容器蒸30min，或于沸水中煮10min取出，闷软、切片、干燥。b. 酒黄芩。加酒拌匀润透，文火炒干。c. 黄芩炭。武火炒至外表焦黑色，内部深黄色。

遇冷水变绿的原因：黄芩主要成分为黄芩苷和汉黄芩苷，遇冷水时，会使共存酶激活，导致黄芩苷和汉黄芩苷酶解，产生黄芩苷元和汉黄芩苷元，而黄芩苷元是一种邻位三羟基黄酮，极易被氧化而变成绿色，降低药效。

例44　何谓发酵法、发芽法？其制备条件有哪些？各有何质量要求？

【参考答案】

① 发酵法。在一定的湿温度条件下，由于霉菌和酶的催化分解作用，药物发泡、生衣的方法。

制备条件如下。菌种：多为空气中的微生物发酵。营养物质：水、糖、脂肪、蛋白质等。温度：一般为30～37℃。相对湿度：一般为70%～80%。其他：pH值为4～7.6，含充足O_2或CO_2。

质量要求：气味芳香无霉味、酸败味；曲块表面霉衣黄白色，内部有斑点。

② 发芽法。新鲜成熟的果实或种子，在一定湿温度条件下，促使萌发幼芽的方法。

制备条件及要求如下。成熟饱满的种子或果实；保持湿润，浸渍度含水量为42%～45%；保温18～25℃；适当避光；充足的O_2；幼芽长度0.5～1cm；要求发芽率＞85%。

例45　简述水提醇沉法的操作要点。

【参考答案】

① 浓缩。最好采用减压低温。

② 加醇的方式。分次醇沉或以梯度递增式逐步提高乙醇浓度，且应慢加快搅。

③ 冷藏与处理。加乙醇时药液温度不能太高，含醇药液应慢慢降至室温，静置冷藏后，先虹吸上清液，下层稠液再慢慢抽滤。

例46　简述注射剂的特点。

【参考答案】

① 优点。药效迅速，作用可靠；适用于不宜口服给药的药物；适用于不能口服给药的患者；可使药物发挥定位定向的局部作用。

② 缺点。质量要求高，制备过程需要特定的条件与设备，生产费用较大，价格较高；使用不便，注射时疼痛；一旦注入机体，其对机体的作用难以逆转，若使用不当易发生危险。

例47　请对下列徐长卿软膏进行处方分析，分别指出处方中每味药物在此制剂中的作用。

【参考答案】

【处方】　丹皮酚1g，硬脂酸15g，三乙醇胺2g，甘油4g，羊毛脂2g，液状石蜡25ml，蒸

馏水 50ml

【功能与主治】 抗菌消炎，用于湿疹、荨麻疹、神经性皮炎等。

① 丹皮酚为主药。

② 硬脂酸、羊毛脂、液状石蜡为油相（O相）。

③ 三乙醇胺、甘油、蒸馏水：水相（W相），其中，甘油又起到保湿的作用。

④ 硬脂酸与三乙醇胺反应生产的硬脂酸铵皂，为乳化剂。

例48　简述热原的含义及其基本性质。

【参考答案】

热原指能引起恒温动物体温异常升高的致热物质。

其基本性质为：水溶性；耐热性；滤过性；不挥发性；其他性质，如被强酸、强碱、强氧化剂氧化等。

例49　简述增溶和助溶的区别。

【参考答案】

增溶和助溶在定义上和机理上均有区别。

① 定义上。增溶：药物在水中因加入表面活性剂而溶解度增加的现象称为增溶；助溶：一些难溶于水的药物由于加入第二种物质而增加其在水中的溶解度的现象，称为助溶，其中第二种物质称为助溶剂。

② 机理上。增溶原理：被增溶的物质以不同方式与胶束相结合；助溶机理：助溶剂与难溶性药物形成可溶性络合物、有机分子复合物或通过复分解反应形成可溶性盐类，而起到增加溶解度的作用。

例50　简述在片剂制备过程中，压片前常需要先制成颗粒的目的。

【参考答案】

① 增加物料的流动性。

② 减少细粉吸附和容存的空气以减少药片的松裂。

③ 避免粉末分层。

④ 避免细粉飞扬。

例51　简述辛、甘、酸、苦、咸、淡、涩味药的作用及主治病证。

【参考答案】

① 辛。有发散、行气、行血的作用，多用于治疗表证、气血阻滞的病证。

② 甘。有补益、和中、缓急止痛和调和药性的作用，多用于治疗虚证、身体诸痛及调和药性、中毒解救等。

③ 酸。有收敛、固涩的作用，多用于治疗滑脱病证。

④ 苦。有清泄火热、泄降气逆、通泄大便、燥湿、坚阴等作用，多用于治疗火热证、喘咳、呕恶、便秘、湿证、阴虚火旺等。

⑤ 咸。有软坚散结、泻下通便的作用，多用于治疗瘰疬、痰核、癥瘕痞块及大便燥结等。

⑥ 淡。有渗湿、利尿作用，多用于治疗水肿、小便不利等证。

⑦ 涩。与酸味作用相似，多用于治疗虚汗、泄泻、遗尿、滑精等滑脱证。

例52　何谓"十八反""十九畏"？

【参考答案】

"十八反"：即甘草反甘遂、大戟、芫花、海藻；乌头反半夏、瓜蒌、贝母、白蔹、白及；藜芦反人参、沙参、玄参、丹参、苦参、细辛、芍药。

"十九畏"：即硫黄畏朴硝，水银畏砒霜，狼毒畏密陀僧，巴豆畏牵牛，丁香畏郁金，川乌、草乌畏犀角，牙硝畏三棱，官桂畏赤石脂，人参畏五灵脂。

例53 葛根、柴胡、升麻的功效与应用有何共性和个性？

【参考答案】

① 相同点。三者均能发散、升阳，用于治外感表证及清阳不升的病证。葛根与升麻又均能透疹，常用治麻疹初起、透发不畅；柴胡与升麻又均能升阳举陷，用治气虚下陷，脏器脱垂。

② 不同点。葛根善于发表解肌，为治外感表证兼项背强痛之要药；兼生津止渴，用治热病津伤口渴、阴虚消渴。柴胡善于疏散少阳之邪、退热，为治少阳证寒热往来之要药；兼疏肝解郁，用治肝郁气滞，胸胁胀痛，月经不调。升麻善于清热解毒，常用于齿痛口疮、咽喉肿痛、丹毒痄腮等多种热毒证。

例54 在临床使用泻下药时应注意什么？

【参考答案】

① 使用泻下药中的攻下药、峻下逐水药时，因其作用峻猛，或具有毒性，易伤正气及脾胃，故年老体弱、脾胃虚弱者慎用，妇女胎前产后及月经期应慎用或忌用。

② 作用较强的泻下药，奏效即止，切勿过剂，以免损伤正气。

③ 应用作用峻猛有毒性的泻下药，一定要严格炮制，控制用量，确保用药安全。

例55 祛风湿药分为几类？各类药物的药性、功效、主治病证是什么？

【参考答案】

根据祛风湿药各药的不同特点分为祛风湿散寒药、祛风湿清热药、祛风湿强筋骨药3类。

① 祛风湿散寒药性味多为辛苦温，入肝脾肾经，有较好的祛风、除湿、散寒、通经活络等作用，尤以止痛为其特点，主要适用于风寒湿痹，肢体关节疼痛，筋脉拘挛等。

② 祛风湿清热药性味多为辛苦寒，入肝脾肾经，具有良好的祛风除湿、通络止痛、清热消肿之功，主要用于风湿热痹，关节红肿热痛等。

③ 祛风湿强筋骨药主入肝肾经，除祛风湿外，兼有一定补肝肾、强筋骨的作用，主要用于风湿日久，肝肾虚损，腰膝酸软、脚弱无力等。

例56 止血药可分为几类？有何功用？使用止血药应注意些什么？

【参考答案】

止血药共分以下四类。

① 凉血止血药。能凉血止血，用于血热出血证。

② 收敛止血药。能收敛止血，用于多种出血证而无外邪及血瘀表现者。

③ 化瘀止血药。既能止血，又能化瘀，用于血瘀出血。

④ 温经止血药。能温经止血，用于虚寒性出血。

使用止血药，应根据出血的原因和具体证候，从整体出发，选用相应的止血药，并配伍适当的药物，以增强疗效。凉血止血药和收敛止血药，易凉遏恋邪，有止血留瘀之弊，故出血兼有瘀滞者不宜单独使用，须酌加活血祛瘀药。若出血过多，气随血脱者，当先益气固脱，而后止血。

例57 临床用中药汤剂时，须包煎、后下、烊化、先煎、另煎、冲服的药物有哪些特点？常用药物主要有哪些？

【参考答案】

① 须包煎的药物。主要是黏性强、粉末状及带有绒毛的药物，如辛夷、车前子、海金沙、蚕沙、旋覆花、葶苈子、海蛤壳粉、五灵脂、灶心土、蒲黄、煅牡蛎、赤石脂、滑石粉等。

② 须后下的药物。主要是一些气味芳香的药物，如大部分的解表药和芳香化湿药，还有鱼腥草、青蒿、肉桂、丁香、木香、沉香等。此外，有些药物虽不是芳香药，但久煎也能

破坏其有效成分，如大黄、番泻叶、钩藤等亦属后下之列。

③ 须烊化的药物。主要是某些胶类及黏性大而易溶的药物。如阿胶、龟甲胶、鹿角胶、鸡血藤膏、饴糖、蜂蜜、鳖甲胶等。

④ 须久煎的药物。主要是有效成分难溶于水的药物，如生石膏、自然铜、磁石、牡蛎、龙骨、龙齿、石决明、珍珠母、代赭石、龟板、鳖甲等。此外，附子、川乌、草乌等副作用较强的药物，也应久煎。

⑤ 须另煎的药物。主要是某些贵重药材，如鹿茸、羚羊角、人参、西洋参等。

⑥ 须冲服的药物。主要是某些贵重药物，用量较轻，为防止散失，常需研成细末制成散剂冲服，如麝香、牛黄、羚羊角、西洋参等；某些药物为提高疗效，也常研成散剂冲服，如三七、白及、血余炭、棕榈炭等；某些药物高温容易破坏药效或有效成分难溶于水，也做散剂冲服，如雷丸、鹤草芽、朱砂等。

⑦ 须兑服的药物。一些液体药物如竹沥、姜汁、藕汁等须兑服。

例58　溶剂提取法中的主要提取方法有哪些？各有何特点？

【参考答案】

① 煎煮法。此法简便，大部分成分可被提取出来。但此法对含挥发性、加热易破坏的成分及多糖类成分含量较高的中药不宜使用。

② 浸渍法。此法不用加热，适用于遇热易破坏或挥发性成分，也适用于含淀粉或黏液质多的成分。但提取时间长，效率不高。以水为提取溶剂时，应注意防止提取液发霉变质。

③ 渗漉法。此法由于随时保持浓度差，故提取效率高于浸渍法，但所用时间较长。

④ 回流提取法。此法提取效率高于渗漉法，但受热易破坏的成分不宜用。

⑤ 连续回流提取法。是回流提取法的发展，具有溶剂消耗量小、操作不烦琐、提取效率高的特点。实验室主要装置为索氏提取器。

例59　常用溶剂的极性大小顺序是怎样的？采用溶剂提取法应如何选择提取溶剂？

【参考答案】

常用溶剂极性大小：水＞甲醇＞乙醇＞丙酮＞正丁醇＞乙酸乙酯＞乙醚＞氯仿＞苯＞四氯化碳＞正己烷≈石油醚。其中甲醇、乙醇和丙酮三种溶剂能与水互溶；正丁醇是所有与水不相溶（分层）的有机溶剂中极性最大的，常用于萃取苷类成分；氯仿是唯一比重比水重的溶剂。

例60　碱溶酸沉法提取黄酮类和香豆素类化合物的原理分别是什么？

【参考答案】

提取黄酮类的原理是：黄酮类化合物大多具有酚羟基，显酸性，可与碱性水（如碳酸钠、氢氧化钠、氢氧化钙水溶液）或碱性烯醇成盐而溶解，酸化后可游离而沉淀析出。提取香豆素类的原理是：香豆素类具有内酯环，加碱（如氢氧化钠水溶液）后开环形成盐而溶解，酸化后可重新闭环而沉淀析出。

第五节　检验专业面试题60题

例1　毛细血管采血有哪些注意事项？

【参考答案】

① 选择健康采血部位，充分按摩，使局部组织充血。

② 消毒皮肤待干后才能针刺。

③ 采血动作迅速，深约3mm，切忌用力挤压。

④ 吸血动作宜慢，血柱应连续无气泡中断。

⑤ 拭净吸管外余血，保证血量准确。

⑥ 保证吸管内血液全部排放至稀释液。

例2　阴道分泌物清洁度分几级？如何作分级判断？

【参考答案】

① Ⅰ度。大量阴道杆菌和上皮细胞，白细胞0～5/HP，杂菌无或极少，正常。

② Ⅱ度。中等量阴道杆菌和上皮细胞，白细胞10～15/HP，杂菌少量，正常。

③ Ⅲ度。少量阴道杆菌和上皮细胞，白细胞15～30/HP，杂菌较多，提示有炎症。

④ Ⅳ度。无阴道杆菌，有少量上皮细胞，白细胞>30/HP，大量杂菌，严重的阴道炎等。

例3　中性粒白细胞减少有何临床意义？

【参考答案】

① 某些感染。见于某些革兰阴性杆菌感染及病毒感染，如无并发症均可见白细胞减少。

② 某些血液病。典型的再生障碍性贫血、恶性组织病等。

③ 慢性理化损伤。放射线、放射性核素，化学药物如抗生素、解热镇痛药、抗肿瘤药等。

④ 自身免疫性疾病。如系统性红斑狼疮，由于自身免疫性抗体导致白细胞减少。

⑤ 脾功能亢进。肿大的脾脏吞噬破坏过多的白细胞以及分泌过多的脾素灭活了促进粒细胞生成的某些因子。

例4　诊断缺铁性贫血时，铁代谢检查包括哪些？

【参考答案】

血清铁降低，血清铁蛋白降低，血清总铁结合力增高，转铁蛋白饱和度降低，转铁蛋白增高，红细胞内游离原卟啉测定增高。

例5　异型淋巴细胞有几种？

【参考答案】

① Ⅰ型（空泡型）。最多见。胞体比正常淋巴细胞稍大，多为圆形、椭圆形或不规则形。核圆形、肾形或分叶状、常偏位。染色质粗糙，呈粗网状或小块状，排列不规则。胞质丰富，染深蓝色，含空泡或呈泡沫状。

② Ⅱ型（不规则型）。胞体较大，外形常不规则，可有多数足。核形状及结构与Ⅰ型基本相同，染色质较粗糙致密。胞质量丰富，染色淡蓝或灰蓝色，有透明感，边缘处着色较深蓝色，可有少数空泡。

③ Ⅲ型（幼稚型）。胞体较大，核圆形或卵圆形。染色质细致呈网状排列，可见1～2个核仁，胞质深蓝色，可有少数空泡。

例6　血沉病理性增快有何临床意义？

【参考答案】

① 各种炎症。细菌性急性炎症时，血中急性反应物质迅速增多，主要有释放增多所致。风湿热的病理改变，结缔组织性炎病症，其活动期血沉增快。慢性炎症如结核病时，纤维蛋白原及免疫球蛋白含量增加，血沉增快。

② 组织损伤及坏死。较大的手术创伤可导致血沉增快。

③ 恶性肿瘤。血沉加快可能与肿瘤细胞分泌糖蛋白、肿瘤组织坏死、继发感染因素有关。

④ 各种原因导致的高球蛋白血症。亚急性感染性心内膜炎、黑热病、系统性红斑狼疮等所致的高球蛋白血症时，血沉常明显增快，各种原因引起的相对性球蛋白增高如慢性肾炎、肝硬化时血沉亦常增快。

⑤ 贫血。轻度贫血对血沉尚无影响，若血红蛋白低于90g/L时，血沉可增快，贫血越严重，血沉增快越明显。

⑥ 高胆固醇血症。特别是动脉粥样硬化血胆固醇明显增高者，血沉常见增快。

例7　大便隐血试验阳性有何临床意义？

【参考答案】

① 见于消化性溃疡、药物致胃黏膜损伤（如服用吲哚美辛、糖皮质激素等）、肠结核、克罗恩病、溃疡性结肠炎、结肠息肉、钩虫病及胃癌、结肠癌等消化道肿瘤。

② 消化性溃疡和消化道肿瘤鉴别诊断。在消化性溃疡时，阳性率为40%～70%，呈间断性阳性。消化性溃疡治疗后当粪便外观正常时，隐血试验阳性仍可持续5～7天，此后如出血完全停止，隐血试验即可转阴。消化道癌症时，呈持续性阳性。

③ 消化道肿瘤筛检。消化道肿瘤阳性率可达87%，主要肿瘤有胃癌、大肠癌。

例8　网织红细胞检测的临床意义是什么？

【参考答案】

网织红细胞计数是反映骨髓造血功能的重要指标，其主要临床意义如下。

① 判断骨髓增生能力，判断贫血类型。网织红细胞增多，表示骨髓造血功能旺盛。常见于溶血性贫血（尤其急性溶血）、急性失血；造血恢复期可见网织红细胞计数短暂和迅速增高，是骨髓功能恢复较敏感的指标。网织红细胞减少，表示骨髓造血功能低下，见于再生障碍性贫血、溶血性贫血、自身免疫性溶血性贫血危象。

② 评价疗效，判断病情变化，是贫血患者随访检查的项目之一。

③ 骨髓移植后监测骨髓造血恢复。

例9　尿液常规分析有何临床意义？

【参考答案】

① 泌尿系统疾病的诊断与疗效观察。泌尿系统的炎症、结石、肿瘤、血管病变及肾移植术后发生排异反应时，各种病变产物直接进入尿中，引起尿液成分变化，因此尿液分析是泌尿系统疾病诊断与疗效观察的首选项目。

② 其他系统疾病的诊断。尿液来自血液，其成分又与机体代谢有密切关系，故任何系统疾病的病变影响血液成分改变时，均能引起尿液成分的变化，因此可通过尿液分析协助临床诊断。

③ 安全用药的监护。某些药物如庆大霉素、卡那霉素、多黏菌素B与磺胺类药等常可引起肾损害，故用药前及用药过程中需观察尿液的变化，以确保用药安全。

④ 职业病的辅助诊断。铅、镉、铋、汞等均可引起肾损害，尿中此类重金属排出量增多，对职业病的诊断及预防有一定意义。

⑤ 对人体健康状态的评估。对人群进行尿液分析，可筛查有无肾、肝、胆疾病和糖尿病，以达到早期诊断及预防疾病的目的。

例10　简述骨髓检查的适应证有哪些。

【参考答案】

① 外周血细胞数量、成分及形态异常。

② 不明原因的发热、肝肿大、脾肿大、淋巴结肿大。

③ 不明原因的骨痛、骨质破坏、肾功能异常、黄疸、紫癜、血沉明显加快。

④ 恶性血液病化疗后的疗效观察。

⑤ 其他，如骨髓活检、骨髓细胞培养、微生物学及寄生虫学检查等。

例11　输注全血有哪些缺点？

【参考答案】

① 全血中含有白细胞、血小板和血浆蛋白，可以使受血者产生抗体，再输血时，可发生输血反应。

② 由于血浆存在，全血容量较大，对老年人和儿童可引起循环超负荷，发生心力衰竭。

③ 全血的血浆中可能含有较高浓度的枸橼酸钠、钾和氨等，易发生代谢性碱中毒。

例12 再生障碍性贫血的诊断标准是什么？

【参考答案】

① 全血细胞减少，网织红细胞绝对值减少。

② 一般无肝脾肿大。

③ 骨髓至少1个部位增生减低或重度减低，骨髓小粒非造血细胞增多。

④ 除外引起全血细胞减少的其他疾病，如阵发性睡眠性血红蛋白尿（PNH）、骨髓增生异常综合征（MDS-RA）、急性造血功能停滞等。

⑤ 一般抗贫血药物治疗无效。

例13 实验室常见的抗凝剂有几种？

【参考答案】

柠檬酸盐；草酸盐和双草酸盐；肝素；乙二胺四乙酸。

例14 何谓核左移象和核右移象？

【参考答案】

外周血中中性杆状细胞增多甚至出现晚幼粒、中幼粒、早幼粒、原粒等更幼稚细胞称为核左移；正常中性粒细胞、三叶核以上细胞增多者称为核右移。

例15 交叉配血试验注意事项有哪些？

【参考答案】

① 严格三查三对，遵守操作规程。

② 所用容器必须清洁干净，不得交叉使用。

③ 年老体弱患者，观察结果时不可用力振摇，以防假阴性。

④ 一次大量输血时，献血者之间应进行交叉配血试验。

例16 简要说明渗出液与滤出液的区别。

【参考答案】

渗出液是由局部组织发炎所致的炎性积液，是炎症病灶血管中的液体成分和细胞成分通过血管壁进入组织或体腔。滤出液是组织间隙或体腔内积聚非炎症性组织液。

例17 简述瑞氏染色法的原理。

【参考答案】

瑞氏染料由酸性伊红和碱性亚甲蓝组成复合染料。细胞中酸性颗粒为碱性蛋白质，与酸性伊红结合染为粉红色；核蛋白和淋巴细胞浆为酸性，与碱性亚甲蓝结合染为蓝色称碱性物质；中性物质成等电状态与二者结合染为紫红色称中性。

例18 疟原虫有几种类型？

【参考答案】

疟原虫分以下3类：恶性疟原虫、三日疟原虫、间日疟原虫。

例19 简述新生儿溶血性疾病的发病机理。

【参考答案】

本病是由于母婴血型不合，母体存在胎儿红细胞血型抗原相应的免疫抗体，并通过胎盘进入胎儿，引起红细胞破坏，发生溶血。

例20 何谓功能性蛋白尿？常见原因有哪些？

【参考答案】

非器质性病变尿中出现一过性少量蛋内质，称为功能性蛋白尿。常见原因有：体位性蛋白尿，剧烈活动、高温、寒冷。

例21 何谓误差？常见误差分几种？

【参考答案】

误差指测定结果与真值或定值的不符合性。常见误差有以下两类。

① 系统误差。测定结果与真值存在同一倾向的偏离，见于方法误差、操作误差、试剂不纯等。

② 偶然误差（随机误差）。是一种不定的，以偶然不可预料的方式出现的误差，结果超线性范围，见于标本处理不当、仪器漂移、光电池老化等。

例22 简述影响酶促反应的基本因素。

【参考答案】

① 温度。

② pH。

③ 反应时间。

④ 底物浓度。

⑤ 催化剂。

例23 什么是同工酶？

【参考答案】

同工酶是来源于不同种属或同一种属，甚至同一个体的不同组织或同一组织，同一细胞中分离出具有不同分子形式，但却催化相同反应的酶。

例24 解释盐析法沉淀蛋白质的基本原理。

【参考答案】

蛋白质在水溶液中的溶解度是由蛋白质周围亲水基团与水形成水化膜的程度，以及蛋白质分子带有电荷的情况决定的。而当蛋白质在等电点处时，蛋白质不带电，溶解度小，当用中性盐加入蛋白质溶液，中性盐对水分子的亲和力大于蛋白质，于是蛋白质分子周围的水化膜层减弱乃至消失。同时，中性盐加入蛋白质溶液后，由于离子强度发生改变，蛋白质表面电荷大量被中和，更加导致蛋白溶解度降低，使蛋白质分子之间聚集而沉淀。

例25 理想的肿瘤标志物应符合哪些条件？

【参考答案】

理想的肿瘤标志物应符合以下条件：敏感性高；特异性高；肿瘤标志物的浓度和肿瘤大小相关，半衰期短，有效治疗后很快下降，能较快反映体内肿瘤的实际情况；肿瘤标志物浓度和肿瘤转移、恶性程度有关，能协助肿瘤分期和预后判断；存在于体液特别是血液中易于检测。

例26 简述自动生化分析仪的分类原则。

【参考答案】

自动生化分析仪种类较多，可以从不同角度进行分类。按自动化程度分为：半自动生化分析仪、全自动生化分析仪。按反应装置结构原理和测定方式分为：连续流动式、分立式、离心式、干化学式自动生化分析仪。按仪器测试通道的多少可分为：单通道和多通道生化分析仪。按仪器的复杂程度及功能可分为：小型、中型和大型生化分析仪。

例27 试述乙酰辅酶A在脂质代谢中的作用。

【参考答案】

在脂质代谢中，乙酰辅酶A主要来自脂肪酸的β-氧化，也可来自甘油的氧化分解。在肝脏，乙酰辅酶A可被转化成酮体向肝外输送；在脂肪酸生物合成中，乙酰辅酶A是基本原料之一；乙酰辅酶A也是胆固醇合成的基本原料之一。

例28 简述DNA双螺旋结构模式的特点。

【参考答案】

DNA是反向平行的双链结构，脱氧核糖基和磷酸基骨架位于双链的外侧，碱基位于内侧，两条链的碱基之间以氢键相接触。腺嘌呤始终与胸腺嘧啶配对存在，形成两个氢键（A=T），鸟嘌呤始终与胞嘧啶配对存在，形成三个氢键（G≡C）。碱基平面与线性分子结构的长轴相垂直。一条链的走向是5′→3′，另一条链的走向就一定是3′→5′。

DNA是一右手螺旋结构。螺旋每旋转一周包含了10对碱基，每个碱基的旋转角度为36°。螺距为3.4nm，每个碱基平面之间的距离为0.34nm。DNA双螺旋分子存在一个大沟和一个小沟。

例29 何谓基因克隆?

【参考答案】

在体外将各种来源的遗传物质（同源的或异源的、原核的或真核的、天然的或人工的DNA）与载体DNA结合成一具有自我复制能力的DNA分子（即复制子），继而通过转化或转染宿主细胞、筛选出含有目的基因的转化子细胞，再进行扩增、提取获得大量同一DNA分子，即基因克隆。

例30 简述天冬氨酸在体内转变成葡萄糖的主要代谢途径。

【参考答案】

天冬氨酸+α酮戊二酸在谷草转氨酶作用下生成草酰乙酸和谷氨酸，草酰乙酸在磷酸烯醇式丙酮酸羧激酶的作用下生成磷酸烯醇式丙酮酸，磷酸烯醇式丙酮酸经糖异生生成1，6-二磷酸果糖，最后生成葡萄糖。

例31 试述磷酸戊糖途径的主要产物及生理意义。

【参考答案】

磷酸戊糖途径的主要产物是：5-磷酸核糖，还原型辅酶Ⅱ（NADPH）。

磷酸戊糖途径的生理意义：提供5-磷酸核糖，是合成核苷酸的原料；提供NADPH，参与合成代谢（作为供氢体）、生物转化反应以及维持谷胱甘肽的还原性。

例32 补体系统具有哪些生物学作用?

【参考答案】

① 参与宿主早期抗感染免疫。溶解细胞、细菌和病毒，调理作用，引起炎症反应。

② 维持机体内环境稳定。清除免疫复合物，清除凋亡细胞。

③ 参与获得性免疫。补体参与免疫应答的诱导、增殖分化、效应阶段，参与免疫记忆。

④ 补体与其他酶系统相互作用。补体系统与凝血、纤溶、激肽系统间存在着十分密切的相互影响及相互调节关系，其综合效应是介导炎症、超敏反应、休克、DIC等病理过程发生发展的重要机制之一。

例33 细胞因子的分类及生物学活性有哪些?

【参考答案】

细胞因子可被分为六类：白细胞介素、干扰素、肿瘤坏死因子、集落刺激因子、生长因子和趋化性细胞因子。

细胞因子的生物学活性有：抗细菌作用；抗病毒作用；调节特异性的免疫反应；诱导凋亡；刺激造血。

例34 自身免疫性疾病的基本特点是什么?

【参考答案】

① 患者体内可检测到自身抗体和（或）自身反应性T淋巴细胞。

② 自身抗体和（或）自身反应性T淋巴细胞介导对自身细胞或组织成分的获得性免疫应答，造成组织损伤或功能障碍。

③ 病情的转归与自身免疫反应强度密切相关。

④ 反复发作，慢性迁延。

例35 抗原的定义是什么?

【参考答案】

抗原是指能启动机体免疫系统产生免疫应答，并能与相应的免疫应答产物（抗体或效应靶细胞）在体内或体外产生特异性结合反应的物质。

例36 简述Ⅱ型变态反应的变应原、主要相关疾病、检测方法及发病机制。

【参考答案】

Ⅱ型变态反应的变应原包括药物、病毒和自身抗原等。主要相关疾病有：输血反应、新生儿溶血病、自身免疫性溶血性贫血、特发性血小板减少性紫癜、肺出血–肾炎综合征、甲状腺功能亢进症等。Ⅱ型变态反应的检测主要是针对引起反应的特异性抗体。发病机制为：变应原刺激机体产生IgG或IgM类抗体，抗体特异性地结合到位于细胞表面的抗原上，通过与补体（经典途径）与效应细胞（巨噬细胞，中性粒细胞，自然杀伤细胞）的作用，溶解靶细胞，诱导粒细胞浸润及吞噬作用而产生过敏反应。

例37 简述完全抗原与半抗原的区别。

【参考答案】

完全抗原，是指能够诱导机体免疫系统产生抗体和（或）致敏淋巴细胞，同时又能与相应抗体和（或）致敏淋巴细胞在体内外发生特异性反应，即具有免疫原性和抗原性的抗原物质。半抗原是指本身只有抗原性（能与相应抗体或致敏淋巴细胞特异性反应），而没有免疫原性的抗原物质。当半抗原与蛋白载体结合后可获得免疫原性。

例38 试述免疫球蛋白的基本结构。

【参考答案】

免疫球蛋白分子由4条肽链组成，2条长链为重链，2条短链为轻链，4条肽链通过链间二硫键连在一起。免疫球蛋白分子肽链的N端，在L链1/2和H链1/4氨基酸的种类和顺序各不相同，称为可变区；肽链C端其余部分的氨基酸，在种类和顺序上差别不大，称为恒定区。

例39 什么是人类白细胞抗原（HLA）表型、基因型、单倍型？

【参考答案】

某一个体的HLA表达的抗原特异性型别称为表型，表型是HLA基因表达的蛋白所显示的特异性性状。HLA基因在体细胞两条染色体上的组合称为基因型，它是来源于父亲和母亲的两条染色体上的HLA基因组合。单倍型指的是同一条染色体上紧密连锁的HLA等位基因的组合，在遗传过程中这些等位基因很少发生同源染色体间的交换，而是作为一个完整的遗传单位由亲代传给子代。

例40 细胞免疫的生理功能有哪些？

【参考答案】

细胞免疫应答的效应方式主要有细胞毒作用和迟发型超敏反应，可表现出如下的生理功能：抗感染效应（清除胞内病原体）、抗肿瘤效应、同种排斥效应。

例41 何谓免疫缺陷及免疫缺陷病？主要临床特征是什么？

【参考答案】

由于遗传或其他原因造成的免疫系统先天发育不全或获得性损伤称为免疫缺陷；由此所致的各种临床综合征称为免疫缺陷病。其主要临床特征是：患者有反复迁延性或机会性感染，易发生恶性肿瘤，常伴发过敏性疾病和自身免疫病。

例42 简述细菌细胞壁的生理功能。

【参考答案】

固定细菌细胞外形，保护细胞免受渗透压的损伤，为鞭毛运动提供支点，阻拦大分子物质进入细胞，使细胞不受外界有害物质的伤害，赋予细菌特定抗原性。

例43 细菌生长曲线分哪几个时期？

【参考答案】

细菌生长曲线分为延滞期、指数期、稳定期、衰亡期。

例44　什么是菌毛?

【参考答案】

菌毛是某些细菌表面存在着的一种直的、比鞭毛更细、更短的丝状物，与细菌的运动无关，由菌毛蛋白组成，具有抗原性。

例45　正常菌群的生理作用有哪些?

【参考答案】

① 拮抗作用。生物拮抗作用可以防止外袭菌入侵，阻止其在机体内定植，构成一种生物屏障。

② 营养作用。正常菌群与宿主的营养具有密切的关系，它影响宿主的物质代谢、营养代谢、营养转化与合成。

③ 免疫作用。正常微生物群对宿主的免疫作用是一个重要而且复杂的问题，正常菌群作为抗原刺激，使宿主产生免疫，又限制了本身的危害性。

④ 抑癌作用。有的实验表明双歧杆菌和乳杆菌有抑制肿瘤的作用。

例46　电阻抗法血液分析仪进行血细胞计数的检测原理是什么?

【参考答案】

根据血细胞相对非导电的性质，悬浮在电解质溶液中的血细胞颗粒在通过计数小孔时可引起电阻的变化，于是瞬间引起了电压变化而出现一个脉冲信号。脉冲号变化的程度取决于非导电性细胞体积的大小，细胞体积越大产生的脉冲振幅越高，记录脉冲的数量就可测定细胞数量。

例47　金黄色葡萄球菌有哪些致病物质? 会引起哪些种类的疾病?

【参考答案】

金黄色葡萄球菌的致病物质主要有：血浆凝固酶、葡萄球菌溶血素、杀白细胞素、肠毒素、表皮溶解毒素、毒性休克综合征毒素及葡萄球菌A蛋白。其引起的疾病主要有以下两大类。

① 化脓性疾病。局部化脓性感染及全身化脓性感染（败血症、脓毒症）。

② 毒素性疾病。食物中毒、葡萄球菌性烫伤样皮肤综合征、中毒性休克综合征及伪膜性肠炎。

例48　试述影响化学消毒剂作用效果的因素有哪些?

【参考答案】

影响化学消毒剂作用效果的因素有：消毒剂的性质与浓度；细菌的种类与生理状况；温度与酸碱度的影响；环境因素的影响。

例49　构成细菌毒力的物质基础是什么?

【参考答案】

毒力表示细菌致病性的强弱程度。构成病原菌毒力的物质基础主要包括侵袭力和毒素两个方面。侵袭力包括黏附素、荚膜、侵入性物质和细菌生物被膜等，主要涉及菌体的表面结构和释放的侵袭蛋白和酶类。毒素主要包括内毒素和外毒素。

例50　引起医院感染的微生物有何特点? 如何预防和控制医院感染?

【参考答案】

引起医院感染的主要为机会致病性微生物，主要特点有：常具有耐药性；常发生种类的变迁；适应性强。预防和控制医院感染的主要方法有：消毒灭菌；隔离预防；合理使用抗菌药物。

例51　什么是炎症细胞? 炎症细胞在炎症病变局部的作用是什么?

【参考答案】

炎症细胞指炎症中渗出的白细胞。炎症细胞在炎症病变局部的作用有：吞噬作用；免疫作用；组织损伤作用；释放炎症介质。

例52 简述特异性细胞免疫应答的基本过程。

【参考答案】

① 抗原识别阶段。抗原性物质被机体的抗原提呈细胞（APC）摄取加工处理后，以抗原肽-MHC复合物的形式提呈于APC表面，被相应T细胞识别产生第一信号，协同刺激分子与相应配体结合产生第二信号。

② 免疫细胞的活化和分化阶段。双信号的产生及活化信号的转导，使免疫细胞活化、增殖分化为效应T细胞以及生物活性介质的合成释放。

③ 免疫应答的效应阶段。效应T细胞对非己细胞或分子的清除作用，及其对免疫应答的调节作用。

例53 尿沉渣显微镜检查可见哪些生理或病理成分？

【参考答案】

生理条件下，可见尿沉渣中可见少量移行上皮细胞、肾小管上皮细胞、肿瘤细胞等；病理情况下，还可见红细胞、白细胞、管型、吞噬细胞、鳞状上皮细胞。

例54 什么是GHb？有何临床意义？

【参考答案】

GHb（糖化血红蛋白）是在红细胞生存期间，血红蛋白与血中葡萄糖缓慢、非连续性的非酶促反应产物，主要取决于血糖浓度和作用时间，生成量与血中葡萄糖的量成正比。红细胞平均寿命为120天，因此糖化血红蛋白的浓度反映测定日前2～3个月受试者血糖的平均水平，而与血糖短期波动无关。

例55 请简述实验室生物安全管理措施。

【参考答案】

实验室生物安全管理是当操作具有潜在感染力的微生物时，为了防止实验人员的感染因素的外泄，采取恰当的实验室操作和实验程序，使用一定的实验室安全装备，对实验室的设施及结构提出特定要求，并将上述诸因素综合起来进行应用的过程。根据所操作病原体的不同，实验室的生物安全水平可分为1～4级，分别采用不同的感染控制措施。

例56 简述凝血过程的三个阶段。

【参考答案】

凝血过程分三个阶段：第一阶段为血液凝血活酶的形成，第二阶段为凝血酶的形成，第三阶段为纤维蛋白的形成。第一阶段有内源性和外源性凝系统两个途径。外源性凝血系统是由于血管壁或组织损伤后释放因子Ⅲ，因子Ⅶ、钙形成复合物，促使因子Ⅹ活化，然后形成凝血活酶。内源性凝血系统是通过固相和液相激活因子Ⅻ，然后是Ⅸ-Ⅷ-Ca-PF（血小板因子）复合物形成，从而促使因子Ⅹ活化，形成凝血活酶。

例57 简述血细胞发育过程中的形态演变规律。

【参考答案】

血细胞的发育演变过程是：胞体由大到小，但原始细胞比早幼粒细胞小，巨核细胞由小到大，核浆比例由大到小；胞核由大到小，成熟红细胞胞核消失；核形由圆到凹陷到分叶，有的细胞可不分叶；核染色质结构由细致疏松到粗糙紧密，核染色质颜色由淡紫色到深紫色；核膜由不明显到明显；核仁由显著可见到无，质量由少到多，胞质颜色由蓝到红或由深蓝到浅蓝；胞质颗粒由无到有，但红细胞在成熟过程中，胞质不会出现颗粒。

例58 哪些病理情况可见红细胞增多或减少？

【参考答案】

红细胞增多可见于：真性红细胞增多症；相对性增多，由于大量失水，使血浆减少，血液浓缩，血中各种血细胞包括红细胞均相对增多，如连续呕吐、反复腹泻、出汗过多、大面积烧伤等；绝对性增多，如长期缺氧，可引起红细胞代偿性增生，如慢性肺心病。

红细胞减少可见于：造血原料不足；造血功能障碍；红细胞丢失或破坏过多所致的各种贫血。

例59 实验室质量控制的定义是什么？

【参考答案】

质量控制是利用现代科学管理的方法和技术监测分析过程中的误差，控制与分析有关的各个环节，确保实验结果的准确可靠。主要包括以下四大部分：全过程质量控制、室内质量控制、室间质量评价、实验室认可。

例60 简述干化学法原理。

【参考答案】

干化学法是以被测样本中存在的液体为反应介质（液体中的水溶解了试纸条上的试剂），被测成分直接与固化于载体上的干试剂反应的一种方式。

第六节 会计专业面试题30题

例1 会计等式是设置账户、进行复式记账和编制会计报表的理论依据，请简述你对静态、动态和综合三种会计等式的理解。

【参考答案】

① 静态会计等式。资产＝负债＋所有者权益，由静态会计要素组成，反映企业某一特定日期的财务状况，是编制资产负债表的依据。

② 动态会计等式。收入－费用＝利润，由动态会计要素组成，反映企业在一定会计期间的经营成果，是编制利润表的依据。

③ 综合会计等式。资产＝负债＋所有者权益＋收入－费用，将财务状况要素和经营成果要素进行了有机结合，完整反映了企业财务状况和经营成果的内在联系。

例2 请简述银行余额调节表中，医院与银行的调节后的存款余额是如何得到的。医院可否依据银行余额调节表记账？为什么？

【参考答案】

① 医院调节后的存款余额，等于医院银行存款日记账余额加上银行已收医院未收款，减去银行已付医院未付款。

② 银行调节后的存款余额，等于银行对账单余额加上医院已收银行未收款，减去医院已付银行未付款。

不可依据银行余额调节表记账，因银行余额调节表并非原始凭证，而会计要求只能依据原始凭证记账。

例3 医院当期应计提的坏账准备金额如何计算？坏账准备在提取、被医保机构拒付、转销和转销后又收回时的账务处理分别是怎样的？

【参考答案】

当期应计提的坏账准备等于当期按"应收医疗款"和"其他应收款"计算的应计提坏账准备金额，减去"坏账准备"科目贷方余额或加上"坏账准备"科目借方余额。

提取坏账准备时，借记"管理费用"科目，贷记本科目；冲减坏账准备时，借记本科目，贷记"管理费用"科目。

医院同医疗保险机构结算时，存在医院因违规治疗等管理不善原因被医疗保险机构拒付情况的，按照拒付金额，借记本科目，贷记"应收医疗款"科目。

对于账龄超过规定年限并确认无法收回的应收医疗款或其他应收款，应当按照有关规定报经批准后，按照无法收回的应收款项金额，借记本科目，贷记"应收医疗款""其他应收款"科目。

如果已转销的应收医疗款、其他应收款在以后期间又收回，按照实际收回的金额，借记"应收医疗款"和"其他应收款"科目，贷记本科目；同时，借记"银行存款"等科目，贷记"应收医疗款"和"其他应收款"科目。

例4　医院在计算发出物资的实际成本时所采用的计价方法可否随意变更？请简述这几种计价方法的内容和优缺点。

【参考答案】

医院在计算发出物资的实际成本时所采用的计价方法一经确定，不得随意变更。

医院根据实际情况采用以下三种计价方法。

① 个别计价法。是把每一种存货的实际成本作为计算发出存货成本和期末存货成本的基础。这样计算出的发出存货成本和期末存货成本比较合理、准确。但是实务操作的工作量繁重，困难较大。

② 先进先出法。是指根据先入库先发出的原则，对先发出存货按先入库的存货单位成本进行计价，这样就不能随意挑选存货计价以调整当期利润。缺点是，若存货进出量频繁，则会比较烦琐。

③ 加权平均法。是加权平均法可根据本期期初结存存货的数量和金额与本期存入存货的数量和金额，在期末以此计算本期存货的加权平均单价，作为本期发出存货和期末结存存货的价格，一次性计算本期发出存货的实际成本。只在月后一次计算加权平均单价比较简单，而且在市场价格上涨或下跌时所计算出来的单位成本平均化，对存货成本的分摊较为折中。但是这种方法不利于核算的及时性；在物价变动幅度较大的情况下，按加权平均单价计算的期末存货价值与现行成本有较大的差异。

例5　请简述医院的各种库存物资清查的方法、目的、结果及会计处理方式。

【参考答案】

存货清查采用实地盘点法，目的是保证存货物资的安全完整、保证账实相符。

存货结果分为账实相符、盘盈和盘亏。

① 账实相符不需要处理。设"待处理财产损益——待处理流动资产损益"账户核算清查过程中查明的存货盘盈、盘亏和毁损。

② 盘盈的库存物资，按比照同类或类似物资的市场价格确定的价值，借记"库存商品"，贷记"待处理财产损溢——待处理流动资产损溢"科目。报经批准处理时，借记"待处理财产损溢——待处理流动资产损溢"科目，贷记"其他收入"科目。

③ 盘亏、变质、毁损的库存物资，按该库存物资对应的待冲基金数额，借记"待冲基金"科目，按该库存物资账面余额，贷记"库存商品"，两者差额借记"待处理财产损溢——待处理流动资产损溢"。报经批准处理时，按照已收回或应收回的保险赔偿和过失人赔偿等，借记"库存现金""银行存款""其他应收款"等科目，按照相关待处理财产损溢的账面余额，贷记"待处理财产损溢——待处理流动资产损溢"科目，两者差额借记"其他支出"。

例6　事业基金、专用基金和待冲基金各有何种用途？简述三种基金的收入与支出在年末如何处理。

【参考答案】

事业基金核算医院拥有的非限定用途的净资产，主要包括滚存的结余资金和科教项目结余解除限定后转入的金额等。事业基金是事业单位未限定用途的资产，在事业单位中具有调节年度间收支平衡的重要作用。若事业单位以后年度收入大于支出，则其差额继续转入事业基金；若支出大于收入，则其差额用以前年度的事业基金来弥补。在确定年初单位预算时，如果支出安排出现缺口，也可以用一部分事业基金来弥补这一缺口。

专用基金核算医院按规定设置、提取的具有专门用途的净资产，如职工福利基金、医疗风险基金等，各项基金未经上级主管部门批准不得挪作他用。专用基金收入和专用基金支出的年末余额转入"专用基金结余"账户，结转后年终无余额。年终将收入与支出冲减后得出当年的专用基金结余。当年专用基金结余加上上年年末专用基金结余为本年年末滚存专用基金结余。

例7　常用的财务指标是哪三种？他们分别包括那些具体指标？简单解释一下流动比率和速动比率的高低对债权人和经营者分别意味着什么。

【参考答案】

财务指标包括以下三种。

① 偿债能力指标，包括资产负债率、流动比率、速动比率。

② 营运能力指标，包括应收账款周转率、存货周转率。

③ 盈利能力指标，包括资本金利润率、销售利税率（营业收入利税率）、成本费用利润率等。

一般情况下，流动比率越高，短期偿债能力越强，从债权人角度看，流动比率越高越好；从经营者角度看，过高的流动比率，意味着机会成本的增加和获利能力的下降。一般情况下，速动比率越高，偿债能力越强；但却会因现金及应收账款占用过多而大大增加机会成本。

例8　医院取得的固定资产，应当按什么作为入账成本？简述医院固定资产的几种取得方式及其会计处理。

【参考答案】

医院取得的固定资产，应当按取得时的实际成本作为入账成本。

固定资产取得方式分为：外购、自行建造、融资租入、无偿调入或接受捐赠。

① 外购的固定资产若不需要安装，则借记本科目，贷记"银行存款""应付账款"等科目。若需要安装，则先借记入"在建工程"，完工后再转入"固定资产"科目。

② 自行建造的固定资产，工程完工交付使用时，按自行建造过程中发生的实际支出，借记本科目，贷记"在建工程"科目。

③ 按照确定的成本，借记本科目，按租赁协议或合同确定的租赁价款，贷记"长期应付款"科目，按照实际支付的运输费、保险费、安装调试费等相关费用，贷记"银行存款"等科目。

④ 无偿调入或接受捐赠的固定资产，按确定的成本借记"固定资产"，按发生的相关税费，贷记"银行存款"等科目，按其差额，贷记"其他收入"科目。

例9　医院对正在使用的某项固定资产的一主要部件进行了更换，支出满足固定资产确认条件，请问此固定资产的账面价值应如何变化？简述固定资产后续支出的两种处理方法。

【参考答案】

此固定资产的账面价值应等于原账面价值减去被替换部件的账面价值，加上新部件的账面价值。

固定资产后续支出有资本化后续支出和费用化后续支出两种处理方法。

① 资本化后续支出中，为增加固定资产的使用效能或延长其使用寿命而发生的改建、扩建或大型修缮等后续支出，满足固定资产确认条件的，应当计入固定资产账面价值，如有被替换的部分，应同时将被替换部分的账面价值从该固定资产原账面价值中扣除。

② 费用化后续支出中，为了维护固定资产的正常使用而发生的修理费等后续支出，不满足固定资产确认条件的，应当在发生时计入当期费用。借记"医疗业务成本""管理费用"等科目，贷记"银行存款"等科目。

例10　医院对经营租赁方式租入的固定资产是否应计提折旧？哪些固定资产不需要计提折旧？在固定资产增加和减少时，计提折旧的时间有何不同？

【参考答案】

经营租赁方式租入的固定资产，不属于承租人的资产，所以不能计提折旧。

医院应对所有固定资产计提折旧，但已提足折旧仍在继续使用的固定资产、提前报废的固定资产和图书不需要计提折旧。

固定资产应按月计提折旧，当月增加的固定资产，当月不计提折旧，从下月起计提折旧；当月减少的固定资产当月仍计提折旧，从下月起停止计提折旧。

例11　自行研究开发的无形资产发生的支出可以费用化也可以资本化，请问在研究阶段和开发阶段结转研发支出时分别怎样进行会计处理？

【参考答案】

① 研究阶段支出全部费用化，转入管理费用。

② 开发阶段支出中不满足资本化条件的，费用化，转入管理费用；满足资本化条件的，资本化，转为无形资产。

③ 无法区分研究阶段的支出和开发阶段的支出，全部费用化，计入当期损益。

例12　医院可否使用财政拨款从事股票投资？医院的长期股权投资持有期间，应当采用什么方法核算？这种方法有哪些特点？

【参考答案】

医院不能使用财政拨款从事股票投资，医院应在保证正常运转和事业发展的前提下严格控制对外投资，投资范围仅限于医疗服务相关领域。

长期股权投资持有期间，应当采用成本法核算。成本法核算有以下特点。

① 长期股权投资按照初始投资成本计价，除非有追加或收回投资情况，否则不调整长期股权投资的成本。

② 成本法的会计处理比较简单，只适用于投资公司在被投资公司权益中所占份额不足以适用对被投资公司经营决策、理账决策等施加重大影响的情况。

③ 被投资单位宣告分派利润时，按照宣告分派的利润中属于医院应享有的份额，确认当期投资收益。

例13　请问医院无形资产在预计使用年限内应采用什么方法进行摊销？如果预计使用年限超过了合同规定的受益年限或法律规定的有效年限，应遵循哪一个？若没有合同和法律规定的有效年限怎么办？

【参考答案】

医院无形资产应当自取得当月起，在预计使用年限内采用年限平均法分期平均摊销。

如果预计使用年限超过了相关合同规定的受益年限或法律规定的有效年限，按如下原则确定摊销的年限。

① 合同规定了受益年限，但法律没有规定有效年限的，摊销期不应超过合同规定的受益年限。

② 合同没有规定受益年限，但法律规定了有效年限的，摊销期不应超过法律规定的有效年限。

③ 合同规定了受益年限，法律也规定了有效年限的，摊销期不应超过受益年限和有效年限两者之中较短者。

如果合同没有规定受益年限，法律也没有规定有效年限的，摊销期不应超过10年。

例14　实收资本的直接来源主要有哪几方面？

【参考答案】

① 接受投资者投入的资本。

② 利润中分配的股票股利。

③ 由资本公积转增资本转入。

④ 因可转换单位债券持有人行使转换权利，将其持有的债券转换为股票时转入。

⑤ 债务重组时债权转为资本时转入。

⑥ 以权益结算的股份支付换取职工或其他方提供服务时取得。

例15 试分析实收资本和资本公积的异同。

【参考答案】

① 从来源和性质看。实收资本（或股本）是指投资者按照章程或合同、协议的约定，实际投入并依法进行注册的资本，它体现了所有者对经营组织的基本产权关系；资本公积是投资者的出资中超出其在注册资本中所占份额的部分，以及直接计入所有者权益的利得和损失，它不直接表明所有者对经营组织的基本产权关系。

② 从用途看。实收资本（或股本）的构成比例是确定所有者参与财务经营决策的基础，也是经营组织进行利润分配或股利分配的依据，同时还是清算时确定所有者对净资产的要求权的依据；资本公积的用途主要是用来转增资本（或股本），不体现各所有者的占有比例也不能作为所有者参与财务经营决策或进行利润分配（或股利分配）的依据。

③ 二者都是所有者权益的科目，区别在于实收资本是成立时各股东投入的资金，先天的；资本公积是运营过程中积攒的，后天的。

例16 销售商品时可使用的折扣有哪几种？简述各折扣具体内容以及在不同折扣方法下销售商品收入金额分别如何确定。

【参考答案】

销售商品时可使用的折扣有商业折扣、现金折扣、销售折让。

① 商业折扣是经济组织为促进商品销售而在商品标价上给予的价格扣除。销售的商品涉及商业折扣的，应当按照扣除商业折扣后的金额确定销售商品收入金额。

② 现金折扣是债权人为鼓励债务人在规定的期限内付款而向债务人提供的债务扣除，现金折扣一般用符号"折扣率/付款期限"表示。销售的商品涉及现金折扣的，应当按照扣除现金折扣前的金额确定销售商品收入金额。现金折扣在实际发生时计入当期财务费用。在计算现金折扣时，应注意销售方是按不包含增值税的价款提供现金折扣，还是按包含增值税的价款提供现金折扣，两种情况下购买方享有的折扣金额不同。

③ 销售折让是因售出商品的质量不合格等原因而在售价上给予的减让。销售折让如发生在确认销售收入之前，则应在确认销售收入时直接按扣除销售折让后的金额确认；已确认销售收入的售出商品发生销售折让，且不属于资产负债表日后事项的，应在发生时冲减当期销售商品收入；如按规定允许扣减增值税税额的，还应冲减已确认的应交增值税销项税额。

例17 医院无形资产有转让、对外投资、核销三种处置方法，请问这三种处置方法会计上分别如何处理？

【参考答案】

① 经批准转让无形资产，按照收到的价款，借记"银行存款"等科目，贷方扣除应交税费后的余额计入"其他收入"科目；同时，无形资产账面价值减去对应待冲基金后的余额，借记入"其他支出"科目，按已计提的累计摊销，借记"累计摊销"科目，按相关待冲基金余额，借记"待冲基金"科目，按无形资产账面余额，贷记"无形资产"科目。

② 以已入账无形资产对外投资，按照评估价加上发生的相关税费作为投资成本，借记"长期投资——股权投资"科目，按照投出无形资产已提的摊销额，借记"累计摊销"科目，按发生的相关税费，贷记"银行存款""应交税费"等科目，按照投出无形资产的账面余额，贷记"无形资产"科目，按其差额，贷记"其他收入"科目或借记"其他支出"科目。

③ 无形资产预期不能为医院带来服务潜力或经济利益的，应当将该无形资产的账面价

值及相关待冲基金余额予以核销。报经批准后，准予核销无形资产的账面价值减去该资产对应待冲基金后的余额，借记入"其他支出"科目，按准核销无形资产已计提的摊销，借记"累计摊销"科目，按相关待冲基金余额，借记"待冲基金"科目，按准核销无形资产的账面余额，贷记"无形资产"科目。

例18　什么是生产费用和期间费用？它们的区别在哪？各自包括哪些内容？

【参考答案】

生产费用是经营组织在一定会计期间内为生产产品而发生的用货币表现的生产耗费。也就是在一定时期内产品生产过程中消耗的生产资料的价值和支付的劳动报酬之和。生产费用主要由直接材料、直接人工和制造费用三个部分组成。

① 直接材料是指在产品生产过程中消耗并构成产品实体的原料、主要材料以及有助于产品形成的辅助材料、设备配件和外购的半成品等。

② 直接人工是指支付给直接参加产品生产的工人的工资，以及按生产工人工资总额一定比例计算提取并计入产品生产成本的职工福利费等。

③ 制造费用是指直接作用于产品生产，但在发生后不便于直接计入产品成本的费用，以及间接作用于产品生产的各项费用。

期间费用是指在生产经营过程中发生的与产品的生产没有直接关系或关系不密切的费用。期间费用在发生后不能计入有关产品等的成本，而是直接确认为发生当期的费用，即计入损益。期间费用主要包括以下内容。

① 销售费用指经营组织在销售商品和材料、提供劳务过程中发生的各种费用。

② 管理费用指经营组织为组织和管理企业生产经营所发生的管理费用。

③ 财务费用指经营组织为筹集生产经营所需资金等而发生的筹资费用。

生产费用与期间费用的主要区别在于是否计入产品的生产成本：生产费用要计入生产成本，期间费用不能计入生产成本。

例19　什么是资产账面价值与计税基础？固定资产账面价值与计税基础产生差异的原因有哪些？

【参考答案】

账面价值是指某科目（通常是资产类科目）的账面余额减去相关备抵项目后的净额。计税基础是指资产负债表日后，资产或负债在计算以后期间应纳税所得额时，根据税法规定还可以再抵扣或应纳税的剩余金额。

固定资产账面价值与计税基础产生差异的原因有以下两个方面。

① 折旧方法、折旧年限产生差异。

② 因计提资产减值准备产生的差异。

例20　会计三大报表是什么？简述他们各自反映了经营组织的哪些状况。

【参考答案】

会计三大报表是资产负债表、损益表和现金流量表。

① 资产负债表是反映财务状况的报表。经营组织财务状况的好坏，受诸多方面因素的影响，如经营组织控制的经济资源产生现金和现金等价物的能力、外部市场环境等。提供经营组织财务状况的资料，有助于预计经营组织的综合能力。

② 损益表是反映经营组织经营业绩，尤其是获利能力的报表。经营业绩，特别是获利能力，是评价经营组织对所控制的经济资源的利用程度，并预计未来可能产生的现金流量的重要资料，也是判断经营组织可能控制的经济资源的潜在能力和新增资源利用程度的能力的资料。

③ 现金流量表是反映现金流量的报表。通过反映现金流量的资料，可以了解经营组织在某一期间内的经营活动、投资活动和筹资活动对现金流量影响的全貌，了解经营组织取得现金和现金等价物的方式以及现金流出的合理性等财务信息。

例21　生产成本在完工产品与在产品之间分配的方法有哪些？各自的适用范围是什么？

【参考答案】

① 不计算在产品成本法适用于月末在产品数量很小的情况。

② 在产品按固定成本计算法适用于月末在产品数量较多，但各月变化不大或月末在产数量很小的产品的情况。

③ 在产品按所耗直接材料成本计价法适用于月末在产品数量较多、各月在产品数量变化也较大、直接材料成本在生产成本中所占比重较大，且材料在生产开始时一次就全部投入的产品的情况。

④ 约当产量比例法适用于月末产品数量较多，各月在产品数量变化也较大，且产品成本中直接材料成本和直接人工等加工成本的比重相差不大的情况。

⑤ 在产品按定额成本计价法适用于消耗定额或成本定额比较准确、稳定，而且各月末在产品数量变化不是很大的情况。

⑥ 定额比例法适用于各项消耗定额或定额成本比较准确、稳定，但各月末在产品数量变动较大的情况。

例22　请简述成本计算的三种方法的计算对象和各自的适用范围。

【参考答案】

① 品种法是以产品品种为产品成本计算对象，归集和分配生产费用，计算产品成本的一种方法。它主要适用于大量大批的单步骤生产企业，以及管理上不要求按照生产步骤计算产品成本的多步骤生产。

② 分批法是按照产品批别归集生产费用、计算产品成本的一种方法。在小批单件生产的企业中，企业的生产活动基本上是根据订货单位的订单签发工作号来组织生产的，按产品批别计算产品成本，往往与按订单计算产品成本相一致。

③ 分步法是以产品生产步骤和产品品种为成本计算对象，来归集和分配生产费用、计算产品成本的一种方法。适用于连续、大量、多步骤生产的工业企业，这些企业，从原材料投入到产品完工，要经过若干连续的生产步骤，除最后一个步骤生产的是产成品外，其他步骤生产的都是完工程度不同的半成品。这些半成品，除少数可能出售外，都是下一步骤加工的对象。

例23　请问经济纠纷的解决途径有哪些？

【参考答案】

① 平等主体可通过仲裁与民事诉讼来解决经济纠纷，但二者不可并用。仲裁是在双方当事人自愿达成仲裁协议的情况下，申请仲裁，仲裁实行一裁终局制度，仲裁裁决作出后，当事人不能再向人民法院提起民事诉讼；民事诉讼是人民法院在当事人和全体诉讼参与人的参加下，依法审理和解决民事纠纷。

② 不平等主体之间出现纠纷可通过行政复议和行政诉讼。一般当事人可直接提起行政诉讼；也可先申请行政复议，对行政复议结果不服时再提起行政诉讼。

例24　我国的社会保险种类有哪些？请简单解释。

【参考答案】

① 基本养老保险。由用人单位和个人缴费以及政府补贴等组成，达到法定退休年龄时累计缴费满15年的，按月领取基本养老金。

② 基本医疗保险。由用人单位和职工按照国家规定共同缴纳基本医疗保险费。参保人员在协议医疗机构发生的医疗费用，符合基本医疗保险药品目录、诊疗项目、医疗服务设施标准的，按照国家规定从基本医疗保险基金中支付。

③ 工伤保险。由用人单位缴纳工伤保险费，职工不缴纳工伤保险费。职工因工作原因受到事故伤害或者患职业病，且经工伤认定的，享受工伤保险待遇；其中，经劳动能力鉴定

丧失劳动能力的，享受伤残待遇。职工因工死亡，或者伤残职工在停工留薪期内因工伤导致死亡的，其近亲属享受从工伤保险基金领取丧葬补助金、供养亲属抚恤金和一次性工亡补助金的待遇。

④ 失业保险。由用人单位和职工按照国家规定共同缴纳失业保险费。

⑤ 生育保险。由用人单位按照国家规定缴纳，职工不缴纳生育保险费。生育保险待遇包括生育医疗费用和生育津贴。

例25　目前我国使用的人民币非现金支付工具主要包括"三票一卡"和结算方式，"三票一卡"和结算方式各是什么？三票各适用于什么情况？

【参考答案】

"三票一卡"指汇票、本票、支票和银行卡；结算方式指汇兑、托收承付和委托收款。

① 银行汇票是出票银行签发的，由其在见票时按照实际结算金额无条件支付给收款人或者持票人的票据。单位和个人的各种款项结算，均可使用银行汇票。商业汇票是出票人签发的，委托付款人在指定日期无条件支付确定的金额给收款人或者持票人的票据。商业汇票按照承兑人的不同，分为商业承兑汇票和银行承兑汇票。在银行开立存款账户的法人以及其他组织之间，必须具有真实的交易关系或债权债务关系，才能使用商业汇票。

② 本票是出票人签发的，承诺自己在见票时无条件支付确定的金额给收款人或者持票人的票据。在我国，本票仅限于银行本票。单位和个人在同一票据交换区域内支付的各种款项，均可以使用银行本票。

③ 支票是出票人签发的，委托办理支票存款业务的银行或者其他金融机构在见票时无条件支付确定的金额给收款人或者持票人的票据。分为现金支票、转账支票和普通支票。单位和个人在同一票据交换区域的各种款项结算，均可以使用支票。

例26　流转税与所得税计税依据有何不同？请简述各自包含的税种并给出你对各税种的理解。

【参考答案】

流转税的计税依据是流转额；所得税的计税依据是所得额。流转税包括增值税、消费税、营业税和关税等；所得税包括企业所得税、个人所得税等税种。

以下是我对各税种的理解。

① 增值税是对商品生产、流通、劳务服务中多个环节的新增价值或商品的附加值征收的，有增值才征税，没增值不征税。

② 消费税是以消费品的流转额作为征税对象的，只在应税消费品的生产、委托加工和进口环节缴纳，在以后的批发、零售等环节中不用再缴纳消费税，税款最终由消费者承担。

③ 营业税是对在中国境内提供应税劳务、转让无形资产或销售不动产的单位和个人，就其所取得的营业额征收的一种税。

④ 关税是指进出口商品在经过一国关境时，由政府设置的海关向进出口商所征收的税收。

⑤ 企业所得税是对我国内资企业和经营单位的生产经营所得和其他所得征收的一种税。

⑥ 个人所得税是国家对本国公民、居住在本国境内的个人的所得和境外个人来源于本国的所得征收的一种所得税。

例27　请解释增值税征税范围中的视同销售、混合销售和兼营行为具体含义。

【参考答案】

视同销售指在会计上不作为销售核算，而在税收上作为销售，确认收入计缴税金的商品或劳务的转移行为。如代销；内部移送（统一销售，但不在同一县市）；自产委托加工，用于非增应税项目，集体福利个人消费；自产委托加工或购进，作为投资送出，给股东投资者，赠送单位或个人。

混合销售是指企业的同一项销售行为即涉及增值税应税货物又涉及营业税的应税劳务，而且提供应税劳务的目的是直接为了销售这批货物而做出的，两者之间是紧密相连的从属关系。

兼营行为是指纳税人生产经营活动中，既存在属于增值税征收范围的销售货物或提供应税劳务的行为，又存在不属于增值税征收范围的非应税劳务的行为。

例28 一般纳税人和小规模纳税人是如何划分的？你认为区分二者有何意义？

【参考答案】

我国采用国际通行办法以纳税人经营规模大小和会计核算的健全程度为标准划分一般纳税人和小规模纳税人。小规模纳税人是指年应征增值税销售额在50万元以下（含50万元），并且会计核算不健全的增值税纳税人。一般纳税人是指年应征税销售额超过国务财政院、税务主管部门规定的小规模纳税人标准的企业和企业性单位。

区分二者的意义如下。

① 般纳税人可以领购增值税专用发票，采用购进扣税法计算应纳税额；而小规模纳税人不能领用增值税专用发票，采用简易方法计算应纳税额，这可以降低小规模纳税人的核算成本，同时推动有能力的企业加强会计核算与监管。

② 对规模小，收益低的纳税人，用一般纳税人的税率过高，会需要较多的现金流，虽然从长期来看对企业没影响，但是不利于促进企业迅速扩大发展。

③ 增值税专用发票不仅具有普通发票商事凭证的作用，还具有完税凭证的作用。将一个产品从最初生产到最终的消费之间各环节联系起来，保持了税赋的完整，有利于加强增值税的征收管理。

例29 什么是系统风险和非系统风险？为何非系统风险可通过投资组合加以分散？

【参考答案】

系统风险是指市场收益率整体变化所引起的市场上所有资产的收益率的变动性，它是由那些影响整个市场的风险因素引起的，因而又称为市场风险。这些风险因素包括宏观经济形势的变动、税制改革、国家经济政策变动或世界能源状况等。

非系统风险是指只对某个行业或个别公司的证券产生影响的风险，它通常是由某一特殊的因素引起，与整个证券市场的价格不存在系统、全面的联系，而只对个别或少数证券的收益产生影响。非系统风险包括信用风险、经营风险、财务风险等。

非系统风险是因行业或企业自身因素改变而带来的证券价格变化与其他证券的价格、收益没有必然的内在联系，不会因此而影响其他证券的收益。这种风险可以通过分散投资来抵消。若投资者持有多样化的不同证券，当某些证券价格下跌、收益减少时，另一些证券可能正好价格上升、收益增加，这样就使风险相互抵消。非系统风险可以抵消或回避，因此，又称为可分散风险或可回避风险。

例30 经营杠杆、财务杠杆的原理是什么？二者与复合杠杆有何关系？复合杠杆系数与风险有何关系？

【参考答案】

经营杠杆反映销售和息税前盈利的杠杆关系，指在生产经营中由于存在固定成本而使利润变动率大于产销量变动率的规律。即在一定产销量范围内，产销量的增加一般不会影响固定成本总额，但会使单位产品固定成本降低，从而提高单位产品利润，并使利润增长率大于产销量增长率。

财务杠杆是指由于固定债务利息和优先股股利的存在而导致普通股每股利润变动幅度大于息税前利润变动幅度的现象。即无论营业利润多少，债务利息和优先股的股利都是固定不变的。当息税前利润增大时，每一元盈余所负担的固定财务费用就会相对减少，这能给普通股股东带来更多的盈余。

经营杠杆与财务杠杆的积为复合杠杆。从复合杠杆可看到经营杠杆与财务杠杆之间的相互关系，即为了达到某一总杠杆系数，经营杠杆和财务杠杆可以有很多不同的组合。复合风险直接反映整体风险。在其他因素不变的情况下，复合杠杆系数越大，复合风险越大。

第七节　管理专业面试题30题

例1　假如你是一名医院管理者，谈谈你对医院管理工作的基本职能的理解。

【参考答案】

假如我是一名医院管理者，我认为医院管理工作的基本职能是按照医院工作的客观规律，运用现代的管理理论和方法，对人、财、物、信息、时间等资源，进行计划、组织、决策、协调、控制，充分发挥整体运行功能，以取得最佳综合效益的管理活动过程。具体来说如下。

① 计划。是指医院管理目标的确定及实现目标的途径和方法。

② 组织。建立有效的、连续的工作系统。

③ 决策。围绕医院经营管理活动所作出的合理决定。

④ 协调。保证系统内组织相互协作，发挥功能。

⑤ 控制。依据反馈的信息调整行为，保证目标的实施。

例2　目前我国对医院实施分级分等的运作管理模式，你作何评价？

【参考答案】

我认为，目前我国对医院实施分级分等的运作管理有其积极的一面，它可以：促进合理分配和利用有限的卫生资源；促进三级医疗网发展，合理分流患者；促进"区域卫生规划"的实施；促进医院适应医学模式的转变；促进医院综合水平的提高。有利于调动各方面积极性，共同关注和支持医疗事业。

但是，其等级审查评定制度也存在一定缺陷。在医学信息不对称的今天，医院等级的评定，给患者的选择造成很大的影响。医院服务能力的认证是非常必要的，但我国目前垄断的认证体系应该改革，让更多第三方认证机构进入，只有多元化、竞争化才能有效解决医院等级制度的混乱及医学信息不对称的问题，同时达到有效监管医院的目的。

例3　医院作为一个特殊的服务行业也加快了"现代化"的步伐，假如你是一名医院管理者，你会对医院现代化管理提出怎样的要求？

【参考答案】

假如我是一名医院管理者，我会对医院现代化管理提出如下要求。

① 要有一支掌握并能运用现代管理知识的职业化管理队伍，能驾驭市场经济条件下的医疗服务市场，实施科学决策和经营管理。

② 要有一个与市场经济体制相适应的现代管理体制和运行机制。

③ 要有现代化的管理手段，能够充分运用电子计算机技术，使管理规范化、标准化。

例4　结合医院科室管理，简述动力原理的分类。

【参考答案】

管理的动力原理是指管理必须有强大的动力，促使各种管理要素有效地发挥作用，产生强大的合力，使管理运动持续而有效地进行。结合医院科室管理，动力原理可分为以下几个方面。

① 物质动力。它不仅指系统管理中获得的经济效益，而且也指社会主义按劳分配、多劳多得的物质分配原则。

② 精神动力。革命的理想、事业的追求、高尚的情操、理论或学术研究、科技或目标成果的实现等，都是精神动力的客观存在。特别是人生观、道德观的动力作用，往往是根本

的、持久的，甚至影响人的终生。

③ 信息动力。在科室专业技术活动中，大力收集、分析、整理和运用科技资料，为医学现代化创造高质量的科技成果，总结出高水平的学术论文，获得丰富的医疗效果和社会经济效益，这便是信息动力的体现。

例5　试述医院病床的编制需要遵循哪些基本原则。

【参考答案】

我认为医院病床的编制需要遵循基本原则如下。

① 合理布局原则。适应当地卫生行政主管部门对医疗卫生发展规划的总体要求，保证卫生资源的合理配置和充分应用，同时满足本地区人群对医疗保健服务的基本需要。

② 适应社会需求原则。社会需求是决定一个医院规模及相应的病床编制的重要指标之一。

③ 服从医院等级原则。我国医院的发展趋势是二级、三级医院向医疗中心转化，一级医院向社区卫生服务中心转化。

④ 效益与动态管理原则。注意医院病床使用的经济效益，保证卫生资源的充分利用。

⑤ 保证重点反映特色原则。保证重点学科与特色专科的发展，同时满足患者的医疗需求。

例6　请谈谈哪些因素会影响当地医院的住院服务需求。

【参考答案】

我认为影响当地医院的住院服务需求的因素有：医院的服务范围；地区经济特征；服务人群的性别、年龄等人口学特征；人群疾病谱和发病率；现有医疗机构的分布状况和病床的设置数量；当地医疗保健体制状况；病床的工作效率；医院工作人员的业务能力等。

例7　假如你是一名医院科室主任，在提高员工工作效率方面你有怎样的见解？

【参考答案】

针对此问题，我的看法如下。

① 领导者要做领导工作，必须把自己的精力集中在作为领导的责任上，不能分散精力，作不必要的消耗。

② 调动下级的积极性、主动性和创造性，办事公正，赏罚分明，指令明确，决断及时，严格要求，敢于承担责任，言必行，行必果，既用之，则信之。

③ 提高会议效率，不开没有明确议题的会，不开有许多议题的会，不开没有准备的会，不开可开可不开的会，不要无关的人参会，不作离题发言，不作重复性发言，不要议而不决、决而不行。

④ 有效利用时间，对日常工作应建立工作程序，建立备忘录或工作日记，科学地、合理地安排时间。

例8　根据你的理解，简要谈谈人力资源管理在现代医院管理中应发挥哪些作用？

【参考答案】

我认为人力资源管理在现代医院管理中应发挥如下作用：制订人力资源规划和计划；有效配置各级各类人员；工作绩效考评；促进员工个人发展；工资报酬管理；福利与劳保管理；保管员工档案；会计工作。

例9　医患矛盾是可以调节和缓和的，这需要双方的共同努力。假如你是一名医务工作者，你认为在调节医患关系时，医方应遵循哪些基本准则？

【参考答案】

我认为医方应该遵循的基本准则是：平等公正，真诚礼貌，负责互谅，知病知心、身心兼治，互尊互学，患者为师，引入"第三方"调解，充分维护和尊重患者的人格和基本医疗权利等。

例10　医院文化作为医院发展的一种软实力，越来越得到重视和提高。请根据你的认知和理解，谈谈医院文化包括哪些要素。应如何加强医院文化建设？

【参考答案】

我认为，医院文化要素包括：医院标志；医院环境；规章制度；文化仪式；经营管理行为；文化网络；医院哲学；价值观念；道德规范；医院精神等。

我认为加强医院文化建设需做到以下几方面。

① 必须抓好文化理论的系统研究和普及宣传工作，确立医院精神、院标等，使之深入人心，全员参与。

② 领导必须高度重视医院文化建设。领导、成员要分工明确，全面协同，共同抓好落实，同时要建立目标奖惩激励机制。

③ 必须与医院工作实际相结合。全部活动必须围绕"以患者为中心"来进行，传统的、行之有效的政治教育不能丢。大力培育医院精神，融医院管理、思想政治工作、精神文明建设等各项工作为一体，集观念文化层、行为文化层、物质文化层为一身，全方位辐射医院文化的各个方面。

④ 必须与医院思想政治工作相结合。

例11　如果让你帮助医院人力资源管理部门拟订一个管理目标，你认为关键点是什么？

【参考答案】

① 明确目标内涵（5W+1H）。即：人力资源管理的特定阶段所针对的主要问题和性质（What）；目标人群（Whom）；行动的领导者、操作者和实施者（Who）；目标人群所分布的部门和专业（Where）；完成管理活动的期限（When）；如何有效实施管理保证目标的实现（How）。

② 明确目标效果。指实现目标的程度。

③ 注意目标的副作用和无法预料的结果。

例12　医院推行标准化建设是医院科学、高效管理水平的体现，其中病区标准化管理是重要组成部分，简要说明其主要内容有哪些。

【参考答案】

病区标准化管理的主要内容是：病区管理制度化；医疗技术规范化；病房设施规格化；医疗质量标准化。标准化管理强调运作的统一、协调与简便，是高质量、高效率完成住院诊疗的保证措施。

例13　临床科室是医院的主体，它直接担负着对患者的收治、诊断、治疗等任务，对此就如何管理好临床科室谈谈你的认识。

【参考答案】

首先谈一下临床科室的重要性：在医院，临床科室是直接对患者实施诊断、治疗、护理及进行预防、保健和康复的部门，也是开展临床科研、教学、培训的基地。可以说，临床科室是医院各项功能，尤其是诊疗基本功能最集中的体现，医院其他部门的工作应围绕着并服务于临床诊疗工作的进行。因此，医院临床科室管理的优劣，直接反映出一个医院的管理水平和整体功能。我认为有几个管理要点如下。

① 按照能级原理，建立合理的人才层次结构和知识智能结构，以便适应临床医、教、研、防任务的完成。

② 建立一整套健全严密的医疗护理常规、技术操作规程和业务工作制度。

③ 建立健全岗位责任制，各项规章制度、仪器设备使用及管理制度和后勤物资保障制度。

④ 要重视技术服务与身心服务的统一，做好医疗服务、心理服务，保持病区安静、整洁与舒适。

⑤ 要不断完善人员之间、科室之间的协调与配合。在医师与医师、医师与护士、临床科室与医技部门和后勤保障部门之间，要建立并形成一套行之有效的联系协作制度。

例14 在门诊医疗质量管理中，如何评价手术质量？

【参考答案】

评价手术质量应考虑：门诊手术是否及时，有否拖延；手术有否错误或过失；无菌手术有无感染；手术中有无超过正常限度的损伤或过量失血；麻醉是否合理、有效；手术是否成功。

例15 请站在医方的角度，简要谈谈如何防范医疗纠纷？

【参考答案】

① 医院管理者和医务人员应熟悉掌握常用的卫生管理法律、法规；医务人员应遵守各项规章制度和诊疗护理规范、常规；加强医疗服务职业道德教育，增强服务意识。

② 制订切实可行的防范和处理医疗纠纷的预案，狠抓基础质量、环节质量和终末质量的三级管理，堵塞漏洞，做到防患于未然，狠抓"三基、三严"的培训。

③ 提高病历及各种医疗文书的书写质量并加强管理。首先，医院应成立病历质量管理委员会，提高医务人员应对病历在医疗纠纷处理中的法律地位的认识，加强对医护人员书写病历基本功的训练，提高病历书写质量，确保病历的客观、真实、完整。其次，要对病历质量实行层层负责，严格执行三级查房制，杜绝有缺陷的病历归档。

④ 重视医疗以外的其他安全问题，减少非医疗因素引发的医疗纠纷。坚持"一切以患者为中心"的原则，树立全心全意为患者服务的思想，不仅要满足患者必需的医疗服务，还要最大限度地满足患者的其他合理要求，把非医疗因素排除在外。

例16 请简述PDCA循环的四个阶段。

【参考答案】

PDCA循环，又称戴明环，分为四个阶段八个步骤。

第一步，找出存在问题；第二步，分析产生问题的原因；第三步，找出影响大的原因；第四步，制订措施计划。

以上四步是第一阶段计划（Plan），主要任务是寻找质量管理问题，拟订质量方针、目标，建立质量标准和工作制度。

第五步，执行计划，落实措施。

以上是第二阶段实施（Do），即根据计划阶段的方案，采取具体行动措施，贯彻执行计划。

第六步，调查效果。

以上是第三阶段检查（Check），即检查实施阶段的各种活动是否遵循计划阶段制订的标准，结果是否达到预期要求。

第七步，巩固成绩；第八步，提出尚未解决的问题，转入下一循环。

以上两步是第四阶段处理（Action），即根据检查结果，采取相应措施。

例17 医院感染危害重大，请你为医院感染的预防控制提出合理化建议，措施会有哪些？

【参考答案】

① 建立三级监控体系。在医院感染管理委员会领导下，建立医院三级监控网。一级网为医院感染管理委员会及医院感染管理专设机构或专职人员；二级网为临床科室感染管理小组（科主任、护士长、兼职监控医师和护士）；三级网为全院医护人员及全体职工。

② 建立健全各项制度并组织落实。包括各项管理制度、操作规程、技术规范的制订和遵守，开展对灭菌效果和消毒剂使用效果及一次性医疗器械监测，对感染高发科室如手术室、供应室、产房、ICU、血透室等消毒卫生标准的监测。消毒质控标准应符合国家卫生行政部门所规定的《医院卫生消毒标准》。

③ 医院建筑布局合理。医院建筑布局及各项设施应有利于消毒隔离，重点易感区域如手术室、供应室、产房、ICU、血透室、内窥镜室等布局要合理，分区要明确，各项消毒管理措施要落实到位。

④ 人员控制。主要是指控制感染源和易感人群，特别是易感患者。医务人员要重视手的清洁和消毒，做好个人防护，定期进行健康检查。

⑤ 合理使用抗生素。合理使用抗生素是预防和控制医院感染的重要措施之一。在应用过程中，要严格掌握应用指征，根据药物实验选择敏感的抗生素，并注意药液宜新鲜配制，给药间隔时间应与药物半衰期相符，密切观察疗效和不良反应。

⑥ 废弃物管理。医疗废物的管理须符合《医疗废物管理条例》的有关要求。

⑦ 积极开展健康教育。应教会患者和家属掌握预防和控制医院感染所需要的知识和技术，做好主动防护和自我防护。

例18 根据你的认知，简要谈谈你对中国医院实施战略管理的理解。

【参考答案】

首先，战略管理是指围绕战略生成和实施而展开的一组活动、一组工作，这是一个连续循环的过程，目的是提高战略的成功率。

其次，我认为中国医院实施战略管理有如下原因：中国医院已进入到战略制胜的时代；是科技发展的需要；是建立现代企业制度的需要；是医院进行资本经营的需要；是医院走向国际化的需要；是医院内部发展的需要。

例19 战略制订是企业或组织基础管理的一个组成部分，是科学化加艺术化的产物，需要不断完善。请根据你的理解，简述医院战略制订的步骤及各步骤的目的。

【参考答案】

① 资源状况分析。掌握医院现存资源状况，明确实现未来战略意图和目标的优势资源和劣势资源，为资源的利用、开发和创造提供方向和行动基础。

② 经营能力分析。充分了解医院能力的形成、变化过程，自身的优、劣势，以及自身所处的竞争地位。

③ 内部条件和外部环境的综合分析。通过分析找出医院自身的战略定位，选择或建立医院的核心能力，制订战略发展框架。

例20 医学是一门实践性极强的学科，医学院校毕业生走出校门后，必须经过以重点培训临床实际诊疗能力为主的住院医师规范化培训这一医学教育的特有阶段，才能胜任临床工作。那么你认为在住院医师规范化培训中应注意哪几点问题？

【参考答案】

住院医师规范化培训制度是对招收对象、培训模式、培训招收、培训基地、培训内容和考核认证等方面的政策性安排。我认为住院医师规范化培训中的注意事项如下。

① 提高培训人员管理与待遇水平，如提供编制、经费保障；强化政策引导和组织领导，培训考核与晋升相结合，以利于调动培训者的积极性。

② 实行以实践为主、技能为主、自学为主、业余为主的在岗培训，以利于改变轻实践的倾向。

③ 培训内容力求合理，包括医德医风、政策法规、临床实践技能、专业理论知识、人际沟通交流等，重点提高临床诊疗能力。注重医疗、医学科研相结合，以利于为日后临床工作打好扎实的基础。

例21 医院是医学生接受继续教育的重要基地和平台，也是打造医学高地的试验田，医院的科研条件和水平将直接影响医院的长足发展。请就医院科研发展的必要条件谈谈你的理解。

【参考答案】

我认为，医院科研条件包括科研人才、科研基地与场所、实验室技术装备及科研经费等。积极创造科研条件，是完成科研任务的基本保证。

① 科技人员的质量和数量，是关系到医院科研工作能否顺利开展并取得预期成果的首要条件。

② 科研基地与场所的设置应本着既有利于医院科研工作，又适当考虑到医疗共用的可能性，尽量避免人力、物力的分散，做到布局合理、设备配套。实验动物是医学科研工作必不可少的基本条件。

③ 实验技术装备是开展科研工作的重要工具，包括仪器设备、仪表、材料和各种优质药品、试剂等。其中仪器设备的先进与否，在一定程度上决定着科研工作的深度和广度。

④ 科研经费是开展科学研究的基本保证。

只有将人、财、物这三个必不可少的要素有机地结合起来，通过科学的组织与管理，才能有效地发挥各项条件的作用，使医院科研得到长足的发展。

例22 当前我国医院在注重医疗质量、提高经济效益的同时，也更加关注社会效益。对此请谈谈你对医院实施"顾客满意营销"（CS营销）战略的看法。

【参考答案】

"顾客满意营销"是指医院以患者满意为目标，研究、开发、提供医疗服务产品的活动过程，是对以保持市场占有率为导向的传统医院经营策略的转变。这一理念包含三方面的内容：建立患者满意型组织；认识医院与患者关系的生命周期；重视内部顾客满意行销。

我认为CS营销战略在医院经营发展中具有重要的作用。

① CS营销战略是医院无形资产的主要组成部分，是一种有效的经营政策，是提升内部职工和患者忠诚程度，提升医院竞争力的重要手段。

② CS营销战略的核心内容是患者满意战略，它符合医院的根本宗旨，符合医院注重社会效益的要求。

③ 实施CS营销战略，能够做到留住患者、吸引患者，升级患者服务需求，在提高医院经济效益的同时也能收到良好的社会效益。

例23 创新是一个组织生存和发展的灵魂，对医院经营者而言，你认为医院管理创新的成效将体现在何处？

【参考答案】

我认为，医院管理创新的成效体现在以几方面。

① 有利于提高医疗技术实力，更好适应和满足不断变化的市场需求。

② 有利于改善医疗服务质量，塑造医院服务品牌。

③ 有利于寻找市场竞争的空白点，创造和占领新的医疗市场。

④ 有利于提高医院服务的含金量，降低医疗服务成本，创造更高的社会效益和经济效益。

例24 经营管理中的"市场博弈"理论来源于被誉为"20世纪最伟大的科学成就"之一的博弈论。请论述"市场博弈"的核心是什么，并结合医院经营者的角色，谈谈"市场博弈"理论在医院经营管理中该怎样运用。

【参考答案】

"市场博弈"的核心就是强调企业要将经营的视角放在顾客和竞争对手等市场参与者身上，分析自己将使其他参与者获得什么新增价值，而不是考虑其他参与者能使自己获得什么新增价值。

"市场博弈"理论在医院经营领域是指通过对医疗市场的参与者即医院、患者和竞争对手的分析，准确预测市场形势，及时制订应对策略，把握最佳时机，赢得竞争优势。其在医院经营管理中的主要运用如下。

① 进行广泛深入的市场调查、信息收集和研究分析，掌握自身、患者需求和竞争对手的状况，从而在市场竞争中争取主动。

②　在自身的非优势项目上避免与对方正面竞争，把有限的医疗资源积聚成优势力量，专攻对方的弱势项目，形成强大的竞争力。

③　研究患者的消费心理，把竞争对手推出的某项医疗服务进行完善修改，使之更受患者欢迎；或是另辟蹊径，寻找对方尚未涉足的领域，抢先占领新的医疗市场。

例25　简要谈谈你如何看待医院品牌经营。

【参考答案】

医院品牌是医院、专科、医师、技术、服务的质量和信誉的保证，是区别其他医院同类技术和服务的标志。医院把这种特点用特定的品牌来表征，使人们会产生因品牌而联想到医院名科、名医的技术、质量、服务等相关特色的信息。医院品牌经营就是医院从经营的角度将医院的技术、服务和相关信息整合，由定位、设计、传播、营造，建立起患者和社会的认同和忠诚，从而使医院品牌不断增值的过程。

例26　结合区域卫生规划，请根据你的理解谈谈医院发展的重点有哪些。

【参考答案】

区域卫生规划是在一定地域范围内，根据自然生态环境、社会经济发展、人群疾病负担、主要卫生问题和人群卫生服务需求等因素，确定区域的卫生发展目标、模式、规模和速度，统筹计划，合理配置卫生资源，改善和提高区域内卫生服务的质量和效率，向全体居民提供公平、有效的卫生服务的一种管理思想和计划方法。

根据区域卫生规划的要求，我认为医院的发展重点如下。

①　根据等级原理，划分医院等级，制订医院技术分级标准，逐渐使医院分级从单一的行政隶属关系转向技术分级，形成合理的网点布局。

②　根据整体服务的原则，发展综合医院为主，加强或建立重点专科医院。

③　根据资源共享的原则，建立检验、影像中心，减少或避免重复投资。

④　控制医院规模，放慢病床增长速度，一个医院一般限制在600张病床以内。

⑤　扩大医院功能，加强社区服务，防止盲目新建或扩建医院。

⑥　加强或兴建急诊及康复服务设施，充分考虑院前急救设施的建设。

例27　结合医院工作的特点，请你简要谈谈医院未来发展的趋势。

【参考答案】

医院工作的特点是：以医疗工作为中心，重视医疗质量；科学技术性强；医疗工作的随机性和规范性；医院工作的时间性和连续性；医院工作的社会性和群众性。

医院未来发展的趋势是：分工精细；广泛综合的新型医疗技术；广泛应用现代科学技术成就；职业化、现代化的队伍；医院管理信息化、系统化；医疗、预防、保健、康复一体化；医院环境家庭化、艺术化；医院社会化程度高。

例28　结合管理学所知，你认为采取哪些措施可以正确实施管理的组织职能？

【参考答案】

①　建立合理、精干的组织机构，使各管理层次具有不同能级，使相应才能的人处于相应能级岗位，实现动态的对应，以人尽其才，发挥最佳管理效能。

②　制订规范，通过将问题具体化，协调好各科室部门间工作，健全责任制，以保证任务的完成。

③　选人用人，做到用人之长、避人之短，注重未来远景所需人才的培养。

例29　住院诊疗管理（又称病房管理）指对入院接受诊疗的患者提供良好的医疗服务所实行的以病房管理为中心的全过程管理活动。请根据你的理解，简述住院诊疗管理的特点与任务。

【参考答案】

我认为住院诊疗管理的特点与任务如下。

① 以病房管理为中心的系统工程。从系统工程的角度，以病房管理为中心，加强多学科多部门的协作，创造良好的诊疗条件和环境是住院诊疗管理的基础性任务。

② 建立以三级医师负责制为核心，以医疗活动为重点的诊疗体系。住院诊疗管理的重要任务，就是充分发挥三级医师负责制的功能，建立完善的责任制度。在医疗活动中，保证医疗质量，不断提高医疗水平，促进业务技术的发展。

③ 系统管理，确保诊疗工作的连续性和协同性。

④ 要使大量的诊疗信息得以科学及时地录入、存贮和充分地应用。

例30　我国医院实施护理管理有着重要意义，请谈谈你的理解。

【参考答案】

护理管理学是根据护理工作的特点，运用管理学的理论和方法形成的一门实践性很强的学科。我国专家将护理管理定义为：使医院的护理人力、物力、技术、信息和时间等要素有机结合并最优化运转，以达到提高护理工作效果和效率为主要目的医院管理工作。

我认为医院实施护理管理的意义如下。

① 在医院总系统制约下，护理管理运用科学管理的理论和方法，使医院护理工作运转优良，以实现医院管理的目标。

② 能够提高护理部门的工作质量和效率，对提高整个医院的管理水平具有重要作用。

③ 是一种经济资源，可作为"第三生产力"发挥合理有效增效作用，其中包括人、财、物三方。

④ 能够充分发挥护理科学技术的先进作用。

⑤ 在发挥科学和建设护理事业上，具有举足轻重的促进作用。

⑥ 为保护生命健康，与基础医学、预防医学和临床医学相互制约和相互辅佐。

第四篇
简历知识

第一章
简历知识概述

第一节 简历的概念

简历，顾名思义，就是对个人学历、经历、特长、爱好及其他有关情况所做的简明扼要的书面介绍。简历是有针对性的自我介绍的一种规范化、逻辑化的书面表达。对应聘者来说，简历是求职的"敲门砖"。

第二节 简历的分类

一、中式、港式、英式和美式

目前市场流行的简历大约有四种：中式、港式、英式和美式。

1. 又红又专的中文简历

中文简历不像英文简历那样有固定的、约定俗成的格式。现在社会上常见的中文简历多从"履历表"演变而来。虽然时代不断变迁，但简历依然惯性地沿袭了履历表的各种特点，比如个人信息丰富得就像"全国人口普查表"一样。而工作经历一栏虽然能容纳较大的篇幅，但却不如填写个人信息那么细致认真，要么是华而不实的大段描述，要么是干瘪得可怜的几句短句。有的还把简历写成了入党申请书或者自传，带有强烈的感情成分和主观色彩。这样的一份简历用来求职国企不会有什么大问题，普遍都能够被接受和认同，因为筛选简历的招聘经理不是以外企的标准和角度来衡量这份简历，而是从国内文化上来理解和认同。但如果你用不很专业的中文简历求职外企，可能会遇到两种尴尬情况：一是虽然招聘单位请你同时提交中英文简历，但筛选简历的招聘人员是中国人，所以你的中文简历将被作为主要的筛选依据。同是中国人的招聘人员可能在感情上能够理解你的"中式风格"，但是理性告诉他，你的中文简历不符合专业标准。二是有些外企单位甚至只要求你提交中文简历，没有了"中英文简历需要保持一致性"的约束。在写作中文简历时，你很可能就会想当然地爱用什么格式就用什么，什么格式顺眼就用什么。可这些你看着顺眼、爱不释手的中文简历在有着专业眼光的外企招聘人员看来就是不顺眼、不喜欢的典型。

求职市场上写得好的中文简历大都是套用专业的英文简历格式，有的甚至是把英文简历逐字逐句地翻译成中文，这样的简历至少在格式上能与国际接轨。此类简历主要分为美式、英式和港式三类。美式简历尤以美国著名商学院简历格式为代表，简洁明了，一页纸，沟通信息比较高效。20世纪90年代末这种简历开始在著名高校流传开来，并被越来越多的人认同和使用。英式简历页数比较多，年龄等个人信息"披露"得比较全面，相形之下，对于工作经验的描述就显得不够具体和鲜明，并不可取。这个版式的简历30多年前传到了香港，并且经过本土化改造在市场上广为流传，虽然进行了一番"锦上添花"，加上了工资水平以及工资预期，但工作经历的描述依然很少。

如果去外企求职，建议不写政治面貌。

有些人认为招聘方愿意招聘比较活跃一点的人员，于是便在简历中写"性格开朗"。这些人有的是真相信自己性格开朗，有的是觉得写上开朗更好。还有的求职者用了大量的篇幅来描述自己的性格：性格外向、活泼开朗、善于交际、积极主动、能歌善舞……这些的确都是一些优点，但都是一些写了等于没写的优点，因为性格一类的特质往往是需要通过双向沟通来评价的，是一种主观的印象。有经验的招聘人员从来不相信任何人自己表白的性格特点，因为它不是一个硬性的指标，不像学历、专业技能可以通过量化的测量来进行横向比较。你这边说得再多，经验丰富的招聘人员还是不会感情用事，理智会告诉他们"这不足为凭"。

2. "征婚启事"式的港式简历

香港出版的简历写作书籍中大都要求写"年龄""婚否"等信息，颇有"征寻贤妻良母"之嫌。香港报纸的招聘广告中还要求求职者写上"工资现状"及"预期工资"等可比信息，恨不得能招到一位"少吃多干的长工做女婿"。其实，这些都属于隐私性问题，美式简历则不要求提供这些信息。

3. 英式简历

英式简历很接近港式，但个人资料没有港式说得那么多，篇幅长、页数多，却不详细，是港式简历的原创母版，这里不做过多评论。

4. 手持国际护照的美式简历

可谓"放之四海而皆准"的美式简历既适合于求职外企也适合于求职事业单位。美式简历要求言简意赅，字字珠玑，限一页纸。但若想写好一份美式简历实非易事。你既要知道哪些信息不适合写在简历上，还要了解哪些信息必须在简历上写清楚，而且越细越好。这些知识都建立在你对单位文化认同的基础上。这也正是美式简历的魅力所在，因为它要求最高效地传达信息。

二、个性化多媒体简历

1. 视频简历

视频简历，是把求职者的形象与职业能力表述通过数码设备录制下来，经过对录制后的影像编辑及播放格式转换，在通过播放器播放的一种可以观看求职者影音形象的简历形式。视频简历凭借客观的影音效果以及丰富信息量，快速拉近了求职者和用人单位的距离，使用人单位在较短的时间内全面了解求职者。

优点：是一种求职者利用录制的视频在互联网上展示自己的方式，有着传统的纸质简历不能比拟的能力。视频简历让人力资源看到、听到并体会到求职者的实际表现及内心感受，接近了求职者和人力资源的距离。

缺点：很多招聘方的人力资源部门负责人表示，观看视频简历可能需要3～5分钟或更长时间，但是浏览纸质简历只需要1～2分钟，所以不能作为简历的主要部分。

2. 信息图表简历

多种数据穿插的表格型简历，打破传统模板，使信息扁平化。

3. 博客网站式

web版的电子简历，即HTML格式的电子简历（个人网站式），展示的方式灵活，多样。比传统简历更利于网上传播，目前国外有大量多媒体简历在线生成网站，可以更生动形象地描述自己，同时也可发布到网上，也可以通过电子邮件传递。具有方便、快捷、高效等优点。

年轻人比较喜欢使用个性化简历，90后钟爱多媒体简历。运用多媒体进行求职，形式新颖而引人注目，但在实际操作过程中，职场专家提醒，同学们在制作多媒体简历时，一定要有形式也有实在，在展现自己特长的同时，要表明求职意向以及个人要求。另外，由于网络的公开性，同学们在上传多媒体简历时，一定要保护好自己的隐私，如家庭情况、身份证号码等。

三、简历从语言上又可以分为中文和英文

中文大家都很熟悉，下面简单介绍一下英文简历（具体编写参见×××页，附表2）

英文简历（resume）并无固定不变的单一形式，应聘者完全可以根据个人的具体情况来确定采用何种形式，灵活设计。一般来说，根据个人经历的不同侧重点，可以选用以下三种形式。

1. 以学历为主的简历（basic resume）

这种形式适应于应届毕业生，因为没有工作经历，所以把重点放在学业上，从最高学历往下写。在basic resume中，一般包括下列元素。

① Personal data/Information（个人资料/信息）：name（姓名）、address（通讯地址）、postal code（邮政编码）、phone number（电话号码）、birth date（出生日期）、birth place（出生地点）、gender（性别）、height（身高）、weight（体重）、health（健康状况）、date of availability（可到职日期）、number of identification card（身份证号码）。因为是应届毕业生，一般没有结婚，因而可省略marital status（婚姻状况）和children（儿女情况）两项；如果是研究生毕业已婚，则应写明。

② Job/Career objective（应聘职位）。

③ Education（学历）：就读学校及系科的名称、学位、始止时间和应聘职位相关的课程与成绩、社会实践、课外活动、奖励等都应一一列出。

④ Special skills（特别技能）。

⑤ Hobbies/Interests（业余爱好）。如果在学历项目的课外活动中已经注明，此项则不必重复。

2. 以经历为主的简历（chronological resume）

以这种形式出现的英语简历，往往侧重于工作经历，把同应聘职位有关的经历和业绩按时间顺序书写出来，把工作经历放在学历之前。经历和学历的时间顺序均是由近至远。毫无疑问，这种形式的英语简历适合于有工作经验的求职人员。

在chronological resume中，通常包括以下元素。

① Personal data（个人资料）。具体内容同以学历为主的简历相同，不过，因为你参加工作多年，已进入结婚年龄，所以不管你是否结婚，都应注明婚姻状况和儿女情况。

② Job/Career objective。

③ Work experience（工作经历）。务必写明自己在每个工作单位的职位、职责和业绩以及工作起止时间。

④ Education（学历）。因为你已工作多年，雇主重点考虑你的工作经验是否能胜任你所应聘的职位，所以学历只是一个参考的因素，因而不必像以学历为主的简历那样写得详细，只需注明你就读的校系名称、始止时间和学位即可。

⑤ Technical qualifications and special skills（技术资格和特别技能）。

⑥ Scientific research achievements（科研成果）。

3. 以职能为主的简历（functional resume）

这种形式的英语简历，也是突出工作经历，因而所含元素和以经历为主的简历相同。以经历为主的简历和以职能为主的简历的根本差别在于：以经历为主的简历是按时间顺序来排列工作经历，而以职能为主的简历则按工作职能或性质来概括工作经历，并无时间上的连贯性，旨在强调某些特定的工作能力和适应程度。比方说，你曾经在两个不同的工作单位担任相同的职务或负责相同的业务，便可归纳在一个项目之中。

第三节　简历的结构与内容

个人简历是求职者生活、学习、工作、经历、成绩的概括。一份简历一般可以分为以下四部分内容。

① 第一部分。为个人基本情况，应列出自己的姓名、性别、年龄、籍贯、政治面貌、学校、系别及专业，婚姻状况、健康状况、身高、爱好与兴趣、家庭住址、电话号码等。

② 第二部分。为学历情况，应写明曾在某某院校、某某专业或某某学科学习，以及起止期间，并列出所学主要课程及学习成绩，在学校和班级所担任的职务，在校期间所获得的各种奖励和荣誉。

③ 第三部分。为工作资历情况，若有工作经验，最好详细列明，首先列出最近的资料，后详述曾工作单位、日期、职位、工作性质。

④ 第四部分。为求职意向，即求职目标或个人期望的工作职位，表明你通过求职希望得到什么样的工种、职位，以及你的奋斗目标，可以和个人特长等合写在一起。

为体现不同人群的特点，四部分的排序及组合会根据实际情况略有出入。有的简历还需加自荐信和附件（附件是指除简历外还需附加的附页），详见第五章第二节附表。

第二章
简历的填写和编辑

第一节　规定模板的个人简历

一、个人资料

　　本项目一般包括出生年月日、婚姻状况、身高、体重、健康状况以及业余爱好等，目的在于给对方一个比较全面的整体印象。个人资料的书写位置一般安排在简历的后半部分。有时，由于简历其他项目内容比较多，而纸面篇幅有限，常把个人资料的位置放在全篇之首，书写时通常分左右两个部分：左为姓名、通讯地址与电话号码；右为个人资料。

　　年龄应写明出生年月，显得比较准确、规范，而不宜写岁数。某些职业要求一定的身高，不能省略，要如实填写。爱好是否填写，由自己决定。业余爱好往往有助于谋求某一特定的职位，但提及这些个人爱好时，必须记住：一是对求职具有参考价值；二是突出主要爱好，简短扼要，而不应罗列各种爱好，以免造成你的经历与时间都浪费在业余活动中及兴趣不专的错觉；三是要真实，否则，面谈时谈及你的业余爱好，就会出现尴尬场面，而影响用人单位对你的信任。

二、求职目标

　　用于求职的简历，"求职目标"是基本项目之一。本项目用于表达求职者的愿望，如期望的工作性质、职务名称以及期望的发展前景等。

　　求职简历上写明求职目标，能直接表达出你的目的和动机。从而使对方一目了然，不必花费时间去猜测你寄发简历的意图。求职目标的表述力求简明，一般一至二行，由一个或数个短语或句子组成，切忌冗长，其内容也不应该与后面的工作经历重复。例如，

　　求职目标：与临床专业有关的医院科室

　　内容一般与个人的工作经历或学历有某种逻辑上的联系，即寻求的职位应与过去担任过的职务或学习过的专业相同或相近，而不宜相去甚远或毫不搭界。否则，用人单位会对你的能力持不信任的态度，而将你的简历弃之一旁，从而导致求职失败。

三、任职资格

　　本项目内容是对求职目标的支持性说明，旨在用人单位对你的学历、专业、工作经验、

能力等任职资格有一个概括性的了解。如果你谋求的职务同现在或过去的职务相似，就应该根据工作经历来强调你所具备的资格；如所求职务你过去未曾担任过，则需强调过去的职务同所求职务之间的相关性与共同点。如果你是刚出校门的学生，没有工作经验，或是踏入社会的时间不长，还缺乏充足的工作经验，就有必要强调在校所学专业、课程、成绩以及暑假工作经验、专业实习经验等同所求职务之间的联系，借以说明你已具备任职的条件，而这些条件本身就是任职资格的组成要素。编写本项目内容时，宜简明扼要，粗线条概括，因为在后面的学历和工作经历中还会详细叙述。这里先列举其要，意在唤起用人单位人事主管的阅读兴趣，使其更加留意本项目之后的内容。例如，

任职资格：（求职目标：B超科室医生）大学所学专业为影像学，曾在××医院实习、进修或者工作，对B超设备操作熟练等。

四、学历

学历指自己接受教育的经历，内容包括何时、何地、在何类院校学习。如果就读的是大中专院校，必须说明所学专业，大专院校毕业生还必须说明获得过何种学位。博士学位获得者，最好注明博士论文题目。学历的编排顺序应由前往后，由高至低，即先写最近学历，先写最高学历。如果受过高等教育，中学阶段学历可以省略。例如，

学历
2012年9月—2015年9月　就读于××大学，获风湿免疫学博士学位。博士论文题目：××因子在风湿发病中的机制。
2009年9月—2012年9月　就读于××大学，获风湿免疫学专业硕士学位。
2004年9月—2009年9月　就读于××大学，获得临床专业学士学位。

五、工作经历

本项目是简历的主体部分，基本内容包括：工作单位名称、工作起止时间、所任职务等。根据简历的用途及对方要求，编写时有多种方法。从简便、实用出发，实践中人们通常采用以下两种顺序编写：一种是时间顺序式，即按时间的先后顺序编写；另一种是职务式，即按个人的职务，包括专长、成就或职业性质等编写。应届毕业生可以省略本项目。

六、课外活动

课外活动是学校生活的一个重要组成部分，也是对课堂学习内容的一个重要补充。积极参加各类课外活动，表明你希望增长自己的才干，提高自己的人际交往的能力，扩展自己的社会阅历与经验。简历上列出你参加过的课外活动和取得的各种荣誉与奖励，有助于说明你的人格修养、交际能力、组织能力、成熟程度、健康状况以及心理素质与发展潜力等。

对一个刚刚跨出校门、尚无工作经验的年轻人来说，初次谋职时尤其需要将自己课外活动的经历详述在简历上，旨在表明你的社会适应性、工作积极性和竞争优势，从而引起用人单位的注意，并将你列为优先录用的人选。例如，

于2013年9月—2015年9月　任××大学××级播音员
于2015年6月　　　　　　获××学院大学生普通话大赛一等奖

七、外语技能

编写简历时应详述自己掌握的外语语种、应用水平或熟练程度。如参加TOEFL、GRE或者PETS、CET-4、CET-6等标准测试获得了比较理想的成绩，也应该将考分列入本项目。

八、专长与成就

专长是专业范围内最突出最擅长的强项，例如专业是临床医学，但临床医学又有分支，而简历作者的专长可能是外科学（肝胆外科方向）。填写专长时，应重点强调一个或两个方面的专业特长，一般不宜超过两项。填写成就时，一要实事求是，二要具体、定量。如获得什么奖励，参加过什么科研项目做出贡献，获得发明创造方面的专利等，都可罗列于此。

九、社团活动

本项目是对简历作者加入各种专业性、学术性的学会、协会、研究会等社团组织或任会员，或任领导职务等情况的介绍。本项目的内容有助于对方从侧面了解作者参与专业或学术活动的积极性，以及他在该专业或学术领域的地位与影响等。

十、自我评价

在简历模板运用的基础上如何彰显个人优势，吸引人力资源部招聘人员的关注，是简历成败的一个关键因素。自我评价仅次于"个人信息"和"最近工作"之后，在"求职意向"和"工作经验"之前，它是简历的第三部分。

简历中的自我评价以4～10条为宜，过于冗长、格式化、无个性的自我评价（例如活泼开朗、外向大方、勤奋努力等这样的用词）很难打动人力资源部招聘人员，也容易让自己落入"不通知面试"的行列。职场专家建议求职者在写自我评价时，可以先回顾一下自己的工作经历，思考自己在以前的工作中所积累的工作经验，然后再挑选出与所投递岗位的比较吻合的工作能力，写在自我评价中，以突出自己的优势。

十一、照片

一张简历照片是大学生求职的开端，是简历的"门面"，照片可以展现自己的优点，选择简历照片应注意以下事项。

① 要选择最近（1～6个月）的近照，切忌照片与本人不符，或者差距太大，真实表现自我。

② 1～2寸证件照或清晰的半身免冠照片。

③ 最好是正面照和前侧面照，避免全侧面照。

④ 可以找有专业照相技能的人和照相馆拍照，太随意的一张照片还不如没有。

⑤ 避免朦胧照、艺术照、烟熏照等。

⑥ 整洁的背景、不留痕迹的淡妆。

⑦ 发型要大方得体，刘海儿不要盖过眉毛，头发不要遮挡耳朵。

⑧ 服装要正规、挺括，最好是正装和职业装，切忌太休闲的服装。

⑨ 表情淡定，微笑自然。

⑩ 精神饱满，彰显个人气质，避免精神沮丧、萎靡不振。

十二、推荐人

有的简历通常在最后列上一项推荐人，意谓求职人员在简历中介绍的情况是真实可信的，自己的品行和能力可以接受查询，某些人士可以对自己的情况予以介绍，提供证明，做出推荐。

在提供推荐人的姓名、头衔或职称时，有三点应注意：一是要获得他们的允许和承诺；二是要附上他们现在的而不是过去的通讯地址、邮政编码、电话号码；三是要将该简历的复印件给他们各送一份，以便让他们对简历所述有全面了解，能有的放矢回答询问。

十三、其他

"其他"通常是在求职简历模板的结束部分，可以填写，也可以空着。不过，如果能够善于利用它，求职成功率将会大大提高。毕竟，作为求职简历的最后部分，它是表现自我的最后机会。

在"其他"中填写的最佳信息因人而异，这取决于求职者的职业目标和背景。请记住，求职简历是自我营销的手段，其中的信息应当有助于向用人单位推销自己，以实现自己的职业目标。可以这样考虑问题：如果这是向潜在的用人单位推销自己的最后机会，你会说些什么？以下是一些填写"其他"的思路，供大家参考。

① 能力或业绩总结。在"其他"对自己的能力和职业生涯进行总结。在能力或业绩总结中要突出自己主要的"卖点"和成功案例—这一切都应当与你想要应聘的职位有关系。

② 获奖情况。用列举自己的获奖情况作为求职简历的结束，会给用人单位留下深刻印象。

③ 证明书或推荐信。你是否收到过对于你的工作情况表示满意的推荐信或业绩评估证明，如果有，可以摘选其中的精彩部分作为"其他"。

④ 发表作品。如果在报刊、杂志上发表过作品，可以考虑在这部分里罗列出来。

⑤ 专利。如果拥有专利（包括正在申请的），请在"其他"中列出。

⑥ 演讲能力。许多职位要有演讲能力才能胜任。列举自己参加过的演讲、主题发言会给用人单位留下好印象。

⑦ 再次强调工作地点。在"其他"中再次强调工作地点不失为结束求职简历的好办法。

⑧ 说明自己愿意出差。如果愿意出差，可以在最后加以说明，用人单位或许会因为这一点而看上你。

第二节　简历的格式及选择

一、目标型简历和资源型简历

在职业设计中，根据求职目标，通常把简历划分为两种类型：目标型简历和资源型简历。

如果你了解职位的要求，熟悉你打算就职的行业或环境的情况，那么你适合使用目标型简历。简要地说，通过职务名称、行业或者两者，你可以确认你打算从事什么职业。

如果你是一个通才，可以拥有多种选择或者不能清楚地确定你打算从事什么职业，但是你能够确认你的可售卖技能，那么你适于使用资源型简历。资源型简历可以向差别化的雇主们促销你的可售卖技能。

1. 目标型简历

如果你了解你的简历的目标阅读者，那么你的简历就必须强调那些能够满足目标聘用单位需要的技能、能力和资质。简历内容的定位应当尽可能地贴近于满足职位的要求。例如，如果你正在寻求一个护理的职位，但并不在意是在哪一个科室中，那么你就应当确认出你的关键资本和价值。几种能成为这样资本的技能、能力或资质如下。

① 拥有出众的相关技能。

② 你曾在一家具有良好声誉的大医院里接受过培训，因此几乎不存在新的学习曲线。

③ 能够证实并得到确认的过去相关事项的证明。

2. 资源型简历

如果你不能够清楚地确认你的目标，那么你的简历应当以更加宽泛的方式强调你的成就和技能。未来的招聘单位聘用你，作为回报，你能给他们带来什么利益呢？你有哪些技能能够为他们这个单位做出贡献、增强组织实力呢？

让我们来看看某家医药代表经理的例子，他正在试图改变他的职业。这位经理可能拥有几种独特的技能，可以在很多种行业中售卖，因此他创作了一份资源型简历，其中建立的资历组合如下。

① 超凡的销售和营销技能。

② 广泛的人脉关系网。

③ 良好的培训和发展能力。

④ 成熟的经营管理技能。

⑤ 出色的外语能力。

在简历上列示出这些独特的技能之后，与之相互照应的部分就要集中论述在以上五个领域中的特别成就。

无论你选择哪一种类型的简历，你都必须融入相关信息来迎合未来聘用单位或行业的需要、关注焦点和期望。

二、按照结构和内容简历的分类格式

1. 时序型格式

有许多职业专家认为时序型格式是简历格式的第一选择，因为这种格式能够演示出持续和向上的职业成长全过程。它是通过强调工作经历实现这一点的。时序型格式以渐进的顺序罗列你曾就职的职位，从最近的职位开始，然后再回溯。区分时序型格式与其他类型格式的一个特点是罗列出的每一项职位下，你要说明你的责任、该职位所需要的技能以及最关键的、突出的成就。关注的焦点在于时间、工作持续期、成长与进步以及成就。

2. 功能型格式

功能型格式在简历的一开始就强调技能、能力、资信、资质以及成就，但是并不把这些内容与某个特定雇主联系在一起。职务、在职时间和工作经历不作为重点，以便突出强化你个人的资质。这种类型的格式关注的焦点完全在于你所做的事情，而不在于这些事情是在什么时候和什么地方做的。

功能型格式的问题在于一些招聘人员不喜欢它。人们似乎默认这种类型的格式是为那些存在问题的求职者所用的：频繁跳槽者、大龄工人、改变职业者、有就业记录空白或者存在学术性技能缺陷的人以及经验不足者。一些招聘人员认为，如果你没有以时序方式列出你的工作经历，那么其中必有原因，而且这种原因值得深究。

3. 综合型格式

这种格式是最佳选择，首先简明扼要地介绍你的市场价值（功能型格式），随即列出你的工作经历（时序型格式）。这种强有力的表达方式首先迎合了招聘的准则和要求，展示了你的资本、资信和资质；其次，随后的工作经历部分提供了曾就职的每项职位的准确信息，满足了招聘单位获取了应试着工作经历的要求。

这种综合型格式很受招聘机构的欢迎。事实上，它既强化了时序型格式的功能同时又避免了使用功能型格式而招致的怀疑。当功能部分信息充实，有招聘单位感兴趣的材料，而且工作经历部分的内容又能够强有力地作为佐证加以支持时，尤为如此。

4. 履历型格式

履历型格式的使用者绝大多数是专业技术人员，或者是那些应聘的职位仅仅需要罗列出能够表现求职者价值的资信。例如医生就是使用履历型格式的典型职业。在履历型格式中无需其他，只要罗列出你的资信情况，如就读的医学院、何种专业、实习情况、职业资格、就职的医院、科研以及发表的著作等。换句话说，资信说明一切。

5. 图谱型格式

图谱型格式是一种与传统格式截然不同的简历格式。传统的简历写作只需要运用你的左脑，你的思路限定于理性、分析、逻辑以及传统的方式。而使用图谱型格式你还需要开动你的右脑（大脑的这一半富于创意、想象力和激情），简历也就更加充满活力。

三、如何选择恰当的格式

如果你有无可挑剔的工作经历，并且你的将来与你的过去联系紧密，那么你可以考虑使用时序型格式。如果你在经验、教育或成就方面有少许缺陷，那么你应该考虑使用综合型格式。如果你属于下列情况之一：你是一个学生，或者你是在长期未工作以后再重新就业，或者你改变职业，或者你在短期内从事过很多工作，或者你有就业记录空白，或者你有其他不宜使用时序型或综合型格式的工作经历，那么你应该使用功能型格式。如果你的资信完全能够说明一切并且在面试前不需要其他信息，那么你可以尝试履历型格式。如果你想与众不同，充分表现自我，那么你应当使用图谱型格式。

作为这一部分的结束语，我们提出以下建议：发挥你的才智，设计一个能最好地实现自我推销的简历，选择一种能带给你最佳机会的简历格式类型。

第三节 简历编辑的原则和注意事项

一、简历编辑的原则

简历的编辑制作非常关键，应遵循以下原则。

1. 十秒钟原则

就业专家认为，一般情况下，简历的长度以A4纸1页为限，简历越长，被认真阅读的可能性越小。高端人才有时可准备两页以上的简历，但也需要在简历的开头部分有资历概述。

2. 清晰原则

清晰的目的就是要便于阅读。就像是制作一份平面广告作品一样，简历排版时需要综合考虑字体大小、行和段的间距、重点内容的突出等因素。

3. 真实性原则

简历是你交给企业的第一张"名片"，不可以撒谎，更不可以掺假，但我们可以进行优化处理。但优化不等于掺假，可以选择把强项进行突出，将弱势进行忽略。比如你是一个应届毕业大学生，可以重点突出在校时的学生会工作和实习、志愿者、支教等工作经历，不单单是陈述这些经历本身，更重要的是提炼出自己从中得到了什么具有价值的经验，而这些收获能让你在今后持续发挥效用。如此一来，招聘单位便不会以"应届生没有工作经验"为由而拒你于千里之外了。

4. 针对性原则

假如某医院要求具备相关专业和工作经历，你在简历中清楚地陈述了有关的经历和事实并且把它们放在突出的位置，这就是针对性。

5. 价值性原则

使用语言力求平实、客观、精炼，篇幅视工作所限为1～2页，工作年限5年以下，通常以1页为宜；工作年限在5年以上，通常为两页。独有经历一定要保留，如著名医院或医药企业工作、参与著名培训会议论坛、与著名人物接触的经历，将最闪光的单独列出即可。

6. 条理性原则

要将医院或者企业可能雇用自己理由，用自己过去的经历有条理地表达出来。个人基本资料、工作经历包括职责和教育以及培训这三大块为重点内容，其次重要的是职业目标、核心技能、背景概论、语言与计算机能力、奖励和荣誉。

资深职业规划师曾强调简历需要优化但最重要的还是内涵，是否符合用人单位"人才"的标准才是应聘成功与否的关键。大多数人对自己的求职方向比较困惑，往往在简历上不写求职意向或是写得太多，这都是不可取的。如果自己实在无法把握，可以请专业的职业规划咨询机构帮助你找出职业定位。

7. 客观性原则

简历上应提供客观的证明或者佐证资历、能力的事实和数据。另外，简历要避免使用第一人称"我"。简历必须能够传达关键信息。简历有两个主要目标。比较明显的一个目标是简历要激发阅读者的热情和兴趣，帮助你达成下一步的面试。简历的第二个目标则是激励你的斗志并且为你的面试和求职全过程做好准备。

二、简历制作的注意事项

写好个人简历非常重要，简历的编辑制作应注意以下事项。

1. 针对性强

事业单位、企业对不同岗位的职业技能与素质需求各不一样。因此，建议在制作简历时最好能先确定求职方向，然后根据招聘医院或者外企的特点及职位要求进行量身定制，从而制作出一份具有针对性较强的简历，忌一份简历"行走江湖"。一份简历打天下的海投方式早已经被淘汰了，如果你还固执地坚持着，不对自己进行职业定位，不去了解用人单位的具体招聘条件，不经思考随大流地盲目投递，结果自然就会造成简历屡屡石沉大海而没有回音。

2. 言简意赅

一个岗位可能会收到数十封甚至上百封简历，导致人力资源部招聘人员查看简历的时间相当有限。招聘人员一般只会花30秒左右的时间扫视一下你的简历，然后决定是否要面试你，所以简历越简练精悍效果越好。因此，建议求职者的简历既简单又有力度，如果没有特殊情况，尽可能只使用一张纸。如果你有很长的职业经历，一张纸写不下，试着写出5～7年的经历或组织出一张最有说服力的简历，删除那些无用的东西。

3. 力求精确

阐述你的技巧、能力、经验时要尽可能准确，不夸大也不缩小，不要模糊处理，同时要确信你所写的与你的实际能力及工作水平相符。

4. 客观真实

诚信是做人之根本，事业之根基。一个不讲诚信的人，很难在社会上立足。同理，如果你在简历中弄虚作假，将会失去更多的机会。即使你能侥幸获得面试机会，但有经验的人力资源部招聘负责人在面试过程中一般都可以看穿，只要被发现有一处作假，就会觉得你处处作假，你将被拒之门外。一个连诚实都做不到的人，企业拿什么信任你？因此，建议求职者在写简历时一定要做到客观、真实，可根据自身的情况结合求职意向进行纵深挖掘，合理优化，而非夸大其词，弄虚作假。

5. 层次分明

要注意使用恰当的语言，力求叙述合理、内容衔接得当、重点突出，教育及工作经历可采用倒叙的表达方式，重点部分可放在简历最前面。

6. 突出内涵

仅有漂亮的外表而无内容的简历是不会吸引人的，要注意是内容决定一切。所以简历中一定要有过硬的内容，特别要突出你的能力、成就、创新以及取得的经验，这样才会使你的简历更富有特色，从而受到用人单位的青睐。

7. 使用有影响力的词汇

使用这种词汇，如证明的、分析的、线形的、有创造力的和有组织的，这样可以提高简历的说服力，尽量每句都用到这种词汇。

8. 格式方便阅读

目前网络上面提供了很多简历模板，那些模板只能起到参考作用，毕竟每个人的情况各不一样，那些模板未必适合你。因此，建议求职者应该慎用网络上面提供的简历模板及简历封面，而是应该根据自身的具体情况进行合理设计。正常情况下，一份简历主要包含个人基本信息、求职意向、职业技能与素质、职业经历四大部分即可，个人可视具体情况添加。

9. 不写个人爱好

如果招聘单位没有特别的要求，最好不要把个人爱好写在简历上。

10. 薪资待遇

薪资待遇是每个应聘者都关心的问题，也是面试过程中极敏感的话题。根据"前程无忧"网站的《"个人vs企业谈薪心理战"调查报告》，有34%的求职者在简历中不写薪资。但大部分人力资源部招聘负责人都希望应聘者明确标出期望薪资待遇范围，不喜欢写"薪资面议"。因为人力资源部招聘负责人本身掌握着私人医院或者企业的薪资待遇的一个度，很清楚这个岗位的工资介于怎样的一个区间。

薪水对粗心的人而言是问题重重且处处布满陷阱。在私营医院里，薪水一般都是讨价还价谈出来的。至于薪水到底能不能商议，得知的唯一办法就是马上和相关人员进行谈判。但是，求职者一定要记得"少安毋躁"的原则。因为把要求的薪水写在简历上，是件很冒险的事。

如私人医院老总将知道你目前的薪水比他们愿意付的高。即使你可能自愿降薪，但是你也不会有面谈表达意愿的机会，因为招聘单位通常不愿雇用这种薪水愈赚愈少的人，他们会觉得你是在利用他们"填补空缺"，或者他们会认为给你面谈机会只是浪费你的时间而已。如药品企业老板将会知道你目前的薪水远比他们愿意付出的低。你可能有了面谈的机会，但是你薪金的筹码大大削弱了。如果薪水可以讨价还价，他们会用你目前的薪水为起薪。反过来说，他们也可能根本不给你面谈的机会，因为他们会觉得你太"微不足道"而无法胜任这项工作。

第四节　简历编辑制作的步骤

制作简历时可以事先结合职业规划确定出自己的求职目标，选择有针对性的版本，运用专门的语言针对所招聘单位制作简历。一份适合职位要求、详实和打印整齐的简历才可以得到人力资源部招聘人员的认可，有效地获得应聘单位的面试机会。我们认为编辑一份理想的简历应按照以下步骤进行。

1. 简历定位

人力资源部招聘负责人阅读简历的目的是想知道你可以为他们做什么，而不是来欣赏你的简历的文采。为你的简历定位，明确你到底能干什么，最能干的是什么，如果你也有多个目标，最好写上多份不同的简历，在每一份上突出重点，这将使你的简历更有机会脱颖而出。

2. 让简历醒目

简历的外表不一定要很华丽，但它至少要清楚醒目。审视一下简历的空白处，用这些空白处和边框来强调你的正文，或使用各种字体格式，如斜体、大写、下划线、首字突出、首行缩进或尖头等办法，要用电脑来打印你的简历。

3. 突出重点

在简历中要充分展示与目标岗位相关的个人优势和特长，强调过去所取得的成绩，尽量量化工作成果，用数字和案例说话。最好能写出三种以上的成绩和优点，并且要讲究材料的排列顺序。

4. 仔细检查

写完以后，再检查一下你的简历是否回答了以下问题：它是否清楚并能够让招聘单位尽快知道你的能力？是否写清楚了你符合这份工作的要求？谈及内容与你谋求的行业是否协调一致？有东西可删除吗？如果有必要的话，找个擅长校对的人，让他帮助检查一下，然后，自己再检查一遍，完善你的简历直到最好。

5. 打印排版

使用不同的文字、字号，很好地设计版式，注意段落间隔及字体。白纸黑字应该是个人简历的最佳载体，应使用优质的纸张。打印排版时，同时还要避免出现拼写错误、印刷错误、语法错误及标点符号错误。另外，还要保持简历的整洁、平整，让人看起来感觉规范、美观，能引起招聘负责人员的兴趣，给阅读人留下深刻印象。

第五节　应届生简历的编辑技巧

之所以要把应届生简历单拿出来讲，是因为应届生的工作经验很少，若按前文所述方法编写页面不够丰满。会很尴尬。因此我们在这里特别介绍一些弥补的技巧。

1. 教育背景中写相关课程

但千万不要为了拼凑篇幅，写上所有的课程，如体育等。

2. 奖学金一项一行

许多学生每年都有奖学金，这样一来，也可写出三四行，甚至更多。

3. 拉长句子

每个句子都可加入一些词拉长一些。

4. 加大字号

可将10号、小五改成12号。

5. 社会工作细节放在工作经历中

这样会填补工作经验少的缺陷，例如，在做团支书、学生会主席等社会工作时组织过什么活动、联系过什么事、参与过什么都可以一一罗列。如果只做过一件事，那就应该尽量把它掰开了写，如领导过多少人、完成了什么事、起到了什么作用。这样一来，起码就有了三行。如果做了更多的事，一件一行就可以了，行文简洁的原则还是要遵守的。

6. 暑期工作

作为大学生，招聘方通常并不指望你在暑期工作期间会有什么惊天动地的成就。当然如果你有就更好了。不过即使没有，就算是在父母的单位待过几天，也不妨写上。这样也算是接触过社会，了解了些行业，做过了些工作。

7. 中学情况

一般都不写，写的话也不要写太多。有的人中学经历特辉煌，做过学生会主席、当过团支部书记，学习成绩也名列前茅。其实中学成绩是最没有参照性的，最重要的还是当前的情况。当然，如果在中学时得过国际奥林匹克比赛大奖或全国性的大奖，不妨提上一笔。

第六节　简历编写的常见问题

1. 简历缺乏针对性

一份标准模板下做出来的简历适用于多种行业、多个职位的求职。没有针对性，就很难吸引人力资源部招聘人员的眼球了。

2. 简历格式化

许多求职者都是制作一份简历后，复印几十份，随时做好把复印的简历递给每一位招聘负责人员的准备。这种求职者占了求职者群体的绝大部分。许多招聘单位收到的简历非常多，招聘负责人员每天阅读的都是大同小异的格式化简历。这些毫无个性和鲜明特征的求职简历基本上来自下面几个渠道。

① 学校就业指导部门提供的简历模本。

② 打字复印店挂在墙上供大学生们选择的样本。

③ 网上下载的格式文本和封面图样。

④ 求职指导书登载的简历样本。

3. 简历不完整

工作经验在招聘当中是很重要的一项内容，有的人在编写自己的工作经历时，不是前边丢掉几年就是近一两年的工作经历空白，让人对他顿生怀疑，也对他的求职态度和做事态度产生疑虑，再看下去的想法也没有了。

4. 简历过于简略

有一些人的求职简历相当的简单，工作经历只写到年，工作情况只写岗位名称，教育情况只写大专或大本，让人看后能获得的信息有限，那么也不会再进一步考虑了。

5. 简历出现明显错误

尤其是一些时间上的错误，比方说上十多年的大专，普通本科上三年，还有两年和一年的，或者教育经历与工作经历完全重叠，或者算下来从13岁就开始工作经历的等，这样的简历会马上被抛弃掉的。

6. 自吹自擂

同求职面试中的自我介绍一样，在简历中，有很多人容易犯下自我吹嘘、自我标榜的错误。这样的简历见得多了，招聘负责人员也变成了具有怀疑倾向的无情杀手，他们基本上是本能地怀疑和否定一些求职者自我肯定的内容。

7. 电话沟通一问三不知

或许是网络投简历太轻松了，投出的简历多得连自己应聘了什么都不知道。人力资源部招聘人员打去电话沟通，丝毫不在状态，对自己投过的职位压根没印象，更谈不上对招聘单位基本信息的了解。一问三不知，试问招聘单位怎么会选择你？

8. 见单位就投

基于简历低成本制作的原因，几元钱一份的简历被求职者大方地递给每一个他感到有点希望的招聘负责人员，或者抱着广种薄收的心态，四处撒网，见人就送。这种情况在各地举行的招聘会上经常见到，有的同学甚至是隔着许多人就把简历从夹缝中递给招聘官，这种盲目撒网的做法往往收效甚微。

第三章
英文简历

第一节　英文简历的特点

1. 突出重点

简历（resume）并不是要将经验一一列出，而是要选择与职位紧密相关的经历、能力等。为了突出重点，使你的英文简历出色而引人，必须谨请以下几条。

① 充分体现自己的优点与长处，对与应聘职位相关的知识、工作经验、技术才能应尽量列举出来，多多益善，但要实事求是，不可言过其实。

② 如实具体地列举出你与应聘职位有关的业绩和成果，而且要把这些内容的时间、地点、证明人一一列出。如属论文论著，则须列出报纸杂志或出版社的名称以及发表或出版的时间。

③ 与应聘职位无关的资料应不写，或者根据需要从略，注意整份简历的统一性和均衡性。

2. 语言简洁

英文简历的一个基本概念，就是要让招聘者在很短的时间内能了解你，知道你能否胜任所聘职位，因此就必须用简洁的语言来表达个人简历。要做到语言简洁，通常应注意如下几点：

① 必须特别留意省略主语"I"，因为在简历中，你的名字已经出现在个人资料中，如果在表述学历、工作经历、任职资格时反复用"I"一词，不仅令人看来生厌，而且有自傲之嫌，同时缺乏效率。

② 尽量用简单句，努力避免用复合句。如"As I have been a computer operator for 4 years，I can type very quickly and accurately. "可缩减为"Having been a computer operator for 4 years，I can type very quickly and accurately. "

3. 篇幅适宜

英文简历不宜写得冗长过度，篇幅要适当，一般为A4纸的2页为佳。当然，还是要根据实际情况来考虑，对没有经验的学生求职者一般1页就够了，而工作时间长的求职者则可以多几页。

4. 避免误差

如果你的英文简历上丢三落四，错误百出，毫无疑问你将在众多求职者当中不战而败，因此，千万要避免下列情况发生。

① 出现语法错误和英语单词拼写错误。

② 经历不完整。

③ 没有写明你所具备的资格。

④ 没有写明过去的职称及担负的工作，以及工作成绩。

⑤ 版面设计乱七八糟，手写字迹潦草，抑或涂涂改改，这些都会导致第一印象不佳。

第二节　英文简历的编辑

一、页眉部分的编写

1. 名字（单字名、双字名）

以"李杨"为例，单字名有下列几种写法："YANG LI""Yang Li""Yang LI""LI Yang""Li Yang"。我们认为都有可接受的理由，或适用的场合，但标准的、外企流行的、大家约定俗成的简历中的名字写法，则是第一种"YANG LI"。

我们在审阅了大量中国人的简历之后，发现一个非常值得大家注意的地方，就是有人用粤语拼写自己的姓氏。比如，王写成"Wong"，李写成"Lee"。这里要告诉大家两点：第一，这只是香港人的拼法，并不是国际的拼法；第二，将来您办护照准备出国时，粤语拼音是不会被批准使用的，因而我们的建议是不用汉语拼音以外的写法。

另外，也发现有一小部分人用外国人的姓，如"Mary Smith"，也是非常不可取的。因为如果你用外国人的姓，别人会认为你是外国人，或者你父亲是外国人，或者你嫁给了外国人。而名字用英文则是很常见的，也是很方便的，尤其是名字拼音的第一个字母是q、x或z，老外们很难发出正确的读音。有位叫韩强的先生，名片上印着"John Han"，这样，中外人士叫起来都很方便。名和姓之间，如果有英文名，中文名可以加，也可以不加，或者用拼音的第一个字母简称，如上例"John Q. Han"。

另外，既然取了英文名，就必须"光明正大"地使用，不能偷偷摸摸，名字起了本来就是为了让大家叫，如果起了一个不为人知的英文名，可能会让你错失良机。

有一个学生给自己起了一个英文名叫"Jeff"，还得意洋洋地写到了简历上，寄给了一家大型外企，可他却没有向他认识的任何人发布"更名启示"。有一天，他不在寝室，正好那家外企打来电话通知他面试："喂，请问Jeff在吗？"他的室友接了电话："我姐夫不在这儿住！"然后奇怪地挂了电话。结果可想而知，他很可能就此失去了机会。

双字名怎么写？中国人双字名很多，如"梁晓峰"，这里介绍四种写法："Xiaofeng Liang""Xiao-Feng Liang""Xiao-feng Liang""Xiao Feng Liang"。建议用第一种，Xiaofeng Liang，最简单方便。

2. 地址

应聘外企务必要写清"中国"，不能光写城市名。一个完整的地址、全球畅通的通信地址应该是加国名的，但不必用P.R.C.，因为用China已经很简单清楚了。邮编的标准写法是放在省市名与国名之间，起码放在China之前，因为是中国境内的邮编。

3. 电话

① 前面一定加地区号，如（86-10）。因为你是在向外企求职，你的简历很可能被传真到国外，大家不知道你的地区号，也没有时间去查，如果另一位求职者的电话有地区号，招聘者很可能先和这个人沟通。另外，国外很流行"user friendly"，即想尽办法给对方创造便利，尤其是在找工作时，更要加深这一意识。用中国人的思维逻辑来解释，是你求他，而不是他求你。

② 8个号码之间加一个"-"，如6505-2266。这样，认读拨打起来比较容易，否则，第

一次打可能会看错位。

③ 区号后的括号和号码间加空格，如（86-10）6505-2266。这是英文写作的规定格式，很多人忽略了，甚至不知道。

④ 写手机或者向别人通报手机时，也有一定的规范，要用"4-3-4原则"。

⑤ 传真号千万不要留办公室的，免得办公室的同事都知道你想跳槽。如果家里有传真号，最好告诉对方。万一招聘单位电话联系不到你，可以发几个字，比较快；将来对方发聘书或材料时，也比较方便。

⑥ 国外很流行留言电话，有人为找工作，专门去买留言电话。这里顺带讲一下留言文化，中国人甚至包括很多亚洲人，都不习惯使用留言电话，但随着国际商业文化交往的增多，愿意在电话中留言的人越来越多了，留言技巧也越来越被重视。

⑦ 让家中老人试写留言条。经常会出现这么一种情况：你出门了，朋友打来电话，回来时，妈妈告诉你："今天有人来电话找你。"你会问："谁来的？"一般她只会告诉你："是个男的"或"是个女的"，当你问道："您怎么不问一问他的电话呀？"，妈妈往往会回答："我还没问呢，他就挂了。"这里我们提醒两点：第一，要跟家人交流一下如何接听电话及写留言条；第二，务必热情对待每一个电话。

二、教育背景的编写

1. 时间要倒序
最近的学历要放在最前面。

2. 学校名要大写并加粗
这样便于招聘者迅速识别你的学历。

3. 地名右对齐，全部大写并加粗
地名后一定写中国。例如，海口（Haikou）的拼写与日本北海道（Hokaido）的拼写很相近。读简历的有可能是外国人，不知道的会搞不清楚是哪个国家。

4. 学历
如果还未毕业，用"Candidate for"开头比较严谨；如果已经毕业，可以把学历名称放在最前，具体见样本。

5. 社会工作
担任班干部，只写职务就可以了。参加过社团协会，写明职务和社团名，如果什么职务都没有，写"member of club（s）"。社团协会，国外一般都用"club"，不必写年月和工作详情，有些可留待工作经历中写。

6. 教育背景英文写作
教育背景即正规学校教育/或培训（A history of a person's formal schooling and/or training），包括：学历（educational history）、教育程度（educational background）、知识背景（knowledge background）、所学课程（courses taken）、专业课程（specialized courses）、进修课程（refresher course）、脱产培训（off-job training）、计算机能力（computer skills）等，及掌握情况。

三、个人资料的编写

1. 个人信息
有四种写法：Personal，Personal Information，Other Information，Additional Information。无论是教育背景、工作经历，还是个人资料，既可以首字母大写，也可以全部字母大写，还可以全部字母小写。哈佛商学院的标准格式是全部字母小写，这在主流商业社会中已沿用多年。另外，个人信息可以写在最左侧，也可居中。

2．语言

有几个层次。"Native speaker of"指母语；从严谨的角度讲，"Fluently"显得更流利；"English as working language"显得不是非常流利，但可信度更高；"Some knowledge of"会一些，没有把握的千万别写。在面试中，语言是最轻松的、最容易被测试的，一旦被考倒，他会认为你在撒谎，甚至认为通篇都有很多撒谎的地方。外企单位不会雇用撒谎或有撒谎嫌疑的人。

3．电脑

中国人最爱用"熟悉"（familiar）。无论中文还是英文简历，"熟悉"是一个很弱的字眼，说明你不熟练，不常用。如果几个软件，有的熟练，有的熟悉，建议只写软件名。完全没把握的，一点儿不熟悉的，千万不要写。不要以为没有电脑，就不会考你，他也会考你一两个关键用法。如果真的用得很多，不妨用"Frequent user of"。

4．资格证书

比如执业医师资格"A practicing physician qualification"有一些业余爱好，能显示出一定素养的内容，也可以写上，如钢琴考级。

5．爱好与特长

① 写强项。不擅长的一定不要写，面试人员不定对哪个项目感兴趣，有时会跟你聊两句，尤其是接连几个、十几个面试之后，有些招聘人员爱聊一些轻松的话题，一旦问及你的弱项，你会很尴尬的，显出窘态，丧失自信，这对你是很不利的。更重要的是，他会觉得你在撒谎。

② 只写2～3项。因为极少有人在很多方面都很强；当然，确实有的人七八样都玩得挺好的，但一般人不相信个人的强项有特别多。所以没必要写那么多，以免给人轻浮的感觉。

③ 不具体的爱好不写，如"sports、music、reading"。大家不知道你喜好什么，或者让大家觉得你根本就没有真正的爱好，更糟糕的是，人们会认为你的写作水平很差。

④ 举几个用词。如"travel"，如果你喜欢旅行，而有些工作需要经常出差，那么你写上"travel"是非常有利的。有些女性写上"cooking"，是很实事求是的，也给人以踏实的感觉，对于像秘书这样的职位，总是有好处的。

四、工作经历的编写

首先要再次强调一下，对于正在工作的人，"Experience"应写在"Education"的前面，而对于在校生"Education"则应放在"Experience"之前。

1．时间

① 目前的工作要最先写，左侧写时间，如写成"2003—present"。此外更要注意拼写，不要把"present"写成"president"，否则您已经是总裁，谁还敢雇佣您呢？这种往往是拼写检查无法查出的漏网之鱼，所以要特别小心。

② 以前的工作，只写年份，如"2000—2002"。这样的写法主要适于以下三种情况：一是工作时间较早；二是工作时间在两年以上；三是旨在巧妙地拉长工作时间。

③ 以前的工作，加上月份，如"May, 2000"或"May 2003"。这样的写法自然会显得精确一些，也投合银行业雇主的口味。

2．企业名

企业名称应大写加粗。若全称太复杂，可以写得稍微简单一些。如"ARRAIL CHAINSHINE INVESTMENT COMPANY LIMITED"不如写成"ARRAIL CHAINSHINE"来得简单明了，大家一看就知道指的是哪家。有些企业的全称往往不为人知，但缩写名却尽人皆知。比如在中国就不是每个人都知道"INTERNATIONAL BUSINESS MACHINE"是什么，但"IBM"的大名却是家喻户晓的。所以在中国，我们建议大家写"IBM"，因为许多外企人事经理都是中国人，这样写更顺眼也更顺口。而在美国，大家还是会写全称的。

3. 地名

地名写法与"教育背景的编写"部分相同，参见224页。

五、工作内容的编写

① 要用点句（bullet point），避免用大段文字。中国人在写简历时往往会走两个极端：一是过于简单，只有哪年哪月在哪工作，蜻蜓点水，具体内容一点都没有；二是过于复杂，大段描写，洋洋洒洒说了半页纸，却让人摸不着所以然。

② 点句的长度以一行为宜，最多不要超过两行；句数以三到五句为佳，最多不超过八句。一位美国的招聘经理曾对我说，一般只重点看前三句，超过八句之后的百分之百不看。

③ 点句以动词开始。工作用一般现在时，以前工作用过去时。这里特别给大家介绍两个简历中热门词汇的用法。"market"不完全是指"sell"，要比"sell"更丰富一些。"market"可作动词，即"market"后接名词也是可以的。使用"market"会显得工作更具有管理性质，档次也要更高一些。"conduct"后面要加名词，如"conducted research on something"，这里"conduct"相当于中文中的"做"。

④ 主要职责与主要成就谁先谁后？有人认为应把主要职责放在前面，因为别人一看就知道你在做什么。其实这种写法较适合初级工作以及开创性不强的工作。若是较高级或开创性较强的工作则应把主要成就写在前面，因为别人看的就是您的工作业绩。所以不能一概而论地断定谁先谁后。

⑤ 工作成就要数字化，精确化，避免使用"many""a lot of""some""several"等模糊的词汇，应尽量使用具体的数字。

第四章
简历的投递

第一节　投递渠道

一、招聘会的简历投递

① 有的放矢投递简历。利用招聘会现场的有利条件，与招聘人员积极沟通。想方设法了解招聘单位的情况、某个岗位的具体职责、招聘要求等。在投递简历前可向招聘人员询问是否接收应届毕业生，然后对照自身条件、招聘要求考虑有无成功的可能性。

② 主动询问应聘结果。

二、网络招聘的简历投递

① 有针对性地挑选网站。知名招聘网站的"校园招聘"频道、各地的高校毕业生就业服务网站、高校网站的"招生就业"频道、企业网站的"人才招聘"频道等，适合毕业生的岗位相对集中。

② 仔细筛选信息，做到有的放矢。网上的职位信息十分庞杂，要学会利用职位搜索器等工具过滤、筛选信息。留心考查每条招聘信息的真实性和有效性。求职者必须仔细浏览招聘单位简介、招聘职位介绍、信息发布时间、有效期等，必要时还可登录该招聘方的主页了解更多相关信息。留意对方的用人计划及招聘要求，在全面详细地了解了招聘职位的信息后根据自己的实际情况投递出简历。

③ 选择合适的方式，第一时间投递简历。找到了合适职位后，最好按照招聘方要求的方式进行投递。有些企业单位会在网上公布格式统一的职位申请表，要求填写后发送；还有企业单位不希望应聘者用附件形式发简历等。按照招聘方要求在第一时间投递简历，将会较为顺利地进入筛选程序，并抢占先机。

④ 忌向一个单位申请多职。在网络求职中，向一个单位同时申请多个职位，并不能表明你的能力超人，相反，用人单位会认为你非常盲目，没有自己的目标，缺乏主见。因此，向一家单位同时申请多个职位的做法不可取。

⑤ 主动询问应聘结果。尽可能了解招聘方的联系方式、联系人姓名，在简历投递后通过电话、邮件等方式积极主动与招聘方联系，询问应聘结果。

三、平面媒体招聘的简历投递

① 毕业生在投递简历前，也要做细致地筛选、分析工作，从中找出有用信息。投递简历要本着"越快越好"的原则，在见到招聘信息后尽快投递。特别需要注意的是，若是邮寄简历，一定别忘了在信封的显著位置标明应聘职位，以方便招聘人员处理。

② 尽可能了解招聘方的联系方式、联系人姓名，在简历投递后通过电话、信件、邮件等方式积极主动与招聘方联系，询问应聘结果。

第二节　投递细节

俗话说："细节决定成败，素质成就未来"，简历投递中的一些细节问题，常常成为招聘人员决定投递人是否有面试资格的关键因素。

一、简历的投递应注意以下细节

① 注册简历的邮箱要真实。你注册简历之后，招聘网站通常会发一封邮件给你，让你激活自己的简历，就给自己多一个让用人单位发现你的机会。另外，很多用人单位都采用电子邮件发送面试通知的方式，假如你的邮箱出现错误，你就收不到面试通知。一定要避免这种低级错误。

② 编辑简历要真实。有些毕业生编辑假简历去申请职位，虽然得到很多面试机会，但用人单位问的一些问题，他回答不上来，很快就原形毕露了。所以，同学们在填写简历的时候要真实，这涉及诚信的问题。

③ 先选择职位再投递简历。看一个职位是否适合自己，要"三结合"：一是要结合自己所学的专业；二是要结合自己的特长与兴趣爱好；三是要结合自己的职业规划和发展方向。

④ 多上网查看招聘单位的面试通知。一般来说，用人单位在一个月内都会有反馈，有的直接回复到你简历系统中的邮箱，有的则发到你的注册邮箱中。

⑤ 及时总结和更新自己的简历。大多专业招聘网站会有自己专有的简历模板，注册简历后，多关注一些最新的招聘信息。此外，你自己一旦激活了你自己的简历，即使不投递简历，只要你经常总结自己的经历、更新简历，就会有很多招聘单位的人事负责人搜索浏览到你的简历，也为你自己多争取一个机会。

⑥ 不要在一棵树上吊死。各类招聘网站职位信息很丰富，要广泛寻找针对性强的有效职位信息。

二、五个忽略细节让你的简历"石沉大海"

① 忽略细节一：忘记附件。有的电子邮件，正文是几个程式化的句子，特地注明"请考查我附件中的简历"，可附件中空空如也。更有甚者，简历倒是附上了，却显然是未完成的版本，这样的"人才"哪个敢用？有时候招聘方需要应聘者资料里附上很多的相关文件，如果你能将多个文件做成一个资料包，不管是纸媒介还是E-mail的附件，前面再附上一张清单，一目了然又方便审核者保存查阅，第一个印象分就赚到了。在这里，细节是最基本的要求。

② 忽略细节二：资料不全。仔细阅读招聘广告中要求提交资料的清单，不要遗漏任何文件。每一份文件都是审核必需的，资料不全可能在第一轮筛选中就被排除了。或许你认为有些文件是无关紧要的，或是真的由于疏忽而忘记放进信封中，但审核者会怀疑你在某份文件上存在问题而不便提交。在这里，忽略细节并不代表粗心，而升级为诚信问题。

③ 忽略细节三：简历太"简"。有外表还得有内涵，几乎所有的人力资源专业人士都赞

成简历要"简"，但"简"也得有原则。"简"不代表无，对于求职成功的重要内容是万万"减"不得的。那么对于大学生来讲，什么是求职成功的重要内容呢？除了学习成绩，用人单位更看重的是应聘者的个人能力和发展潜质。

④ 忽略细节四："海投"简历。应聘者往往认为"广撒网，多捕鱼"，再加上贪图省事，于是制作一式多份一模一样的简历，投往多个招聘单位。对于初次找工作的大学生来讲这种情况更加普遍，理由有两点：一是既然工作不好找，专家不是说先就业再择业吗，那就撞上一个是一个；二是我就这点儿家当，说给谁听都一样。

⑤ 忽略细节五：照片传达错误信息。在简历筛选阶段还有一个细节绝对不容忽略，那就是照片，凭借照片获得面试机会。确实，雇主是否"以貌取人"不好确定，但由于照片失去面试机会却一定是"以貌去人"的结果。

第五章
自荐信与附件

第一节　自荐信

为了帮助求职者更好地准备自荐材料，现将自荐材料的内容、格式、注意事项等简单介绍如下，以供参考，另附范文一篇（详见本章第二节附表3）。

1. 自荐书规格

建议用B5纸或尺寸小于自荐书封面的纸张，用激光打印机打印，页面要简洁，布局合理。

2. 自荐书主要内容

主要内容应包括：自荐信、个人简历、本专业介绍、学习成绩、各种奖励、证书、作品等的复印件。

3. 自荐书的规格

自荐信的格式和一般书信大致相同，即称呼、正文、结尾、落款。开头要写明用人单位人事部门领导，如"某单位负责同志：您好"等字样，结尾写上"祝工作顺利"等祝愿的话，并表示热切希望有一个面试的机会，最后写明自己的学校、通讯联系地址、姓名和时间。

4. 自荐信的内容

自荐信的主要内容应包括自己具有用人单位所需要的哪些条件、才能及自己对工作的态度。具体地讲大致有以下几个方面。

① 简单的自我介绍，包括姓名、性别、出生年月、政治面貌、学历、毕业院校、所学专业、特长爱好、主要优缺点等。

② 简述自己对该单位感兴趣的原因。

③ 说明自己期望能在该单位供职。表明自己乐意同将来的同事合作，并愿意为事业而奉献自己的聪明才智。

自荐信应该注意以下几点：态度诚恳，措辞得当；着眼现实，有针对性；实事求是，言之有物；富有个性，不落俗套；言简意赅，字迹工整。

第二节 附件

附件一般包含以下内容：

① 毕业证或者学历证明。

② 学习成绩单。

③ 专业等级证书、职业资格证书。

④ 获奖证书。

⑤ 参加社会实践、毕业实习的鉴定材料和有关科研成果的证明，以及可以证明自己能力的相关材料。

附表1 医学个人简历参考范例

基本信息				个人相片
姓名		性别		
民族		出生年月		
婚姻状况				
身高		体重		
户籍		现所在地		
毕业学校	广东药学院	学历	本科	
专业名称	预防医学（卫生信息管理方向）	毕业年份		

求职意向	
职位性质	全职
职位类别	医院/医疗/护理-公共卫生/疾病控制
	财务/审计/税务-统计员
	互联网开发及应用-网页设计/制作/美工
职位名称	职位不限
工作地区	广东广州；广东潮州；广东深圳
待遇要求	3000元/月，可面议；不需要提供住房
到职时间	可随时到岗

技能专长	
语言能力	英语四级；普通话标准
IT技能	熟悉Windows操作系统，熟练应用Word、PowerPoint、Excel等office办公软件
	熟悉internet资源，具有较强的网络搜索分析能力，能简单使用AutoCAD，Photoshop，FLASH
	熟练应用统计分析工具SAS、SPSS、EPIDATA
	熟练掌握Dreamweaver网页制作软件、数据库软件SQL 2000
专业技能	掌握基础医学、临床医学的基础理论、基本技能，具有较扎实的预防医学专业基础理论和较强的实践技能
	较全面掌握管理学的基本理论、基本技能，具有较强的信息统计能力
	具备较强的计算机应用能力，能对卫生信息资源进行管理、分析、统计，熟悉计算机网络及信息系统开发分析

教育培训			
教育经历	时间	所在学校	学历
	2010年9月—2015年7月	广东药学院	本科
	2007年9月—2010年7月	潮州市瓷都中学	高中
	2004年9月—2007年7月	潮州市古板头中学	初中
培训经历	时间	培训机构	证书

其他信息	
自我评价	本人热情开朗，积极向上，诚实守信，脚踏实地，认真负责，做事有耐心，勤奋刻苦，适应力强，有组织、沟通和协调能力，并且有良好的团队合作精神 　　熟练掌握基础医学、临床医学的基础理论、基本技能，具有较扎实的预防医学专业基础理论和较强的实践技能；较全面掌握管理学的基本理论、基本技能，具有较强的信息统计能力；具备较强的计算机应用能力，能对卫生信息资源进行管理、分析、统计，熟悉计算机网络及信息系统开发分析
发展方向	希望贵单位能给我创造一个发挥潜力的平台，我会用实际行动来表现我自己
其他要求	希望贵单位能给我提供学习的机会，从而使自己能跟上时代的步伐

附表2　医学英语简历参考范例（英汉对照）

个人简历
Personal resume

姓名：	性别：	年龄：
Name：	Sex：	Age：
联系地址：		
Address：		
电话：	手机：	E-mail
Phone：	Mobile：	E-mail：

教育情况
Educational background

2013—2016　日本神户学院大学药学研究科获硕士学位

2013—2016　had studied at pharmaceutical research institute of kobe gakuin university，Japan；had obtained a master's degree

2012—2013　日本语学校日语进修

2012—2013　had studied Japanese language at Japanese language school

2008—2012　年中国华东理科大学生物化学专业获学士学位

2008—2012　had studied specialty of bio-chemistry at East China Science University；had obtained a bachelor's degree

工作经历

Career experience

2012 年 6 月—现在　中央直属大型集团企业（中国××集团）制药事业部高级经理，主要承担组建集团下属大型液体制剂生产基地投资项目相关以下工作

June 2012—now　has acted as a senior manager of medicine manufacturing division of a big-sized group enterprise（the China × × Group Corp）—a subsidiary company directly owned by the chinese central government；had mainly handled the following related jobs of project investment in establishing a big-sized liquid medicament manufacture base owned by the group company

输液产品选择、市场调研、项目策划（市场部）

Selection of transfusion product，conduct of marketing research，handling project scheming，etc.（the marketing division）

项目立项、设备招标、技术引进等国内外的合作事务（对外事务部）

Co-operating matters with partners at home and abroad such as project initialization，equipment bidding invitation，and technology importation（the outsourcing affairs division）

从新产品研发到上市的推进协调（新事业发展部）

Promotion and co-ordination of new product in the stages from their research and development to launching them onto the market（the new business development division）

2012—2014　上海××公司总经理（个人公司）

2012—2014　had acted as the general manager of Shanghai × × Co. Ltd.（an individual-owned company）

进口药品添加剂的国内销售技术支持财会等全面管理

In charge of overall management affairs of selling the imported medicinal additives on the home market，handle the technical support jobs and those in the finance division.

2006—2009　日本著名大公司药品部中国市场经理

2006—2009　had been a chinese marketing manager of medicine and food additives division of a famous big-sized Japanese company

药品相关法规及市场调研市场策略工作目标及计划

Research of medicine-related regulation and study of marketing affairs，as well as responsible for marketing strategy and scheming of work objectives and plans

为公司主要产品进入中国市场进行药品进口注册

Conduct registry work for company's major product being exported into Chinese market.

策划实施大型产品发布会行业展览产品演示等市场拓展活动

Scheme and conduct market development activities of big-sized product release show，exhibition within the trade，product roadshow，etc.

构筑全国范围内同大学院校科研机构的技术合作交流网络

Had built a technical cooperation network with some colleges and universities all over the nation and with a few technical research institutions.

协调由产品进口－代理商－用户的产品流通各个环节

Had coordinated in various stages of product circulation from their importation to the distribution dealers，and finally to the customers.

产品销售技术支持（如速崩、控释制剂等药品固体制剂新技术）

In charge of product sale and technical support（for new technology on solid medicines，such as those for curing furosemide，diabetes insipidus，and for controlling urine release）

附表3　自荐信参考范例

尊敬的院领导：

　　您好！

　　感谢您能在百忙之中抽空阅读这份自荐书，并感谢您给我这个自我推荐的机会。

　　我是××医学院临床医学系临床医学专业××级学生×××，将于××××年××月毕业，届时将获得医学学士学位。素闻贵院管理有方，"不拘一格降人才"，特毛遂自荐，希望能在贵院谋一份工作，施展所学，以解除患者之痛苦。

　　五年前，当我踌躇满志地踏进医学殿堂时，便立志献身医学事业。为此，我用"学有专长，全面发展"来严格要求自己，力求练就一身过硬的本领，以便将来更好地胜任本职工作。回首五年来的学习、工作和生活，无愧于"学有专长，全面发展"。

　　在校期间，我全面系统地学习了学院开设的必修及各门选修课程，全部合格，无一补考，以良好的成绩，先后通过了国家英语四级和计算机二级考试，现在正积极地为冲刺国家英语六级做准备，对通过该考试充满了信心。多次获得综合奖学金。自进校起历任班组团支书、班组文娱委员、学院团委办公室副主任、学院团委社团部副部长、学院大学生"嘹亮"合唱团副团长、医学院附属医院实习队队长等职务。由于工作出色，多次被评为"学院优秀学生干部""学院优秀团干部""系三好学生"，是"××医学院大学生综合素质四星级证书"获得者。课余时间，积极投身于社会实践之中，入校以来一直作为青年志愿者参加医疗宣传活动，参与并组织了"××市大、中专院校团内交流活动"以及学院团委、学生会成员换届选举事务。多次代表学院、年级、班组参加各项文体活动，在××市及学院举办的各类文艺演出中多次获奖，代表班级夺得年级乒乓球团体第一。获计算机二级证书，曾一度负责学院团委、学生会资料的计算机编辑、存档工作，参与了共青团××医学院工作简报的编辑排版，在学院校报发表文章两篇。

　　在毕业之前一年半的实习过程中，我坚持将理论与实践相结合，在带教教师指导下系统地对内、外、妇、儿等各科常见并多发病进行诊断与治疗，积累了一定的临床经验，掌握了基本技术操作，树立了牢固无菌观念，并初步能独立进行外科换药、拆线、清创、缝合、胸穿、腹穿、腰穿等基本操作。能在上级医师指导下完成如阑尾切除、大隐静脉抽剥术、石膏外固定等简单手术。初步掌握呼吸、循环、血液、内分泌、泌尿生殖等各大系统的内用药原则，受到老师、领导、患者及家属的一致好评。

　　成绩都属于过去，未来更需努力。展望未来，如有幸能在贵院工作，我将以强烈的责任感、高度的事业心、用心工作，以出色的成绩来证明：您选择了一名优秀的医务工作者！

　　感谢您的关注，热切期盼您的回音，谢谢！

自荐人：×××

×年×月×号

第五篇
时政热点解读

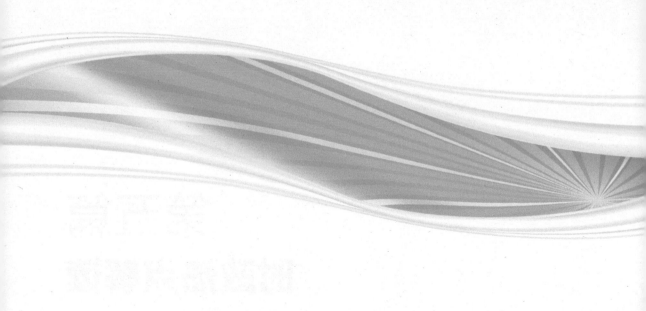

热点一 医患纠纷

一、热点链接

2014年1月26日，一名患者因腹痛原因待查、胆囊感染入住××医院，虽经积极治疗，但病情发展迅速，最终因重症肺炎、呼吸衰竭、感染性休克等，于2月9日救治无效死亡。当天多位患者家属将棺材（死者）、花圈等摆放在医院门诊大厅，并抓来一名医生，对其进行辱骂、殴打，并强迫该医生跪在死者面前长达50min。

2015年9月28日，一名6个月大的患儿因急性脑炎并伴有先天性心脏病在××医院儿科住院治疗，由于情况紧急，医生当即使用备用药品，护士执行医嘱为患儿打针。此时，患儿病情加重，医务人员尽力抢救后身亡。家属认为是护士将患儿打针打死，胁迫医护人员游行，逼迫抱着死去的婴儿罚站，不抱就挨打。

二、主题概述

医患关系是医务人员与患者在医疗过程中产生的特定医治关系，是医疗人际关系中的关键。多年来，医疗卫生管理部门和医疗机构，为构建和谐的医患关系进行了积极的探索。许多医院实行了开放式管理与改革，注重了医疗质量，建立了医患沟通监督机制，保证了医疗信息畅通，在这些方面取得了一定的成效。但是近年来，医患关系日趋紧张，矛盾不断升级恶化。这不仅严重冲击着医疗服务市场，而且影响了社会稳定和公共安全。

三、医患关系现状及存在问题的主要原因

1. 社会原因

导致医患关系紧张有着复杂的社会因素。目前正在进行和完善的新型农村合作医疗制度、城镇职工医疗改革和医药卫生制度改革，其目的是使人民群众享受到"价格低廉、质量可靠"的服务。但由于种种原因，医院进入市场后，为了维持运转一般不会提供免费的医疗服务。一方面，许多人对医疗成本感觉难以承受；另一方面，许多医务人员特别是基层医务人员在收入、劳动强度等方面意见明显，这些都是短期内难以扭转的社会现状。

2. 医务人员方面的原因

① 医疗质量。医疗质量的缺陷是造成医患关系紧张的主要原因，如果医疗质量差，患者的病总看不好，服务态度再好，患者也是不满意的。尤其是医疗过程中的差错事故会直接导致医患冲突。部分营利性民营医疗机构一味追逐利益，医疗质量却不高，也产生了一些负面影响。

② 服务态度不好，缺少人文关怀。治病、救人原是一体的，但有些医生却只重视"病"不重视"人"，甚至有些医疗机构，医疗活动只强调依靠仪器设备，忽视医生与患者的交流。

③ 医院管理。此方面的缺陷也是造成医患关系紧张的重要原因之一，如患者反映的问题得不到及时合理的解决、后勤服务差、就诊环境差、门诊就诊等待时间过长等。患者的需要得不到及时的满足，当然就有意见，医患关系自然就不会和谐。

3. 患者方面的原因

① 对医务工作要求过高。由于医疗存在的未知性与风险性，即使在医学发达的西方国家，有相当一部分疾病诊断困难、治愈无望，有些疾病还有较高误诊率，很多患者及家属不理解，对医疗期望值过高，当心中不满意或在亲属死亡时刻行为冲动，辱骂侵犯医务人员，这是不理性的极端做法，更是对医务人员基本人格的不尊重。社会、医院、医生、患者和家属都应当尊重医学科学，回归理性，不然对哪一方都百害而无一利。

② 患者是"上帝"的意识。一些患者自认为我花钱看病，就是"上帝"，忽视了医疗行业的风险高、难度大、疾病复杂等特点，稍有不如意便不满，求全责备导致医患关系紧张。

③ 缺乏基本的医学知识。由于种种原因，我国国民的基本医学知识匮乏，对就医过程中存在的风险性、不确定性认识不足甚至难以理解，同时又往往缺乏基本的日常保健常识，为疾病治疗造成困难。

④ 医患沟通不够。有统计表明，在已经发生的医疗纠纷中，由于医患沟通不够，医患关系不和谐导致的纠纷约占总数量的三分之二。

⑤ 患者申诉和维护权益渠道不畅通。我国虽已于几年前就实施新的《医疗事故处理条例》，但发生医疗事故之后，事故鉴定费用高，时间长，患者维护权益成本太高，且鉴定机构与医院关系密切，公信力及说服力不足。要想通过正常渠道维护权益，实际上面临很多困难。

⑥ 舆论宣传导向问题。近年来，随着信息化技术的发展，群众更容易得到外界消息，但消息的真实性也更难确认。国家在此方面的立法、管理滞后，对不良媒体、个人的惩戒力度不足，经常出现一些不实报道，夸大医疗不良事件，甚至歪曲事实，误导群众，影响恶劣，直接导致了医患关系紧张化。

四、对策措施

① 政府相关部门加强监管。政府应加大对公共卫生事业的投入，合理配置卫生资源，切实从实际来规范医院的行为，健全医保体制，加大财政对医疗保障体系的投入，合理分散医疗保险，减轻医疗机构、医务人员、患者的实际负担，加强对医药生产、流通、销售领域的监管，理顺医疗收费价格，改"以药养医"为"以医养医"，使医院的经济收入主要来源于诊断、救治、护理、服务等环节。

② 加强医院体制管理。医院应努力提高医疗技术水平，医疗质量和技术水平提高了，误诊率和差错事故就会减少，患者的意见也就随之减少。医院要注重提高医疗服务质量，简化就诊程序，尽量减少医疗纠纷。

③ 加强医德医风建设，改善医务人员服务态度，提高医务人员沟通能力。医疗过程中，充分尊重患者的知情权、选择权，多为患者着想，予以人文关怀，使其减轻痛苦，减少负担，尊重患者的想法，打消患者的顾虑，努力让患者重拾对医务人员的信任。

④ 建立和完善医患沟通制度。虽然造成医患关系紧张的因素很多，需要从体制上加以统筹解决，但医院应主动有所作为，毕竟患者前来医院是为了看病，而且医疗消费不是患者的自主消费，是医生的指导消费，患者相对处于弱势。医院要通过建立和完善医患沟通制度、投诉处理制度，及时受理和处理患者投诉，定期收集患者对医院服务的意见，及时改进。

⑤ 作为患者，要明确自身在医疗行为中的权利和义务，提高自身的素质和修养，认识到医学的高风险性，多理解医院，理解医生而不能只享受权利，而忽视应尽的义务。只有患者如实陈述病情，积极与医生配合，提高自身素质，管理好自己的不良情绪，才能从根本上维护自身的合法权益。

⑥ 新闻媒体也应重视对医患关系这类社会热点问题的舆论正确导向，引导群众以理性合法的方式表达其利益要求，共同解决矛盾，努力营造医患双方相互尊重、平等、信任的和谐氛围。

热点二　看病难

一、热点链接

健康是人生存与发展的基础，医疗卫生事业关系亿万人民健康和千家万户幸福。近年来，医药卫生体制改革稳步推进，群众反应热烈的看病难得到了一定的缓解。为进一步治疗这一"顽疾"，党和政府正不断深化医改，努力打造一条人人"病有所医"的健康之路。国民的健康水平，事关民族发展、国家兴衰。为人们提供基本的医疗卫生保障，是当今世界各国政府的重要职责之一。健康是福，身体健康才是一个人发展的根本。

二、看病难

"病来如山倒，病去如抽丝"。治愈疾病，需要一个过程；对于我们这样一个13亿多人口的发展中大国来讲，医治看病难这一"顽疾"，更是一个长期艰巨的任务，不可能一蹴而就。当前，导致看病难的深层次机制问题，有的刚开始理顺，有的还未触及；医改政策的全面落实还需要一定的时间，效果也待逐步显现。总的来看，当前看病难虽有所缓解，但仍较突出。仔细分析，主要难在以下三个方面。

① 绝对性的难。这是由于医疗资源绝对不足导致的，表现为缺医少药。难以满足群众基本医疗卫生需求。随着我国医疗卫生事业的不断发展，目前这种看病难已基本解决，只存在于一些经济落后、交通不便的中西部偏远地区。

② 相对性的难。这是由于优质医疗资源相对不足导致的。主要发生在大城市的大医院里。一进大医院，最直观的感受就是人太多、队太长、等太久。挂号、交费和拿药，一般要折腾大半天时间。专家号更是"一号难求"，为了能挂上号，有的彻夜排队，有的全家总动员、轮流上阵，苦不堪言。这种难是目前看病难的主要表现形式。

③ 因"贵"而"难"。这是由于医药费用负担重导致的。经常要看病的老年人和慢性病患者，医药费负担不仅压得他们喘不过气，还连累到整个家庭。这种难与前两种难交织在一起，加大了看病难的程度。

可见，解决看病难，依然任重而道远。必须进一步深化医药卫生体制改革，着力保基本、强基层、建机制，在缓解看病难上取得扎实进展。

三、四大措施助就医

1. 基本医疗惠民网

近年来，"保基本"工作逐步推进，但总的看，目前的标准和水平还比较低。我们要量力而行，努力做到广覆盖、可持续；也要尽力而为，随着经济发展不断提高标准和水平，为全体人民织就一张从方到医、从药到保的基本医疗惠民网。

① 基本公共卫生服务增投入、促均等。确保基本服务项目和重大服务项目免费向群众提供，必须依靠雄厚的资金保障。2011年，人均基本公共卫生服务经费标准从2010年的15元提高到25元。同时，将继续扩大服务范围，加快覆盖到农村和困难地区，逐步实现均等化。今后5年，将为70%以上的城乡居民建立电子健康档案。

② 基本医疗保障制度提水平、上层次。逐步提高人均筹资标准，提高住院费用报销比例和最高支付限额，切实减轻群众看病负担。2011年，新农合和城镇居民医保补助标准将提至每人每年200元，住院费保险比例提至70%，政策范围内最高支付限额不低于5万元。进一步提高统筹层次，加快实现医保关系转移接续和医疗费用异地就医结算，使参保群众权益得到更高保障。2011年基本实现城镇职工、城镇居民医保市级统筹；参保人数较少的省区，逐步实现省级统筹。

③ 国家基本药物制度添内容、广覆盖。目前我国已确定了307种基本药物，今后将建立动态调整机制，推进基本药物目录"扩容"，增加更多药品种类。继续扩大基本药物制度实施范围，2011年年底基本覆盖政府办基层医疗卫生服务机构。今后5年，其他医疗机构也将逐步全国配备、优先使用基本药物。

2. 增强基层医疗服务

目前，很多基层医院虽然有了崭新的设备、宽敞的诊室，但医疗服务能力不足、医务人员队伍不稳定，难以吸引群众前来就诊。因此，不仅要继续把更多的财力、物力投向基层，也要把更多的人才、技术引向基层，切实增强基层的服务能力。

① 服务网络遍基层。强基层，首先是构筑完善的医疗服务网。要在前几年工作的基础上，根据各地经济社会发展水平、人口规模等实际情况，进一步合理规划布局，增加医疗点。2011年将完成农村三级卫生服务网络和城市社区卫生服务机构建设任务，使每个县最少有1所县级医院基本达到二级甲等水平、有1～3所达标的中心乡镇卫生院，每个行政村都有卫生室，每个街道都有社区卫生服务。

② 培养人才固基层。提高基层医疗服务能力，人才是关键。基层工作中心是预防保健、常见病多发病诊疗和转诊、患者康复和慢性病管理等一体化服务，需要全科医生这个"多面手"，而目前基层合格的全科医生比较匮乏。2011年，国家决定建立全科医生制度，要求到2012年使每个城市社区卫生服务机构和农村乡镇卫生院都有合格的全科医生；再经过几年努力，基本实现城乡每万名居民有2～3名合格的全科医生。同事，创新激励政策和方式，通过契约服务、按人头付费、开办诊所、边远贫困地区工作提供特殊补贴政策等，吸引更多优秀人才到基层工作，把人才留在基层、稳定在基层，当好群众健康"守护人"。

③ 对口支援助基层。单靠基层自身，短期难以强起来，还需借助外力。国家已制订城乡医院对口支援制度，要求每所城市三级医院通过派出医生、实行托管等多种形式，与3所左右县级医院或乡镇卫生院建立长期对口协作关系；鼓励、支持大医院医生到基层医疗卫生服务机构坐诊、定期巡诊；落实大医院医生晋升中高级职称前到农村服务一年以上的政策。

④ 此外，还要通过减免诊疗费用、提高看病报销比例等倾斜政策，运用经济杠杆，进一步降低基层诊疗费用，吸引患者来就医。并探索建立基层与大医院的转诊机制，引导群众养成"小病在社区，大病去医院，康复回社区"的就医习惯。

3. 让公立医院回归公益

公立医院大多拥有优质医疗资源，承担着公益性医疗卫生服务的重要职责，是广大群众看病就医难的问题也非常突出，一直都是看病就医各种矛盾聚集的"重灾区"。作为最主要的医疗服务终端，公立医院与药企药商、医务人员、患者、医保机构等各方切身利益纠缠在一起，不仅"牵一发而动全身"，也是其他各方面改革都绕不过的"深水区"。公立医院改革复杂性强，影响医改全局，事关医改成败，既要积极推进，也要稳妥处理好深层次问题。为此，深化医改提出"两条腿走路"：一些保障公益性的重大体制机制改革，可先行试点；一些体现公益性的具体便民措施，要尽快推开。

① 理顺体制，推进医药分开。当前公立医院运行中存在的种种问题，都与体制机制不合理有关。要坚持"管办分开、政事分开、医药分开、营利性与非营利性分开"，开展重大体制机制改革试点，建立符合公益的运行机制和监管机制，探索公立医院改革的新路子。尤其是要推动医药分开，通过探索新的药品采购供应模式、医药收支分开核算等多种途径，逐步取消药品加成，切实减轻群众用药负担。

② 投入到位，完善补偿政策。目前，政府投入一般只占公立医院总收入的6% ～ 8%，仅靠这些投入，无法保证公立医院的公益性。深化公立医院改革，政府将加大投入，补偿公立医院实行医药分开后减少的收入或亏损，并落实对医院基本建设和大型设备购置、重点学科发展、高退休人员费用和政策性亏损补贴等投入，为公立医院回归公益性提供保障。

③ 优化流程，改革就医服务。不少看病难问题，实际上是由就诊流程复杂、服务不够人性化造成的。这些问题，可以通过加强内部管理、优化诊疗流程来解决。目前，全国1200多所三级医院普遍推出便民惠民的诊疗行为，降低医疗费用；实行同级医疗机构检查结果互认，减少重复检查等。

4. 调动医务人员积极性

医生是患者求医看病的希望，也是医疗卫生事业的主题力量，广大医生能否充分发挥积极性，是关系到缓解看病难、深化医改的大事。改革既要"见物"，更要"见人"。要充分调动医务人员的积极性，使其安心从医，更好地为人民健康服务。

① 从政府来说，要创造有利于医生工作和发展的环境及条件，使其价值和地位得到应有体现。理顺分配机制和医疗服务价格体系，取消"以药补医"，体现医生劳动价值，改革绩效考核方式，实现多劳多得、优绩优酬。完善医生规范化培训，试点多点职业，鼓励医生在公立和非公立医疗机构间合理流动，为广大医生尤其是基层医生提供良好的职业发展空间。

② 从医生自身来说，要恪守职业道德。救死扶伤，治病救人，是医生必备的基本价值追求。当患者以生命健康相托，以信任之心相与，医生不仅要以医术相助，更要以仁爱之情相应。要把患者健康放在首位，以关心体贴的态度为患者服务，在赢得患者尊重中实现职业尊严和事业发展。

③ 从广大患者来说，要理解和信任医生。要充分认识医生的职业特殊性，尊重医生的劳动和付出。面对病魔，需要医患携起手来，相互配合、共渡难关。还要看到医学还有很多未知领域，相当一部分疾病原因不明、诊断困难，甚至无法治疗，不能苛求医生包治百病。

四、考点提示

看病难，有好多种，不仅仅排号难而且就医难，住院难，排队拿药难，把病治好也难；大医院人满为患，小医院冷冷清清。看病不仅难，而且贵，"救护车一响，一头猪白养"。所有的顺口溜都道出了一个道理："看病难，看病贵"。因此，应试者可以从一些社会万象入手，解剖看病难问题。

解决看病难的问题不是一朝一夕的事情，需要长期努力。虽然国家、卫生部、各地政府、医院都做出了许多努力，但问题的改观仍然不大，应试者可以探究其中的缘故。其中"医药不分"、医疗资源分配不均匀、医德等方面都能够找寻看病难的足迹。医生、医院、患者、政府、医药企业等各个主体，在这场"看病保卫战"中，都要贡献出自己的一分力量。医生要有医德，医院要回归公益性，患者要分散就医，政府加大投入、加强管理，医药企业生产优质、高效、便宜的医药等，都可以缓解"看病难、看病贵"的问题。

热点三　新医改

一、热点链接

2009年4月6日是一个标志性的时刻，孕育近3年的新医改转入施行阶段。新医改是中共中央、国务院向社会公布的《中共中央国务院关于深化医药卫生体制改革的意见》(以下简称《意见》)。《意见》提出了"有效减轻居民就医费用负担，切实缓解'看病难、看病贵'"的近期目标，以及"建立健全覆盖城乡居民的基本医疗卫生制度，为群众提供安全、有效、方便、价廉的医疗卫生服务"的长远目标。

二、主题概述

公立医院改革是新医改最终方案中的一个核心环节，"推进公立医院改革"是新医改方案确定的五项重点改革内容之一，公立医院是我国医疗服务体系的主体，属于医改的"大头"，公立医院改革得好不好，直接关乎医改成败。作为医疗卫生服务终端的公立医院，集各种矛盾和问题于一身，成为医改绕不开的"堡垒"。据《2007年中国卫生统计年鉴》数据计算，我国有公立医院1.6万个，占全国医院总数的82%，拥有床位占医院床位总数的87%多。最近几十年来，因为"以药补医"机制，形成了扭曲的公立医院经济补偿机制和追求自身利益最大化的内在驱动，导致公立医院公益性弱化，造成群众"看病难、看病贵"。《意见》全文13000余字，共分六个部分，包括：一是充分认识深化医药卫生体制改革的重要性、紧迫性和艰巨性；二是深化医药卫生体制改革的指导思想、基本原则和总体目标；三是完善医药卫生四大体系，建立覆盖城乡居民的基本医疗卫生制度；四是完善体制机制，保障医药卫生体系有效规范运转；五是着力抓好五项重点改革，力争近期取得明显成效；六是积极稳妥推进医药卫生体制改革。

三、目前存在问题的主要原因

1. 政府投入不到位

在多元化的社会支付机制建立的同时，政府对医疗卫生投入比例大幅度降低。尽管国家明确要求"政府投入增加幅度不低于财政支出的增长幅度"，但在过去的十年里，整个社会卫生总费用迅速上升，而政府支付的比例却逐年下降。国家为了解决群众医疗费上升过快的问题，对药品和医疗服务价格持续进行大幅度调整，来切断公立医院以药补医的主要经济来源，在没有增加财政投入作为保证的情况下，医院经营造成"虚脱"，将直接危及公立医院的可持续发展。

2. 经营政策不配套

都说公立医院是非营利性医院，不以营利为目的，检查治疗收费及药品价格要严格执行政府定价。但公立医院不是生活在真空中，在整个社会市场经济环境日益成熟的背景下，包括医疗耗材、仪器设备的采购、人员经费的支付等医院经营得很多方面都要按市场经济的规律办事，产生进出失衡的状态，这种政策的不配套使公立医院于尴尬境地。

3. 衡量尺度不准确

有人分析公立医院发展状况和群众医疗负担等情况时，总是以发达国家作为参照，以高标准衡量医疗服务的需求。他们既不考虑那些都是社会保障制度十分健全的国家，也不考虑我们是在没有建立有效社会保障体系的基础上建立市场经济体系，推进医疗卫生改革的现状。事实上，没有完善的社会保障体系的支持，诸如"看病难、看病贵"等问题是不可能彻底解决的，医院本身不可能成为完善社会医疗保障的资产来源。

4. 发展思路不清晰

对公立医院的地位和作用认识不够，重视不够，在医疗卫生事业的整体发展上缺少对公立医院在政策、投入等方面科学、理性的宏观把握。例如，千篇一律建立突发传染病房等，似乎发展公共卫生就能解决卫生的一切问题；削弱或限制公立医院的发展；在具体问题上公立医院套用类似一般企业的政策，很少考虑非营利性和公益性等特点。

5. 医疗队伍不稳定

由于针对医疗卫生的舆论导向在新闻媒体的"放大镜"效应下，反面报道频频发生，高尚的职业渐被丑化，医院形象已被严重损坏。通过医药购销领域商业贿赂的专项治理，医务人员提心吊胆，严峻的医疗环境，医患关系紧张及医务人员的人身安全得不到保障，医疗行业风险高，责任重，付出与得到不能平衡等原因，导致医务人员人心不稳，出现分流现象，医疗骨干也流失严重。

四、对策措施

1. 宏观方面

① 根据《意见》，新医改解民之忧的核心举措是减轻群众负担，突出公益性质。《意见》明确提出通过加大投入、强化监管、改善服务等举措，切实发挥政府在制度、规划、筹资、服务、监管等方面的职责，维护公共医疗卫生的公益性，促进公平公正，切实缓解医药费用上涨过快，个人负担过重的问题。

② 扩大保障范围，推进城乡均等。新医改将解决资源配置不合理、推进医疗服务均等化作为重点，明确提出把基本医疗卫生制度作为公共产品向全民提供，大力发展农村医疗卫生服务体系，到2020年，建立覆盖城乡居民的基本医疗卫生制度，实现人人享有基本医疗卫生服务的目标。

③ 提高服务质量，完善医疗体制。除了政府投入不足、资源配置失衡之外，体制机制不健全、不合理是造成"看病难，看病贵"的又一主要原因。新医改着重强调政事分开、管办分开、医药分开、营利性和非营利分开的指导思想，明确提出完善医药卫生四大体系，鼓励引导各种社会力量积极参与发展医疗卫生事业，加强医药卫生人才队伍建设，保障医药卫生体系有效规范运转，为实现人人享有基本医疗卫生服务的目标搭建了制度框架。

④ 要加快建立完善的医疗保障体系。医疗卫生体制改革归根结底是要选择什么样的社会福利模式，需要一个整体的战略，建立完善的医疗保障体系是医疗卫生改革能否得到人民群众认可的关键。我国卫生总投入低与"看病贵"的反差折射出真正的"病根"是社会医疗保障制度的不完善。建议进一步扩大城镇职工基本医疗保险受益面，进一步巩固和发展新型农村合作医疗制度，逐步扩大合作医疗基金的支付范围，稳步提高报销比例和受益面，进一步构建长期稳定发展的新型医疗救助体系，不断提高困难群众的医疗卫生保障。

2. 公立医院内部运行方面

① 完善诊疗服务模式，缓解群众"看病难"。

② 完善医药费用控制措施，重视"简便验廉"质量方案，缓解群众"看病贵"。

③ 完善优化服务流程，强化对基层医院帮扶，解决群众"看病不方便"。

④ 完善提高医疗服务质量，有效提高沟通质量，解决群众"看病不放心"。

热点四　伤医事件

一、热点链接

2016年1月28日晚，王某带7个半月大的女儿到××大学附属儿童医院就诊输液。急诊室当班护士侯某准备为患儿打头皮针。因患儿出汗头发潮湿，侯某剃发时未能将头发剃干净。王某情绪暴躁，先是对侯某打耳光，被侯某躲过，尔后拿起操作盘中的剃刀对侯某进行伤害。侯某颈部被剃刀划伤，伤口长约3cm，距离颈动脉仅相差半厘米，此事件给年轻的护士侯某带来了巨大的身心创伤。

2016年5月5日下午6点，广东省人民医院口腔科主任陈仲伟被一名患者砍成重伤，生命垂危。事发后，医院不惜一切代价，联合省内外专家全力以赴，对陈医生进行了长达43h的连续抢救，终因伤势过重，抢救无效辞世，享年60岁。

二、主题概述

2014年，全国法院共审结暴力杀医、伤医等犯罪案件达155件。2015年6月份，在20天的时间里，就连发了12起暴力伤医事件。2016年全国伤医事件比前两年略有下降。中国医院协会的一项最新调查，每所医院平均每年发生的暴力伤医事件高达27次。绝大多数医务工作者曾遭到过谩骂、威胁。医务工作者的尊严得不到维护，人身安全得不到保障。伤医事件的频频发生，引起社会各界的忧虑。

造成伤医事件的主要原因不仅仅是技术因素，非技术性的社会综合因素是冲突产生的根本原因。据调查，医患冲突的主要原因并非源于医疗事故和医疗差错，而是源于患者对医疗效果不满意、不信任医生出具的治疗方案以及觉得医护人员态度不够好，仅有0.05%的医患冲突是由于医疗事故引发的。2014年3月6日，全国政协医卫界90位委员联名递交"紧急提案"，建议将医疗机构列为公共场所进行安保，并由国务院法制办牵头，尽快制订出台《医疗机构治安管理条例》。2015年，暴力伤医事件接连发生，全国政协医卫界、农工民主党，均以界别、党派提案的形式，呼吁国家有关部门尽快阻止医院暴力事件再发生，维护医疗秩序，维护医生的尊严和生命。卫计委新闻发言人、宣传司司长毛群安说："对于暴力伤医，卫计委长期以来态度非常明确，暴力伤医属于违法犯罪行为，要实行零容忍，要按照有关的法律来严肃惩处。"2015年8月29日，在十二届全国人大常委会第十六次会议上，表决通过了刑法修正案（九），将刑法第二百九十条第一款修改为："聚众扰乱社会秩序，情节严重，致使工作、生产、营业和教学、科研、医疗无法进行，造成严重损失的，对首要分子，处三年以上七年以下有期徒刑；对其他积极参加的，处三年以下有期徒刑、拘役、管制或者剥夺政治权利。"该法案将于2015年11月1日起实施。这意味着，"医闹者"届时将面对的是刑法准绳。

三、目前存在问题的主要原因

1. 信息公开缺乏、交流不足

医院与患者及家属沟通、交流不足，尤其是疾病的康复与诊疗，患者对疾病的治疗方式、效果不理解。加之以药养医体质下治疗费用过高，容易使患者产生"花了大钱却治不好小病"的心理，反感厌恶医疗人员，与医院站在"对立面"。同时，医院的公益性体现不到位，"小病大治"现象明显。公众对医疗服务的需求不断提高，但医院的服务意识更新不及时。

2. 医院重治病、轻对患者心理关注

一些医院忽视医疗服务的质量和管理制度的建立。医院在救治疾病时缺少与患者及家属的沟通说明，以及必要的心理安慰辅导。部分患者在不理解治疗难度和疾病药理的情况下，对医生采取怀疑态度，认为医生过多关注经济利益。在病痛折磨下或失去亲人的痛苦中，患者及家属容易陷入绝望或暴躁情绪，医患矛盾逐步升级为暴力伤医类刑事犯罪。

3. 医生工作强度大，工作忙碌

部分医护人员责任心不强，自身人文素养不高，忽视对患者的人文服务，有些应该取得患者知情同意的，没有取得书面的知情同意，个别医生对患者态度冷淡，甚至客观确实存在部分医生开药贵、拿回扣、缺乏医德等情况，部分护士疏于值守、责任心较差等，加剧患者对医院的"不信任"和抵触，这些都会引发医患之间的矛盾纠纷和暴力冲突。

4. 暴力伤医类犯罪打击不够

医院安保措施欠佳，医院对患者矛盾纠纷的研判不到位，安保措施和监督相对不足。加之，行政执法部门对暴力伤医类犯罪打击不够、犯罪成本低，让部分患者家属闹事有恃无恐，医患矛盾纠纷逐步升级，一触即发。

5. 部分患者及家属法治意识淡漠

患者及家属在权益受到侵害时，法治意识不强，往往采取极端措施，没有采取合理、合法的诉求表达。部分患者及家属受到社会不良风气的影响，以为事情闹得越大赔偿越多，法治观念淡漠，严重扰乱医院的正常诊疗秩序。

6. 专业"医闹"的存在和打击力度不足

在现行医疗纠纷赔偿机制下，在巨大经济利益驱使下，社会上已经形成了一群专业"医闹"，虽经媒体多次深入报道，但是打击、惩戒力度一直不足，很多暴力伤医案都有他们的身影。

四、对策措施

1. 宏观方面

① 建立政府保障机制，确保政府公共政策价值取向的公益性。通过建立政府保障机制，加大政府向公共医疗卫生事业的资金投入和政策支持，确保政府公共政策价值取向的公益性。同时加快医疗多元化布局，健全基层医疗服务体系，均衡优质医疗资源布局，满足人民日益增长的医疗需求，增强患者对医疗机构的信任和认可。

② 健全机制、打击涉医违法犯罪活动。建立健全长效机制，坚持预防为主、打防并举，力求创建平安医院、和谐医患关系，严厉惩治侵害医护人员人身安全、扰乱正常医疗秩序违法犯罪活动。加强医疗机构的安全防范，严厉惩治违法犯罪的嫌疑人，促进医疗卫生秩序的正常发展。

③ 预防为主、加强公众的宣传教育。强化对群众的宣传教育，理性维权。畅通患者投诉渠道，完善医疗纠纷调处机制，建立医疗责任保险制度，提高医疗纠纷调解、处理效率，提高群众对依法维权的信任度。

2. 医院内部运行方面

① 强化医疗质量管理，从制度、流程、培训、考核、软硬件配套等各个方面强化医疗服务能力和水平，规范环节管理，改善服务态度，提高医疗质量，赢得广大公众的信任和尊重。

② 强化对医护人员综合服务能力的提高，注重业务学习，带动整体医护水平，重视人文关怀，提高责任心和服务意识，提高沟通效率和质量，减少医疗差错和纠纷的发生；建立内部预警机制，对可能发生的不良事件提前干预，加强疏导，防患未然。

③ 强化对医护人员的安全保障力度，从安保队伍、应急设施、处置流程、个人反暴力

防护等方面加强保障，有效震慑一些寻衅滋事人员，及时处置突发事件，降低冲突等级。对伤医施暴者积极通过法律手段有效解决。

热点五　医护人员猝死

一、热点链接

2014年10月12日，北京积水潭医院烧伤科主任医师张普柱医生突发心脏病去世，年仅55岁。同年10月24日，42岁的北京阜外医院麻醉医生昌克勤在手术室内突然昏迷，发现时已无呼吸，经专家会诊后认为预后极差，救治1个月后离世。同年10月25日，积水潭医院骨科的骨肿瘤专家丁易在泰国参加亚太骨科年会期间，突发心脏病去世，年仅48岁。

二、主题概述

短时期内多位医生的猝然倒下令不少医疗界从业者受到不小的震动，而实际上，伴随着强大的工作压力、紧张的医患关系等问题凸显，医护人员"过劳死"在近年来并不少见。结合近年来医护人员倒在工作岗位上出现猝死的情况，可以发现，一些重点科室、重点领域成为这一情况的"重灾区"。如急诊、外科、心内科、麻醉科、呼吸、消化、儿科、妇产科、神经、耳鼻喉等重点科室，35～55岁的骨干力量，伴随着工作时间长、压力大等问题，对自身健康多有忽视。在这些医护人员中，不少人由于工作业务繁忙，有时错过单位组织的体检，日常对偶有不适的感觉没有特别留心，往往一旦发病就无法挽回。而常见的发病原因，则多数是由高血压、糖尿病、冠心病等基础病突发造成的心脑血管急症。

三、目前存在问题的主要原因

1. 医护人员数量不足

制度上，公立医院长期实行事业编制，编制增加数量远远跟不上医院业务增加数量和人民群众对医疗需求的增长。医院人员扩张，很大程度是以人事代理、合同制的形式来招聘，造成很多医院对于医学生特别是高层次专业人才的吸引力有限，难以建立合理的人才队伍，造成医护人员长期超负荷运转。同时，部分医院考虑到扩充人数难免会造成经济效益问题，扩充意愿受到影响。

2. 患者数量快速增长

随着人民群众对健康要求的提升，人均寿命的延长，城市人口的快速增长，医保体系的健全，以及饮食、生活环境的变化，最近十余年来患者数量激增，很大程度上超过了医院的服务能力，在大城市、大医院更是明显。

3. 多种原因造成医护人员长期疲劳

精神压力大，业务量大，人员不足，工作环境差，缺乏休息空间，承担科研、教学、行政等多方面的工作，学科专业会议的泛滥，职称晋升牵扯精力多，医患关系紧张增加工作压力和精神压力，工资收入增长低于社会生活成本增长、家庭负担重，内部运行机制不合理等都造成了人员长期疲劳。

四、对策措施

1. 改善医患人员比例

通过加大政府投入，改革人事管理制度；优化医疗资源配置，扶持基层医疗机构发展；增加多元化办医格局；建立分级医疗保障体制，分流患者；重视防病、治病、养生医学知识科普，未病先防，减少医疗资源浪费。

2. 减少医护人员精力分散

改革职称评聘制度，弱化科研、论文的主导作用，探索临床职称和科研职称双轨制；统筹专业学会建设，合理安排会议；改善医患关系，完善医疗纠纷调解机制。

3. 重视医护人员健康状况

从工作休息环境、时间弹性安排、医源伤害防护、健康查体、带薪年假落实等方面给予关怀。

4. 医护人员加强对健康的重视

加强身体锻炼，合理安排时间，学会调节压力，重视养生防病，保证健康查体，和谐人际关系。

热点六 住院医师规范化培训

一、热点链接

2014年1月16日，国家卫计委等七部门联合出台了《关于建立住院医师规范化培训制度的指导意见》，要求：到2015年，各省（区、市）须全面启动住院医师规范化培训工作；到2020年，基本建立住院医师规范化培训制度，所有新进医疗岗位的本科及以上学历临床医师，全部接受住院医师规范化培训。

2014年2月13日，《关于建立住院医师规范化培训制度的指导意见》，（以下简称《指导意见》）的工作会议在上海市召开，这标志着我国住院医师规范化培训制度建设正式启动。根据这项制度，今后医学专业学生毕业后不能直接行医，必须先接受为期3年的规范化培训，考核通过后才能成为住院医师。

二、主题概述

住院医师规范培训是医学生毕业后教育的重要组成部分，对于培训临床高层次医师，提高医疗质量极为重要，占据了医学终生教育的承前（医学院校基本教育）启后（继续医学教育）的重要地位，是医学临床专家形成过程的关键所在。长期以来，我国无规范化住院医师培训制度，学生从医学院校毕业，未经二级学科培养，就直接分配到医院从事临床工作，以后的能力和水平很大程度上取决于所在医院的条件，严重影响了医疗队伍的整体素质的提高。

住院医师规范化培训，是指高等院校医学类专业本科及以上学生，在5年医学院校毕业后，以住院医师身份接受的系统化、规范化培训。住院医师规范化培训按内科、外科、全科、儿科、精神科等不同专业方向进行，全科医生规范化培养是住院医师规范化培训的重要组成部分。住院医师规范化培训属于毕业后教育，主要模式是"5+3"，即5年医学类专业本科教育后，进行3年住院医师规范化培训。培训在省级及以上卫生计生行政部门认定的具备良好临床医疗和教育培训条件的培训基地进行，以在临床有关科室轮转为主，培训对象在经验丰富的上级医师指导下从事临床诊疗，接受理论与实践紧密结合的教育培训，着重培育和提高临床医疗预防保健康复能力，达到能够独立、正确、规范地处理临床常见问题，并为今后具备处理复杂疑难问题的能力奠定基础，培训内容主要包括医德医风、临床实践技能、专业理论知识、政策法规、人际沟通交流等。完成培训并通过过程考核和结业考核者，可获得全国统一的《住院医师规范化培训合格证书》。

建立住院医师规范化培训制度工作的进度安排是：2014年，结合《指导意见》的贯彻落实，各省（区、市）要抓紧建立完善本地培训体系和工作保障机制，结合本地实际制订出台相应的实施办法、考核管理规定等各项具体的政策措施，建立健全财政补助机制；国家层面将开展有中央和地方财政专项经费支持的培训工作，对参加培训的学员、基地等给予适当补助。2015年起，各省（区、市）要在本辖区范围内全面实施住院医师规范化培训，提高培训能力和水平，扩大培训覆盖面，鼓励有条件的地区率先实现培训对象基本全覆盖。到2020年，在全国范围内基本建立住院医师规范化培训制度，形成较为完善的政策体系和培训体系，所有新进医疗岗位的本科及以上学历临床医师均接受住院医师规范化培训。

住院医师在规范化培训期间享有的基本待遇：参加规范化培训的住院医师是培训基地住院医师队伍的一部分，应遵守培训基地的有关管理规定，并依照规定享受相关待遇。单位委派的培训对象，培训期间原人事（劳动）、工资关系不变，委派单位、培训基地和培训对象三方签订委托培训协议，委派单位发放的工资如低于培训基地同等条件住院医师工资水平，不足部分由培训基地负责发放，财政给予适当补助。面向社会招收的培训对象与培训基地签订培训协议，其培训期间的生活补助由培训基地负责发放，标准参照培训基地同等条件住院医师工资水平确定，财政给予适当补助。具有研究生身份的培训对象执行国家研究生教育有关规定，培训基地可根据培训考核情况向其发放适当生活补贴。

热点七　医师多点执业

一、热点链接

2014年1月10日，国家卫计委官方网站发布《关于加快发展社会办医的若干意见》（以下简称《意见》），其中为了支持非公立医疗机构提升服务能力，在此前鼓励试点的基础上，明确提出全国允许医师多点执业。

二、主题概述

加快发展社会办医对于深化医改、满足人们多样化多层次医疗卫生服务需求意义重大。《意见》要求各级卫生计生、中医药行政管理部门转变政府职能，将社会办医纳入区域卫生规划统筹考虑。在区域卫生规划和医疗机构设置规划中要严格控制公立医院发展规模，留出社会办医的发展空间。

为了支持非公立医疗机构提升服务能力，《意见》明确提出允许医师多点执业。提出要制订规范的医师多点执业指导意见，重点明确医师多点执业的条件、注册、执业、责任分担等有关内容。卫生计生、中医药行政管理部门对符合条件的医师要及时办理有关手续。允许医务人员在不同举办主体医疗机构之间有序流动，在工龄计算、参加事业单位保险以及人事聘用等方面探索建立公立和非公立医疗机构间的衔接机制，为名老中医多点执业创造有利条件。

历程：2009年原卫生部印发《关于医师多点执业有关问题的通知》，并在部分地区先行试点；2011年原卫生部又发出通知扩大医师多点执业试点范围，鼓励医务人员到基层和农村地区执业；2011年3月起北京开始实施《北京市医师多点执业管理办法（试行）》，符合条件的具有中级及以上职称的执业医师经注册，可在北京市行政区域内2～3个医疗机构依法开展诊疗活动。

但到目前为止，各地进行多点执业登记的医生数量不多，出现了"叫好不叫座"的尴尬局面。业内专家认为，现行配套制度滞后，使得医生、医院对多点执业顾虑重重，成为导致这种状况的重要因素。

热点八　民营医院发展

一、热点链接

2014年12月6—7日，第十届全国民营医院发展论坛在厦门举行。其间，周口市代表作了题为《健全体制机制深化改革开放迎接民营医院发展新的春天》的发言，详细介绍近年来周口市大力推动和鼓励民营资本办医的做法及成效，受到了参会代表的高度关注。

二、主题概述

中国的民营医院从1995～2000年，曾经是一个朝阳产业。2001年前后是民营医院发展高峰期，目前全国大约发展到4000多所。民营医院是中国特有词汇，民营医院是指由社会出资办医疗卫生机构，以营利性机构为主导，也有少数为非营利机构，享受政府补助。长期以来，民营医院背负各种道德指责，"不专业，不可信，不厚道"的评价如影随形，这与其他市场化领域中民营企业的良好声誉存在明显的差异。显然，民营医院的处境，与医疗领域的非市场化特征密切相关。自2009年新医改以来，一系列政策鼓励社会资本进入医疗服务领域，民营医院进入的政策壁垒逐渐消除。2012年明确提出到2015年非公立医疗机构床位数和服务量要达到总量的20%，而目前仅为5%和10%左右。2013年10月国务院印发《关于促进健康服务业发展的若干意见》，这是新一届政府继新医改以来又一重大举措，尤其是医疗服务政策在放宽市场准入、非公立医疗机构和公立医疗机构同等对待方面提速明显。民营医院有望迈进快速发展期。新医改方案明确提出：积极促进非公立医疗卫生机构发展，形成投资主体多元化、投资方式多样化的办医体制。适度降低公立医疗机构比重，形成公立医院与非公立医院相互促进、共同发展的格局。根据预测，受此重大利好影响，民营医院即将迎来数量迅速增加、规模迅速扩大的第二个黄金时段。截至目前，全国已经形成了诸如上海远大心胸医院、和睦家医院、西安高新医院、东莞康华医院等一大批有规模、有水平、有前景的大民营医院。

三、目前存在问题的主要原因

我国民营医院特别是小民营医院发展面临很多困难：一是没有编制，二是政策歧视，三是自身软环境差、社会认同度低。

① 我国公立医院是事业单位编制，事业编制人员的收入和活动经费都由国家事业费列支，待遇明显较高。这从一定程度上给予了公立医院医生较稳定的收入和升职机会，吸引了不少优秀的专家资源。而民营医院较难被列入事业编制，导致专家资源匮乏。

② 公立医院在用水和用电上都和居民一样，享受优惠政策，还不用纳税；而民营医院作为企业，则是按照企业或者商业用水、用电来计价，费用较高，需要纳税。

③ 在我国，公立医院从高到低被分为三级、二级和一级。每一级又从高到低被分为甲等、乙等、丙等。民营医院在等级审批上存在诸多限制，导致很多民营医院无法顺利取得评级。如果医院不能取得评级，不仅使其在服务项目、定价收费、设备采购等方面受到限制，还会在社会上缺乏公信力。

因此，民营医院在短时间内获得突破性发展还需要很多政策支持，需要民营医院运作者的不懈努力，需要全社会、全行业认识的积极转变，虽前途广阔，但道路艰辛。

热点九　反腐倡廉

一、热点链接

2012年11月8日，中国共产党第十八次全国代表大会在北京人民大会堂隆重举行，在大会报告中，胡锦涛主席针对推进党的建设，特别是反腐倡廉工作指出：要坚定不移反对腐败，永葆共产党人清正廉洁的政治本色。坚决查处大案要案，着力解决发生在群众身边的腐败问题，不管涉及什么人，不论权力大小、职务高低，只要触犯党纪国法，都要严惩不贷。

二、主题阐述

腐败是一种社会历史现象，是一个世界性的痼疾，也是社会公众十分关注的问题。反对腐败，加强廉政建设，是中国共产党和中国政府的坚定立场。

在反腐败和廉政建设方面，中国坚持标本兼治、综合治理、惩防并举、注重预防的方针，建立健全惩治和预防腐败体系，在坚决惩治腐败的同时，更加注重治本，更加注重预防，更加注重制度建设，拓展从源头上防治腐败工作领域，逐步形成拒腐防变教育长效机制，反腐倡廉制度体系，权力运行监控机制，走出了一条适合中国国情，具有中国特色的反腐倡廉道路。

三、反腐倡廉现状分析

在党中央国务院的坚强领导下，经过全党全社会的共同努力，党风廉政建设和反腐败斗争深入开展，惩治和预防腐败体系基本框架初步形成，反腐倡廉建设科学化水平不断提高，一些领域消极腐败现象滋生蔓延势头得到有效遏制，人民群众对反腐倡廉取得的成效给予肯定。同时也要清醒地看到，在世情、国情、党情发生深刻变化的新形势下，我们党面临的执政考验、改革开放考验、市场经济考验，外部环境考验是长期的、复杂的、严峻的，精神懈怠危险、能力不足危险、脱离群众危险、消极腐败危险更加尖锐地摆在全党面前。当前，腐败现象在一些地方和部门，仍然易发多发，有的案件涉案金额巨大、涉及人员众多，特别是高级干部中发生的腐败案件影响恶劣；腐败行为更加复杂化、隐蔽化，监督机制和预防腐败手段还不健全，揭露和查处难度更大；一些领导干部利用职权或职务影响，为配偶、子女、其他亲属和身边工作人员牟取非法利益问题突出；少数领导干部理想信念动摇，宗旨意识淡薄，缺乏艰苦奋斗精神，严重脱离群众，形式主义、官僚主义和铺张浪费，问题比较严重；个别领导干部无视党纪国法，甚至严重违法乱纪。反腐倡廉工作还存在一些薄弱环节，坚决惩治和有效预防腐败是一场关系党和国家前途命运的严重政治斗争，我们要正确认识反腐败斗争形势，坚持党的领导，坚持依靠人民群众，坚持中国特色反腐倡廉道路，充分发挥中国特色社会主义政治优势，坚定不移地把党风廉政建设和反腐斗争引向深入。

四、对策措施

① 要进一步改革和完善政府决策体制。建立和完善群众参与、专家咨询和集体决策相结合的决策机制和制度，防止因权力滥用滋生腐败；建立和完善决策后评价制度和决策责任追究制度，对违反决策程序，滥用职权造成损失的要追究责任。

② 要进一步深化行政审批制度改革。对现有的行政许可项目要继续进行清理，不必要的或不适当的要坚决进行调整或取消，切实做到高效便民。

③ 要进一步推进财政管理体制改革。要整合财政专项资金，提高资金的使用效益，来源不正当的资金一律收归财政，并清查责任。

④ 要进一步健全政府投资监管制度。重点加大对交通、城建、土地等重点部门及重点项目的监管力度，从源头上遏制腐败。

⑤ 要进一步强化对国有资产的监管。

⑥ 要进一步规范和管理土地市场。

⑦ 要进一步推进行政执法责任制。要规范执法行政，防止不正当竞争，违法行政和权力滥用，坚持责权一致。

⑧ 要进一步推行政务公开，接受社会公开监督。

热点十　社会主义核心价值观

一、热点链接

2012年11月8日中共十八大报告，明确提出"三个倡导"，即"倡导富强、民主、文明、和谐；倡导自由、平等、公正、法治；倡导爱国、敬业、诚信、友善，积极培育社会主义核心价值观"。

二、主题概述

社会主义核心价值观是社会主义核心价值体系的内核，体现社会主义核心价值体系的根本性质和基本特征，反映社会主义核心价值体系的丰富内涵和实践要求，是社会主义核心价值体系的高度凝练和集中表达。党的十八大以来，中央高度重视培育和践行社会主义核心价值观。习近平总书记多次作出重要论述、提出明确要求。中央政治局围绕培育和弘扬社会主义核心价值观、弘扬中华传统美德进行集体学习。中办下发《关于培育和践行社会主义核心价值观的意见》。党中央的高度重视和有力部署，为加强社会主义核心价值观教育实践指明了努力方向，提供了重要遵循。

"富强、民主、文明、和谐"是国家层面的价值目标，自由、平等、公正、法治是社会层面的价值取向，爱国、敬业、诚信、友善是公民个人层面的价值准则，这24个字是社会主义核心价值观的基本内容。

"富强、民主、文明、和谐"是我国社会主义现代化国家的建设目标，也是从价值目标层面对社会主义核心价值观基本理念的凝练，在社会主义核心价值观中居于最高层次，对其他层次的价值理念具有统领作用。"富强"即国富民强，是社会主义现代化国家经济建设的应然状态，是中华民族梦寐以求的美好夙愿，也是国家繁荣昌盛、人民幸福安康的物质基础。"民主"是人类社会的美好诉求。我们追求的民主是人民民主，其实质和核心是人民当家做主。它是社会主义的生命，也是创造人民美好幸福生活的政治保障。"文明"是社会进步的重要标志，也是社会主义现代化国家的重要特征。它是社会主义现代化国家文化建设的应有状态，是对面向现代化、面向世界、面向未来的，民族的科学的大众的社会主义文化的概括，是实现中华民族伟大复兴的重要支撑。"和谐"是中国传统文化的基本理念，集中体现了学有所教、劳有所得、病有所医、老有所养、住有所居的生动局面。它是社会主义现代化国家在社会建设领域的价值诉求，是经济社会和谐稳定、持续健康发展的重要保证。

"自由、平等、公正、法治"是对美好社会的生动表述，也是从社会层面对社会主义核心价值观基本理念的凝练。它反映了中国特色社会主义的基本属性，是我们党矢志不渝、长期实践的核心价值理念。"自由"是指人的意志自由、存在和发展的自由，是人类社会的美好向往，也是马克思主义追求的社会价值目标。"平等"指的是公民在法律面前的一律平等，其价值取向是不断实现实质平等。它要求尊重和保障人权，人人依法享有平等参与、平等发展的权利。"公正"即社会公平和正义，它以人的解放、人的自由平等权利的获得为前提，是国家、社会应然的根本价值理念。"法治"是治国理政的基本方式，依法治国是社会主义民主政治的基本要求。它通过法制建设来维护和保障公民的根本利益，是实现自由平等、公平正义的制度保证。

"爱国、敬业、诚信、友善"是公民基本道德规范，是从个人行为层面对社会主义核心价值观基本理念的凝练。它覆盖社会道德生活的各个领域，是公民必须恪守的基本道德准则，也是评价公民道德行为选择的基本价值标准。"爱国"是基于个人对自己祖国依赖关系的深厚情感，也是调节个人与祖国关系的行为准则。它同社会主义紧密结合在一起，要求人们以振兴中华为己任，促进民族团结、维护祖国统一、自觉报效祖国。"敬业"是对公民职业行为准则的价值评价，要求公民忠于职守，克己奉公，服务人民，服务社会，充分体现了社会主义职业精神。"诚信"即诚实守信，是人类社会千百年传承下来的道德传统，也是社会主义道德建设的重点内容，它强调诚实劳动、信守承诺、诚恳待人。"友善"强调公民之间应互相尊重、互相关心、互相帮助，和睦友好，努力形成社会主义的新型人际关系。

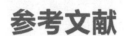

参考文献

［1］杨会香，井秀玲，张玉红．事业单位招聘护士综合应试策略．北京：人民军医出版社，2015．

［2］赵云冲，王春水．国家公务员录用考试专用教材面试．北京：中共党史出版社，2013．

［3］付奎．山东省事业单位公开招聘考试专用教材面试考点·热点·真题·预测一本通．北京：中国铁道出版社，2012．

［4］付颖，姚艺伟，王丽琛．国家公务员录用考试专用教材面试一本通．北京：红旗出版社，2013．

［5］伍景玉，张协云．公务员华图专家详解1000题．北京：红旗出版社，2012．

［6］吴孟超，吴在德，吴肇汉．外科学．北京：人民卫生出版社，2013．

［7］李小寒，尚小梅．基础护理学．北京：人民卫生出版社，2015．

［8］谢幸，孔北华，段涛．妇产科学（第9版）．北京：人民卫生出版社，2018．

［9］李端．药理学．北京：人民卫生出版社，2008．

［10］崔福德．药剂学．北京：人民卫生出版社，2011．

［11］张鹭鹭，王羽．医院管理学．北京：人民出版社，2014．

［12］杭太俊．药物分析．北京：人民卫生出版社，2011．

［13］杨世民．药事管理学．北京：中国医药科技出版社，2010．

［14］张钦德．中药鉴定学．北京：人民卫生出版社，2006．

［15］刘波．中药炮制学．北京：人民卫生出版社，2006．

［16］郑铁宏．中药药剂学．北京：人民卫生出版社，2006．

［17］陶忠增．中药方剂学．北京：人民卫生出版社，2006．

［18］财政部会计资格评价中心．初级会计实务．北京：中国财政经济出版社，2015．

［19］卫生部临床检验中心．全国临床检验操作规程（第3版）．南京：东南大学出版社，2006．